眼视光门诊视光师手册

梅 颖　唐志萍　著

OPT
OME
TRY

人民卫生出版社

图书在版编目（CIP）数据

眼视光门诊视光师手册/梅颖，唐志萍著. —北京：
人民卫生出版社，2019
ISBN 978-7-117-27837-9

Ⅰ. ①眼⋯ Ⅱ. ①梅⋯②唐⋯ Ⅲ. ①屈光学－手册
Ⅳ. ①R778-62

中国版本图书馆 CIP 数据核字（2019）第 000975 号

人卫智网	**www.ipmph.com**	医学教育、学术、考试、健康， 购书智慧智能综合服务平台
人卫官网	**www.pmph.com**	人卫官方资讯发布平台

眼视光门诊视光师手册

著　　者：梅　颖　唐志萍
出版发行：人民卫生出版社（中继线 010-59780011）
地　　址：北京市朝阳区潘家园南里 19 号
邮　　编：100021
E - mail：pmph @ pmph.com
购书热线：010-59787592　010-59787584　010-65264830
印　　刷：北京汇林印务有限公司
经　　销：新华书店
开　　本：710×1000　1/16　印张：21
字　　数：388 千字
版　　次：2019 年 3 月第 1 版　2024 年 9 月第 1 版第 11 次印刷
标准书号：ISBN 978-7-117-27837-9
定　　价：139.00 元

打击盗版举报电话：**010-59787491**　**E-mail：WQ @ pmph.com**
（凡属印装质量问题请与本社市场营销中心联系退换）

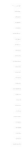

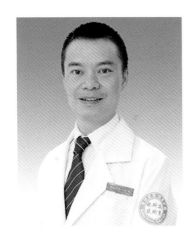

梅颖，上海新虹桥国际医学园区美视美景眼科中心业务院长，副主任医师。上海眼视光学研究中心学术委员，中山眼科中心技术培训中心客座讲师，中国卫生信息与健康医疗大数据学会委员，中国妇幼保健协会儿童眼保健分会委员，《中国眼镜科技杂志》专栏作者。国际角膜塑形学会资深会员（FIAO）、国际角膜塑形学会亚洲分会资深会员（SIAOA）、美国视觉训练和发展学会（COVD）会员。

著有《硬性角膜接触镜验配案例图解》《硬性角膜接触镜验配跟我学》《视光医生门诊笔记》《硬性角膜接触镜验配跟我学》（第2版）。担任《中职教接触镜验配技术》副主编，参与《斜弱视和双眼视处理技术》的编写，参译《近视手册》（*Myopia Manual Edition 2017*）。

眼视光英才计划"明日之星"第一期成员。

作 者 简 介

唐志萍，上海普瑞眼科医院副主任医师，眼科学博士、云南省女医师协会眼科专业分会委员。1999 年毕业于北京医科大学，主要从事眼科临床工作，并对视网膜、视神经的损伤及保护进行了大量的研究工作。主持云南省科技厅自然科学基金面上项目、昆明医科大学创新基金项目，并参与多项国家自然基金的研究工作。2015 年与团队共同荣获云南省科技厅科技一等奖、2016 年与团队共同荣获云南省科技进步一等奖。

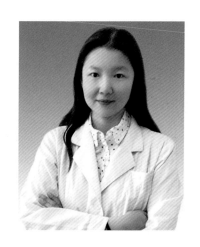

序

——疏影东风又一枝

一

我国眼视光学的进步引来国际瞩目，我国视光师队伍的建设蒸蒸日上。从传统眼科中逐渐独立出来的眼视光门诊视光师，在蓬勃发展的视光领域中，将有更大的作为。

我国是近视高患病率的国家，近视是社会问题。教育部和国家卫生健康委员会等八部门发出通知，全社会为防治近视发力，每一个眼科医生，每一个眼视光医生，每一个与近视防控相关的有志之士，都要竭尽全力，去付出热忱和汗水。

当下眼视光门诊和视光中心所提供的医学视光服务，与传统眼镜店有极大不同，也与传统眼科有差异，视光师在验光配镜以外，在眼健康管理方面也提出更高要求，并且在儿童视觉与训练、近视流行病学与管控等领域也积极开拓。

梅颖院长聪颖、勤奋、眼光高远，利用好碎片化时间进行写作，及时推出专注于门诊视光师的新书，让人眼前一亮。我特别赞佩梅颖院长的学术智慧和无私分享的精神。

二

我希望每一位眼科医生和视光医生，都有独立思考精神，对患者爱护有加。我曾认识Holladay医生，所写小文，也愿成为梅院长新书的序言部分：

- 眼科界很少有人不知道 Holladay 人工晶状体公式的，但我第一次见到 Jack T Holladay 的时候，是在屈光手术的论坛，我问他做白内障手术吗？他说，不，他做准分子激光手术，于是我就自动默认他是另一位"Holladay"。

- 当年是在北京，我当时为 Waring 主译，恰好也临时为 Holladay 翻译一会儿，没有看到他的介绍资料。Holladay 一身黑西服白衬衫，一条红色领带，牙齿洁白，笑容闪亮，走下台来更是满满的亲和力，温暖无拘。我回沪后才知道错过了表达敬意的机会，因为我对白内障手术有着自然而生的敬仰。而他，就是那位人工晶状体公式的研发者，他的 Holladay 人工晶状体计算公式在国际上广泛应用，他在 1995 年获欧洲白内障和屈光手术协会"Ridley 奖"，那是一个为光明而设的荣耀的奖项，以世界上第一例人工晶状体的发明者 Harold Ridley 的名字命名。

- 世上没有错过的，只是时缘未到。承蒙一位诚挚师友的推荐，几年后我来到休斯敦 Holladay LASIK Institute 访学，近距离地向他学习，很荣幸跟他一段时间。感恩节后报到第一天，我一进门 Holladay 就热情洋溢地与我相握，晶亮的微笑立刻驱散我初来乍到的忐忑，我马上换上衣服，跟随他诊疗。

当天及之后观摩的日子里，一直觉得 Holladay 内心丰富而淡泊，犹如一位淳朴慈爱的邻家大叔。虽然他在屈光领域已有出色成就，他也曾是美国屈光手术协会执行委员会副主席，并获得过国际屈光手术协会终身成就奖和美国眼科学会成就奖，他没有任何倨傲，他仍然更在乎每天面对面诊疗时的每一个患者。

通常他每天只需看四五个新患者，复查一些老患者。所有患者都预约，精确到五分钟之内。诊疗间隙，医、技、护和文员有时间惬意地喝咖啡，从容地休憩一下。患者也很自觉，即使到早了，也会在车内或者附近稍转一下再上来，避免在诊室里集中等待。这份安静、礼貌和守时简直奢侈，让每天在拥挤的门诊人堆中突围的我有"失重"之感。

Holladay 不在乎患者数量，他每天来时春风满面与每位说早安，走时友善地与每位说再见。患者多一些的时候，如果当天有六七个手术，他的护士就很开心地在他手术室里手舞足蹈，他也只是安静地微笑。我记得最多一天八个手术，中间我们上二楼喝一会儿新煮的咖啡，Holladay 说今天好忙，辛苦每一位了。

我告诉他，我一点也不觉得辛苦，我做主治医生的时候，一天门诊要看上百人。曾有看 206 个门诊号的经历，是周末的班，当时一点办法也没有，只能尽量把患者妥善看完。我也有自己一天内完成的激光手术记录，可能是最高纪录。难以想象啊，Holladay 说，他看着我，显然他觉得我做错了什么，又好像对我表示十分同情，他嘴角扬起，还是笑了，耸耸肩膀说"let's go"，下楼去继续手术。

Holladay 对患者很和善，但没有过度亲近，他对患者从来是微笑的，是那种和风吹来、令人敬重的微笑。

时日长了，越是近距离看 Holladay，越觉得他的不凡。从日常轨迹来看，Holladay 虽是具有卓越声望的大家，却几乎没有行政或商业性的应酬，也没有看到他前呼后拥的情形。他会告知我一周的计划，因此我知道他没有频繁飞行去讲座或飞刀，我们也讨论课题，了解他承担的项目并不多，且不像我国国内有很大的财经支撑。他有极大热忱,专注钻研,但不急不躁,他的研究就好像自然而然地开花结果。

如果 Holladay 在我国,可能他会拥有其他头衔,但他有自己的简单生活的理念,保持着类似隐士一样淡泊的生活方式,他说他最大的快乐源泉是他的妻子和儿女。他说他不是学医出身,其实他一开始在生物医学领域,后来才转为学习临床医学,最终成为一名眼科医生。他在大学里学计算机和电子工程,擅长数学与音乐。他思维开阔,阳光乐观,我相信是这些土壤中的养分糅合,培育他成长为一棵大树。

三

最后回到梅颖院长的这本书,这本视光师接诊、检查、处置流程顺序为主线的"口袋工具书",是实践型、前瞻性的专业参考书,内涵饱满,特别适合每一位视光医生和学生学习。

复旦大学附属眼耳鼻喉科医院　周行涛

2018 年 12 月于上海

前

言

近年来我国近视患病率居高不下、不断攀升，呈现高发、低龄化趋势，严重影响孩子们的身心健康，已经成为一个关系国家和民族未来的大问题。教育部和国家卫生健康委员会等八部门高度重视我国儿童青少年近视问题。随之而来的眼视光门诊和视光中心也成为一个热门的概念，有不少医疗机构甚至眼镜店都转型成了眼视光门诊/视光中心，而为患者提供专业服务的验光师也成为了视光师。然而，眼视光门诊/视光中心与传统的眼科医疗或者眼镜店两者间的服务内涵有很大差别，验光师与视光师的工作也不尽相同。视光师不仅需要做常规的验光配镜工作，更需要配合医生做患者的眼健康管理。在医患交流、工作流程、检查设备、儿童斜弱视、视觉训练、患者管理等方面都有更高的要求。

我们在工作实践中也发现，很多验光师并不清楚这些视光师的工作要素，也难以达到从验光师转变为视光师的要求。虽然有各类眼科、视光方面的教科书和参考书籍都提到这些工作要素，但是没有一本按照工作流程顺序撰写的供视光师阅读的专业参考书。所以，我们想出版一本按视光师的日常患者接诊、检查、处置流程顺序为主线的"口袋工具书"，既方便系统化学习，又能随时查阅。

本书强调的是视光师日常工作中的具体流程和操作技能，并未对相关的理论知识做详尽介绍和深入讨论，是一本入门型的、实践型的参考书。本书强调具体操作和实践，用词严谨、科学，逻辑性强而通俗易懂，是一本实践指导性强的专业指导书。书中配以大量的插图做说明，以加强读者的理解，适合刚开始学习视光学临床技术的新手，不仅能作为视光医师、临床眼科医师、医学院校学生、视光职业学校学生、验光师学习和工作的参考书，还可为医学院校、视光职业学校的教师和科研人员提供参考。

第十三章"视光门诊常用医患交流中英文对照"，是我们按日常医患交流用语翻译为口语化的英文内容。其中涉及一些专业术语的表达，虽然也请在国外做眼视光专业服务的华人医生朋友协助做了修改，但总体水平有限，欢迎同行批评。

　　另外，RGP 和角膜塑形的相关内容多，验配复杂且自成体系，本书并未提及，有兴趣了解和学习的读者可以参考我们之前出版的《硬性角膜接触镜验配跟我学》(第 2 版)和《硬性角膜接触镜验配案例图解》，其中有系统、详尽的介绍。

　　人民卫生出版社的编辑对本书做了悉心的指导。本书凝聚了许多人的智慧和心血，在此感谢大家的辛勤劳动。

梅　颖　唐志萍
2018 年 12 月

目　录

第 一 章

视光师的定义与职责

近年来，我国眼视光学发展迅速，视觉健康需求涌现，视光门诊/视光中心如雨后春笋蓬勃发展。

过去，患者多到眼镜店解决屈光矫正问题——配眼镜。我国的传统眼镜行业，是以商品销售为主体的零售业，从生产到销售终端，更多强调的是商品的属性，而对验光处方质量不够重视，这就像只注重卖药，而不重视疾病诊断。即使眼镜质量再好，如果处方不合适，对视觉健康仍然有害。眼镜企业也常常以商品属性、价格导向为主：顾客价值引导表现在产品的外观、材质、时尚性、价格等零售行业的共同特征上，降低了眼镜的医疗属性。

如今，我国儿童近视患病率不断攀升并高居不下，智能手机等视频终端的普及让视疲劳成为一种普遍存在的亚健康状态等现象，促使人们对视觉健康的关注不断提高，近视防治控制、视疲劳诊断和处理需求大幅增加。以单眼视力 1.0 为目标的验光模式不再符合市场的需求。验光需要结合眼位、调节、集合功能、AC/A 等视光检查结果一起判断；角膜塑形、RGP 等近视控制技术新型业务对视光技术提出了更高的要求。

一轮以技术服务为主体的重大变革正在进行中——眼视光门诊/视光中心，一种按发达国家的视光服务模式建立的、围绕基础眼保健、患者视觉健康服务、不断提高患者视觉质量、以实现"看得清楚、看得舒服、看得持久"为目标的新型医疗服务模式涌现出来。在眼视光门诊，验光是一种医疗行为，而眼镜是一种光学药物，光学产品（各类眼镜）的推荐者是专业的视光师而不是销售员。

近年来，我国的视光学教育已经取得了长足的发展，截至 2017 年，全国已有 11 所医科院校开设了五年制眼视光医学专业、27 所大学开设了四年制视光学理学专业、71 所高等职业技术学院开设了三年制的视光学高等职业教育。每年有大量的不同层次的视光学专业毕业生走向社会，为眼视光诊所/视光中心的蓬勃发展提供了人才资源。

（一）视光师的定义

目前我国眼视光学专业将学科方向确定为屈光不正矫治、视觉保健、初级医学保健和视觉科学研究。眼视光（技）师是从事独立的初级眼保健，诊断、处理视觉系统、眼睛及其附属结构的疾病和功能异常以及相关全身性疾病、具备眼视光学专业素质的从业人员；也可以是在医疗机构中辅助、配合眼科医师完成眼病的诊治并独立从事视功能康复的从业人员。

（二）视光师的职责

世界视光学组织简称 WCO（The World Council of Optometry），隶属于世界卫生组织。WCO 发布的视光学的定义可视为视光学的国际定义：眼视光学是一门独立的、受过良好教育的、规范（许可/注册）的眼和视觉的健康保健医学专业，通过处方配镜、视功能训练、光学及药物等方法来诊断、治疗和预防相关疾病和障碍，达到增进视力、改善视功能的目的。视光师是眼睛和视觉系统初级卫生保健从业者，提供全面的眼睛和视力保健，包括验光，眼病的检查、诊断和处理，视觉系统异常的康复。其中提出了视光师的 10 项主要工作内容，包括：

1. 眼镜的应用与矫正　视光师需要按照顾客的不同需求，结合检查提供最好的眼镜处方。包括对眼镜处方的核对、眼镜成品质量检验和配戴校准，并能够提供关于适应戴镜、戴镜时间、眼镜的职业用途及护理等咨询服务。

2. 角膜接触镜的验配　视光师为配戴接触镜者提供全程诊疗服务，包括屈光性和治疗性角膜接触镜的诊断、检查、评估，并能够对患者的配戴指导进行培训，熟悉接触镜的护理及眼部健康评估。

3. 儿童视力保健　儿童早期视觉发育档案的建立，弱视、斜视、先天性眼病的早期筛查，近视的预防和科普教育。视光师常常是最早发现儿童阅读和学习问题的专业人士，而早期的确诊、治疗可解决视觉异常引起的阅读和学习障碍，促进儿童的身心健康。

4. 老年视力矫正　眼部健康的筛查利于早期发现一些潜在的问题，减少由于高血压、动脉硬化、糖尿病、药物并发症等对眼睛健康的影响，同时，早期屈光检查和功能评估可以发现青光眼、白内障等对眼部健康的影响。同时，善于解决老年眼病伴随的屈光问题，减少紫外线和蓝光的损伤。

5. 低视力康复　低视力是指不能通过药物、手术提高视力者，一般双眼的矫正视力在 0.3 以下。视光师可通过光学手段帮助其最有效地利用残余视力，并进行行为康复。临床低视力常常是由于晚期青光眼、黄斑变性、糖尿病和先天性白内障、遗传性眼病（白化病、视网膜色素变性）、先天因素（眼球震颤、视神经萎缩）等造成。

6. 与职业有关的视力问题　视光师需要为一些特殊职业配制适合其职

业的安全防护镜或作相应处理,并提供有效的视力保健。

7.双眼视觉的诊断与视觉训练 双眼视功能评估包含全部视觉效率的测试,如调节、集合功能和眼球运动功能(固视、跟随和扫视运动)。对于视疲劳或异常的双眼视,视光师通过一系列先进的视觉训练,使诸如弱视、隐斜、调节和聚散功能异常者康复,减缓症状的困扰,并通过一些视觉信息传递训练包括视认知和知觉的技能,促进其阅读和学习成绩的提高,从而提高其工作效率。

8.运动视力的测定及评估 专长于运动视力研究的视光师能验配防护、矫正眼镜(包括角膜接触镜)以提高运动视力。在确实保护眼睛的前提下,这对大多数体育爱好者在体育竞赛中取得好成绩是非常重要的。

9.眼前段疾病处理 在一些国家,法律允许视光师取出眼表异物,可使用并开具非处方药物。

10.眼准分子激光屈光手术的术前/术后护理 视光师通过检查屈光状况、眼部健康及生理状况,能为其提供术前咨询,并对术后由于视觉功能异常引起的短暂视力回退进行康复训练。(上述 WCO 对视光学和视光师的定义和服务范畴可以在 WCO 的官方网站 www.worldoptometry.org 上查询到。)

以下章节将以上述提出的 10 项视光师工作职责为基础,详述符合我国国情的眼视光医学的视光技术操作步骤和分析、处理方法。

第 二 章

‖‖‖‖‖‖‖‖‖‖‖‖‖‖‖‖

诊 前 准 备

诊前准备是指患者还未见到医师／视光师前，由护士或者助理完成的一些基础、常规的检查，包括视力检查、原镜检测、电脑验光、角膜曲率计检查、眼压、立体视觉、色觉检查等。

第一节　视 力 检 查

一、视力检查的内容

视力检查可以提供很多有用的信息，能初步判断患者是否屈光不正及屈光不正的性质，常常包括以下内容：

1. 裸眼远视力　了解裸眼视力，初步判断顾客的生活情况。如裸眼视力在 0.3 以下则不能满足日常生活需要，建议配镜光学矫正。

2. 戴镜远视力　了解顾客戴原来眼镜的视力矫正情况，并对接下来可能需要验配眼镜做说明。如果原来的眼镜戴镜视力远低于正常（1.0）则要分析原因：很久没有做视光检查，度数增加了（可能需要重新配镜以提高矫正视力）；有眼病，视力不能矫正（可能本次验光也不能提高矫正视力，需要提前说明）；习惯了低矫正的度数，足矫无法适应（此时要注意，本次配镜度数也要欠矫些，避免适应性问题）。

3. 裸眼近视力　如果裸眼近视力好于裸眼远视力，说明顾客可能是近视眼；如果裸眼远视力好于裸眼近视力，说明顾客可能是远视眼；如果裸眼近视力、裸眼远视力都不好，说明顾客可能是散光而且散光比较大；如果裸眼远视力好而裸眼近视力差，说明顾客可能是老花或远视。

4. 戴镜近视力　如果戴镜远视力好而戴镜近视力差提示远视欠矫正或调节不足、老视或近视过矫正；如果戴镜远视力差而戴镜近视力好提示近视欠矫正。

5. 针孔远视力　很重要，但很多验光师都忽略了。针孔远视力如果较裸眼远视力提高,说明顾客有屈光方面的问题。患者戴试戴镜,在眼前加针孔片查视力(图2-1-1),如果针孔远视力较裸眼远视力无提高或下降,说明有眼科器质性病变,屈光矫正视力可能也无法提高。针孔视力一般不用于近视力检查。

二、视力检查场地要求

视力检查的结果受视力表、检查距离、照明、眩光等多种外界因素的影响,所以检查应该在标准的环境中进行:

有遮光窗帘,可以形成暗室的房间,安放标准视力表灯箱。

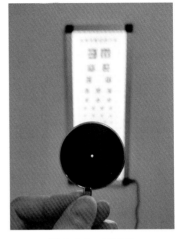

图2-1-1　针孔片

灯箱(5m 视力表)和反射镜:1.0 视力行与被检查者的眼睛位置平行;镜子放置于距离墙面 2.62m 标记处并正对灯箱的位置。距灯箱视力表平面 1m、2m 处分别做标记。距灯箱视力表平面 1m 处向灯箱方向能看到最大的 E 视标(0.1)时视力为 0.02,向镜子方向能看到最大的 E 视标(0.1)时视力为 0.08;距灯箱视力表平面 2m 处向灯箱方向能看到最大的 E 视标(0.1)时视力为 0.04,向镜子方向能看到最大的 E 视标(0.1)时视力为 0.06。

灯箱下的椅子:要求可以调节高度。

三、安装视力表的注意事项

1. 视力表的表面须清洁平整。

2. 视力表的悬挂高度(或投影高度)以表上 1.0 视力(对数视力表上 5.0)的标记与被检查的眼等高为准。

3. 表上必须有适当、均匀、固定不变的(光)照度,一般为 400~1000lx,且必须避免由侧方照来的光线,及直接照射到患者眼部的光线。明暗不定的自然光线亦不适宜,以免引起不准确的检查结果。

4. 表与患者的距离必须正确固定,国际标准视力表,患者距表为 5m。如室内距离不够 5m 长时,则在距离墙面 2.62m 处(考虑了视力表灯箱的厚度)放置一平面镜来反射视力表。

四、视力检查

(一)远视力的检查

1. 检查前应向患者说明正确观察视力表的方法。

2. 两眼分别检查,先查右眼,后查左眼。查一眼时,要用遮眼板将另一眼完全遮住。但注意勿压迫眼球。戴眼镜的患者查完裸眼视力还应该查戴镜视力。

3. 检查时，让患者先看清最大一行视标，如能辨认，则自上而下，由大至小，逐级将较小视标指给患者看，直至查出能清楚辨认的最小一行视标。如估计患者视力尚佳，则不必由最大一行视标查起，可酌情由较小字行开始。

国际标准视力表上各行标记的一侧，均注明有在 5m 距离看清楚该行时所代表的视力。检查时，如果患者仅能辨认表上最大的"0.1"行 **E** 字缺口方向，就记录视力为"0.1"；如果能辨认"0.2"行 **E** 字缺口方向，则记录为"0.2"；如此类推。能认清"1.0"行或更小的行次者，即为正常视力。

注意 0.8 以上的视力行数允许错 2 个；0.5、0.6 的视力允许错 1 个；如果超过这个标准就认为达不到该行视力标准。

4. 如患者在 5m 距离外不能辨认出表上任何字标，可让患者走近视力表，直到能辨认表上"0.1"行标记为止。此时的计算方法为：视力 =0.1× 患者所在距离（m）/5（m）。举例：如 4m 处能认出，则记录"0.08"（0.1×4/5=0.08）；同样如在 2m 处认出，则为"0.04"（0.1×2/5=0.04）。

5. 如患者在 1m 处尚不能看清"0.1"行标记，则让其背光数医生手指，记录能看清的最远距离，例如在 30cm 处能看清指数，则记录为"30cm 数指"或"CF/30cm"。如果将医生手指移至最近距离仍不能辨认指数，可让其辨认是否有手在眼前摇动，记录其能看清手动的最远距离，如在 10cm 处可以看到，即记录为 HM/10cm"。

6. 视力只有手动（HM）者需要查光定位　嘱患者注视正前方，不转动头部和眼球，手持笔式手电筒在眼前 40cm 处，从上、左上、左、左下、下、右下、右、右上、中九个方位将电筒光照射在患者的眼睛上，要求患者指出光的位置，并记录所有正确和错误的光定位位置，用"+"号记录患者正确的定位判断，用"−"号记录患者错误的定位判断（图 2-1-2）。如果患者光定位不准确，则进行光感检查。

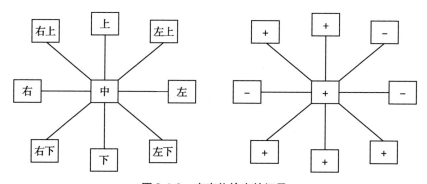

图 2-1-2　光定位检查的记录

7. 光感检查　将电筒光直接照在患者眼前,询问是否能看到光。

(二)近视力的检查与记录

用近照明灯给近视视力表提供照明,注意光源应在患者上方或稍后面,光线不可直接照射患者眼睛。患者手持视力表,放置于规定的检查距离。患者手持遮盖板遮住一眼,或戴上试镜架后用遮盖片遮盖,保持双眼自然睁开。检查方法同远视力表的检查法,先测右眼,再测左眼。

五、视力检查结果记录

(一)不同视力记录法

常用的视力表包括:缪天荣教授的标准对数视力表,Snellen 视力表,"E"视力表,ETDRS 视力表,儿童图形视力表等。视力结果的记录也相应不同,我国最常用的是小数记录法,1.0 代表被检者可以在检查距离分辨 1 分视角。

国外常用分数记录法,如 20/40,斜杠前的 20 指检查距离在 20 英尺(约 6 米),斜杠后的 40 指被检者可以分辨 1.0(1 分视角)的设计距离在 40 英尺。分数记录法可以通过直接把分数相除的方式转换为小数记录法,比如 20/40=0.5,即 20/40 的分数记录法视力等于小数记录法视力 0.5。

对数记录法,logMAR,最小分辨角(MAR)的对数。如 10 分视角的对数为 log10=1.0;1 分视角的对数为 log1=0。这种记录方式,视力越好 logMAR 记录值越小、视力越差 logMAR 记录值越大,与我们临床的习惯思维相反。

5 分视力记录法,即用 5-logMAR。如 10 分视角的对数为 log10=1.0,5 分视力记录法为 5-1.0=4.0;1 分视角的对数为 log1=0,5 分视力记录法为 5-0=5.0。这样的表达方式视力越好 logMAR 记录值越大、视力越差 logMAR 记录值越小,与我们临床的习惯思维一致。

不同视力记录法的对照关系见表 2-1-1。

表 2-1-1　不同视力记录法对照表

小数记录法	分数记录法	logMAR	5 分记录法
2.0	20/10	−0.3	5.3
1.5	20/12.5	−0.2	5.2
1.2	20/16	−0.1	5.1
1.0	20/20	0	5.0
0.8	20/25	0.1	4.9
0.6	20/32	0.2	4.8
0.5	20/40	0.3	4.7

续表

小数记录法	分数记录法	logMAR	5分记录法
0.4	20/50	0.4	4.6
0.3	20/63	0.5	4.5
0.25	20/80	0.6	4.4
0.2	20/100	0.7	4.3
0.15	20/125	0.8	4.2
0.12	20/160	0.9	4.1
0.1	20/200	1.0	4.0
0.05	20/400	1.3	3.7
0.02	20/800	1.6	3.4
0.01	20/2000	2.0	3.0

（二）视力检查的结果记录

临床上常常用英文字母简写表示视力检查的结果，其简写和代表意义如下：

VA（visual acuity）视力

sc（without correction）裸眼视力

cc（with correction）矫正视力

c CL（with correction of contact lens）戴接触镜矫正

CF（counting fingers）数指

HM（hand motion）手动

LProj（light projection）光定位

LP（light perception）光感

NLP（no light perception）无光感

D（distant）远距

N（near）近距

PH（pin hole）针孔视力

OD 或 RE（right eye）右眼

OS 或 LE（left eye）　左眼

OU 双眼

举例：

VA（是否矫正？）眼别：结果 @ 远近

举例：

VAccOD：0.6@D，表示右眼戴镜矫正远视力 0.6。

VAscOU：0.8^{-1}@N，表示双眼裸眼近视力 0.8^{-1}。

六、学龄前儿童查视力的方法

（一）1岁前婴幼儿的视力检查

1. 光追随检查 新生儿有光追随（眼睛跟随光源活动，如注视并追随手电筒，观察他有无注视，有无跟随光源运动）及瞳孔对光反应（光照在瞳孔上时有无瞳孔缩小反应）。

2. 眼球运动观察 观察眼球转动时有无震颤，如果有眼球震颤提示可能存在视力障碍。

3. 视觉反应能力的观察 对2个月左右的婴儿可以取红色玩具置于眼前15～20cm，观察其双眼追随物体的幅度和反应。对2月龄以上的婴儿，可以对其做鬼脸等动作，观察其是否出现应答性微笑。

4. 能否双眼集合注视手指 3个月时可双眼集合注视手指（在眼前放物体或手指移动时会做"对眼"）。

5. 交替遮盖 可先后交替遮盖患儿的一只眼，观察和比较患儿的反应，如果在遮盖某一只眼时，患儿极力反抗，则未遮盖眼的视力可能低下。也可遮盖患儿的一只眼，将各种不同大小、颜色鲜艳的玩具放在另一眼前，根据他的单眼注视及追随运动来估计患儿的视力。

6. 三棱镜试验 在眼前置 $10^\triangle$ 底朝上的棱镜，观察幼儿的注视反应，如果放置在某一眼上时，对侧眼不转动注视，提示该眼视力不良。如对侧眼能转动注视，则提示双眼视力均衡。

1岁前的婴幼儿只要有上述反应，一般视力没有问题。

（二）1～2岁幼儿的视力检查

图形视力表：1～2岁，可以让家长教其使用图形视力表查视力，采用幼儿能识别的图案如小鸟、电话、马等查视力。

（三）2～4岁儿童的视力检查

一般2～4岁在家长的训练下可以学习看"**E**"视力表，可以让家长回家教孩子看视力表。

一般从3岁起能通过"**E**"视力表查视力，但注意1.0不是视力正常的标准，其正常视力与年龄相关，具体在儿童屈光发育档案和弱视等相关章节做具体介绍。

第二节 原 镜 检 测

测量原有的配装眼镜的光度和配装参数是诊前准备中非常重要的环节，为后面开具处方提供重要的参考依据。焦度计（图2-2-1）是主要的检测设备，用于测量眼镜片的顶焦度,确定散光镜片的柱镜及轴位方向,以及在镜片的光学中心上打印记以确认配装参数。

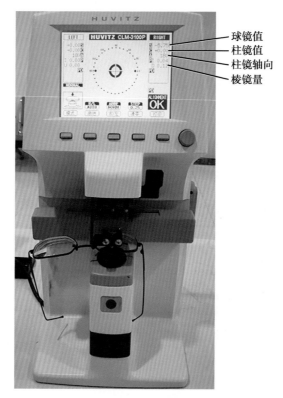

球镜值
柱镜值
柱镜轴向
棱镜量

图 2-2-1　焦度计

一、测量前准备

打开焦度计开关,预热一段时间后,开始检测配装眼镜。

把眼镜放在焦度计镜片支架上,眼睛正好平视焦度计的镜片支架,确认镜片处于水平的位置,放下镜片固定器,将眼镜固定好。

右手转动镜片水平台移动柄,让镜片台缓缓靠住待检测的眼镜,这时镜架鼻托与焦度计的模拟鼻梁吻合;检测人员左手同时扶住眼镜,使眼镜保持水平状态。

二、顶焦度值测量

(一)操作方法

1. 单光镜的测量

(1)右手转动镜片台移动柄,移动镜片台。镜片台推动眼镜垂直方向移动位置,镜片台移动过程保持匀速;左手推动眼镜水平方向小心移动,注意尽量避免在支座上拉推镜片,防止镜片表面被磨损。

（2）将眼镜镜片的光学中心移到与焦度计分划板的十字线重合,按下记忆按钮,锁住显示屏显示的数字,即为该眼镜镜片的顶焦度,包括球镜值(用 S 表示)、柱镜值(用 C 表示)、柱镜轴向(用 A 表示)、棱镜量(用 P 表示)和棱镜底的朝向(用 I 表示底在内,用 O 表示底在外,用 U 表示底在上,用 D 表示底在下)(图 2-2-1)。散光镜片的轴位测定在测量顶焦度值时已同时给出,注意成镜的下缘紧贴工作挡板。

（3）用打点器在眼镜镜片的光学中心打点,注意打点时用力适度,打点变歪或变粗都会增加中心定位的误差。

2. 双光及多焦点眼镜的测量

（1）用上述单焦点镜片的测量方法测量并记录镜片远用部分的屈光度。

（2）转过眼镜使眼镜镜片的背面面向检查者。

（3）再次检查主片上的一个子午线并与在同一子午线上子片部分(镜片近用部分)的屈光度作比较(球镜部分与球镜部分作比较,柱镜部分与柱镜部分作比较),两者之间的差值即为近附加,在这个过程中通常必须重新设定轴的方向。

（4）尽管通常左、右眼镜片的附加是相同的,但仍应分别测量每块镜片的近附加。

（5）多焦渐进镜片的测量方法与上述方法相同,但是检查者应根据制造商提供的标记寻找镜片的近用区域。

（二）测量顺序

为防止左右镜片混淆,任何时候都应坚持先右后左的原则,即先检测眼镜的右镜片,然后再检测左镜片。

三、配装参数测量

（一）测量光学中心垂直互差

左右光学中心点在水平方向上的高度差称为光学中心垂直互差。

测量方法:标记两镜片的光学中心点并测量这两点在水平方向上的高度差。

光学中心垂直互差表现为两镜片光学中心的高度不一致,一个眼高,一个眼低(图 2-2-2)。光学中心垂直互差会带来额外的垂直方向的棱镜效应,由于双眼在垂直方向的融像能力很差,这种情况会造成明显的戴镜不适。

（二）光学中心水平偏差

光学中心水平偏差是两镜片上的光学中心在水平方向上的距离(光学中

心距)与瞳距的差值。

测量方法：标记两镜片的光学中心点，然后测量两点间在水平方向上的距离。所测量的数值与瞳距的差值即水平偏差值。

光学中心距与瞳距应该相等，此时人眼视物时才会感到舒服。光学中心偏差如果太大，会带来额外的水平方向的棱镜效应，会刺激增加或减少双眼聚散。

（三）光学中心水平互差

镜片光学中心在水平方向与瞳孔的单向偏差称为水平互差（图 2-2-2），光学中心水平互差表现为两镜片光学中心不对称。

测量方法：标记两镜片的光学中心点，然后分别测量两点在水平方向上至鼻梁中点的距离，此距离与对应的单侧瞳距的差值即为光学中心水平互差值（图 2-2-2）。

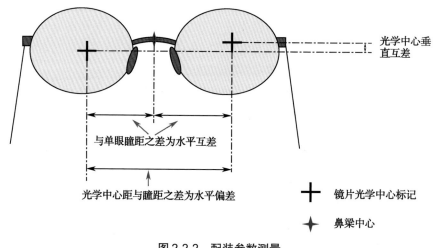

图 2-2-2 配装参数测量

四、复核镜片参数

配装眼镜检测后要根据国家标准确认镜片的光度和配装参数是否符合国家标准。

按 GB 10810.1—2005 眼镜镜片国家标准，镜片的顶焦度允差应符合表 2-2-1 的标准。

柱镜轴位方向的偏差应符合表 2-2-2 的标准。

多焦点镜，附加顶焦度的偏差应符合表 2-2-3 的标准。

表 2-2-1　镜片顶焦度允差

顶焦度绝对值最大的子午面上的顶焦度值	每主子午面顶焦度允差 .A	柱镜顶焦度允差 .B			
		≥0.00 和 ≤0.75	>0.75 和 ≤4.00	>4.00 和 ≤6.00	>6.00
≥0.00 和≤3.00	±0.12	±0.09	±0.12	±0.18	±0.25
>3.00 和≤6.00	±0.12	±0.12	±0.12	±0.18	±0.25
>6.00 和≤9.00	±0.12	±0.12	±0.18	±0.25	±0.25
>9.00 和≤12.00	±0.18	±0.18	±0.18	±0.25	±0.25
>12.00 和≤20.00	±0.25	±0.18	±0.25	±0.37	±0.37
>20.00	±0.37	±0.25	±0.25	±0.37	±0.37

表 2-2-2　柱镜轴位方向允差

柱镜顶焦度值 /D	≤0.50	>0.50 和 ≤0.75	>0.75 和 ≤1.50	>1.50
轴位允差 /（度）	±7	±5	±3	±2

表 2-2-3　多焦点镜片的附加顶焦度允差

附加顶焦度值	≤4.00	>4.00
允差	±0.12	±0.18

镜片光学中心偏差会造成额外的棱镜度，应符合表 2-2-4 的标准。

表 2-2-4　光学中心和棱镜度的允差

标称棱镜度	水平棱镜允差（棱镜度）	垂直棱镜允差（棱镜度）
0.00～2.00	±（0.25+0.1×S_{max}）	±（0.25+0.05×S_{max}）
>2.00～10.00	±（0.37+0.1×S_{max}）	±（0.37+0.05×S_{max}）
>10.00	±（0.50+0.1×S_{max}）	±（0.50+0.05×S_{max}）

注：S_{max} 表示绝对值最大的子午面上的顶焦度值

不符合标准的配装眼镜要求重新加工。

五、配装眼镜戴镜舒适度和外观检测

最后还应该做配装眼镜戴镜舒适度和外观检测。比如询问患者戴镜的视觉感受舒适度，镜架接触的舒适度；检测镜架外观有无变形、螺丝滑牙等；检测镜片外观有无膜层损坏、磨损等，并做记录。本章第五节有记录的模板格式。

第三节　电脑验光与角膜曲率计检查

一、电脑验光

电脑验光仪是光学、电子、机械三方面结合起来的仪器,原理与视网膜检影基本相同,其采用红外线光源及自动雾视装置达到放松眼球调节的目的,用光电技术及自动控制技术检查屈光度,并可自动显示及打印出屈光度数。电脑验光操作简便,能快速测出屈光不正的大致情况,对眼病诊疗中了解患者屈光程度及大量门诊验光时可提供有益的参考,但其结果只能供临床参考,不能直接作为配镜处方。

(一)操作方法

1. 调整工作台高度,消毒,调整下支架(颌托)高度,患者摘掉框架眼镜或接触镜,头部对准仪器,眼睛能正好看到测试窗;把下巴放在下支架(颌托)上,额头贴上支架板(额托),双眼放松,自然往前看,自然睁大眼睛。

2. 开机,微调操作旋钮,通过屏幕看到患者眼睛的像最清晰,测试三次。

3. 先测量右眼,后测量左眼。

(二)引导语

1. 请不要紧张,双眼请尽量保持不眨眼,看着里面的图像。

2. 现在你会看到路的尽头有一幢房子,请仔细盯着房子看,不要看路,同时想象着房子在路的尽头。

3. 右眼已经检查好了,现在开始检查左眼。

(三)注意事项

1. 当三次电脑验光的结果球镜相差 0.50D 以上时,说明没引导好患者配合,建议重新测量。如果重新测量后还是相差很大,说明患者可能存在调节方面的问题,后面主观验光时要做好雾视,在视功能检查时可重点做调节方面的检查。

2. 如果发现散光的度数和轴向不稳定,注意患者有无眼部器质性病变造成散光波动。

3. 如果裸眼视力不差,如 0.8,但电脑验光结果为 −1.50D,说明可能有调节痉挛的情况存在。

4. 泪膜不稳定的患者可以用人工泪液点眼后再做检测。

二、角膜曲率计

现在很多电脑验光都带角膜曲率的检测,在快速测量屈光度时还能同时获得角膜曲率的测量结果。如果没有带角膜曲率检测的电脑验光仪,需要用手动的角膜曲率计测量。我们常用 Haag-Streit 角膜曲率计（图 2-3-1）进行手动测量。

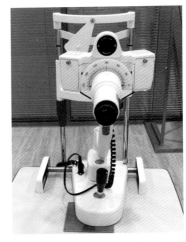

Haag-Streit 角膜曲率计是将照明的一对物像投射到角膜上，所成的反射虚像经一系列的物镜及双棱镜而成为实像，检查者可通过目镜看到两对重叠的像（图 2-3-2）。两个不同物像间距的大小是由角膜的弯曲度所决定的：曲率半径愈小，两像间距也就愈小；曲率半径愈大，两像间距也就愈大。如在水平位将两像调整至刚好接触，且两像的中心平分黑线连成一线，此时从刻度尺上可读出水平子午线上的角膜曲率半径和屈光力，按此可将镜筒转动至任一子午线，从而测出该子午线上的角膜曲率半径。

图 2-3-1　Haag-Streit 角膜曲率计

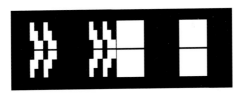

图 2-3-2　Haag-Streit 角膜曲率计中所见图像

散光轴位的确定：旋转角膜曲率计镜筒，找到两像的中心平分黑线完全对合的位置，即为散光的轴位；如有斜轴散光，当角膜曲率计镜筒转至水平位时，两像的中心平分黑线是彼此分开的，旋转角膜曲率计镜筒（图 2-3-3），直至某一子午线上两像的中心平分黑线完全对合，此子午线即为散光子午线（散光轴位）。

测量方法：

1．令被检查者摘掉框架眼镜或者接触镜。

2．被检查者坐于角膜曲率计前，头部置于固定颌托上。先遮盖左眼，被检查者右眼注视角膜曲率计前方的圆孔，并从中找到自己角膜的反射像。

3．检查者从目镜中可以观察到两个梯形和两个长方形的图像（图 2-3-2），并

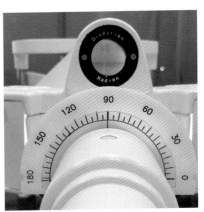

图 2-3-3　Haag-Streit 角膜曲率计的子午线刻度盘

注意观察中间的梯形和长方形的位置,调整焦距使图像清晰。

4. 首先我们确定水平的主经线,根据中间的梯形和长方形的不同位置,使用调节手柄使其中间的梯形和长方形相切,从读数窗中记录下此时的角膜曲率或曲率半径。

5. 将角膜曲率计的镜筒旋转到与水平主经线成90°的垂直位上,根据中间的梯形和长方形的不同位置,使用调节手柄使其中间的梯形和长方形相切,从读数窗中记录下此时的角膜曲率或曲率半径。

6. 如果水平和垂直的测量结果相同说明无角膜散光存在。如果水平和垂直的测量结果不相同,说明有角膜散光存在。两条主子午线的曲率之差就是角膜散光量。

7. 如果从第三步骤中,我们看到的图形是倾斜的并且中央线不衔接,说明此眼有轴位不在水平或垂直位上的散光,这时我们就要旋转镜筒使中央线衔接,根据中间的梯形和长方形的不同位置,使用调节手柄使其中间的梯形和长方形相切,记录下此时的角膜曲率或曲率半径及此时的轴向。然后再旋转与之相垂直位上进行测量,记录下此时的角膜曲率或曲率半径。

8. 如果我们旋转镜筒一周,中间的梯形和长方形的位置忽远忽近,说明此角膜有不规则散光。

9. 记录方法　角膜曲率 K 值(屈光力)/ 角膜曲率半径 @ 轴向　如:44.00/7.9@170。

第四节　非接触式眼压测量

非接触式眼压计(NCT)操作简便、测量迅速、自动打印检测结果、不直接接触眼球、不用表面麻醉、患者无痛苦,是视光门诊的必备检查设备(图2-4-1)。

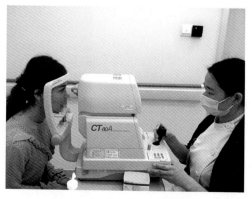

图 2-4-1　非接触式眼压测量

一、测量方法

1. 无须麻醉，患者取坐位。

2. 打开检测喷嘴上的保护盖，然后打开电源开关使 NCT 进入预备状态。

3. 根据患者身高调节眼压计升降台，让患者将下颌放于颌托上，调整颌托高度使患者外眦部对齐眼压计的标识部位，使眼睛与 NCT 喷嘴在同一高度上，根据需要选择 NCT 自动或手动测量。

4. 嘱患者精神集中，尽量睁大眼睛注视检测喷嘴内的绿色亮点，如患者无视力，可嘱其自然平视前方。

5. 转动操纵杆，当眼压计的焦距与瞳孔的亮点重叠且清晰时，NCT 即自动喷气，显示屏上就显示所测数值，连测 3 次，取平均值。然后按以上程序完成对另一眼的检测，一般先测量右眼再测量左眼。

6. 判断读数是否可信，如果三次测量值变动大，相差>3mmHg 或测得的眼压值带"[ ]"时应重新测量，如眼睑遮挡检测区，也应重复测量。

7. 记录双眼眼压平均值以及测量时间。

8. 眼压计易受角膜厚度及形态影响，应根据修正值来判断患者眼压是否出于正常范围。

二、引导语

1. 您好，现在给您做的是眼压的检查。

2. 麻烦您将下颌放在颌托上，额头顶住前边的额托，尽量保持不动。

3. 检查过程中您只需要睁大眼睛，盯着仪器中的绿点即可。

4. 检查过程中会有一股气吹一下您的眼睛，请不要紧张，不要闪躲，尽量做到不眨眼睛。坚持一下，马上就好。

5. 现在检查的是您的右眼的眼压。

6. 我们再来一次，现在检查一下您的左眼，操作流程跟右眼一样。

7. 好的，谢谢您的配合。这是您的检查结果，您的眼压是……

三、注意事项

1. 测量前应将注意事项告知患者，以取得配合。

2. 操作要轻柔，暴露角膜时，手指切勿压迫眼球，测量前患者要解开扣得过紧的领扣。

3. 先测右眼，后测左眼，测量眼压不宜连续、反复、多次测量，以免损伤角膜上皮及影响眼压测量的准确性。

4. 操作时注意勿遮挡另外一眼的视线，以免影响患者双眼向前方固视。

5. 角膜有损伤、溃疡或患急性结膜炎、角膜炎时，不宜用眼压计测量眼压。

第五节　诊前准备的档案记录示例

以下是我们使用的诊前准备的档案记录（表 2-5-1～表 2-5-3），供参考。

表 2-5-1　视力初检

	右眼	左眼
远视力（裸眼）		
远视力（戴镜）		
近视力（裸眼）		
近视力（戴镜）		
远视力（针孔视力）		
其他		

表 2-5-2　原镜检测

		右眼	左眼
光度	远用	球镜____柱镜____轴向____	球镜____柱镜____轴向____PD=____
	近用	球镜____柱镜____轴向____	球镜____柱镜____轴向____ADD=____
	验配时间：_____ 验配机构：_____		配戴感受：镜架接触舒适度 ○好○不好 　　　　　　　　　　　　○其他 _____ 视觉感受 ○头晕○自然舒服 　　　　　　○其他 _____
质检情况	镜架外观：□镀层脱落　□腐蚀　□有无漏缝　□螺丝滑牙　□轻微变形 　　　　　□严重变形　□焊点不牢　□其他_____		
	镜片外观：□轻微划伤　□崩边　□过小　□过大　□严重磨损　□膜层损坏 　　　　　□膜层颜色不一致　　□其他_____		
	处理：_____		建议：_____

表 2-5-3　电脑验光、角膜曲率与非接触式眼压

	右眼			左眼		
	球镜	柱镜	轴向	球镜	柱镜	轴向
电脑验光						
角膜曲率	mm/　D @			mm/　D @		
	mm/　D @			mm/　D @		
角膜散光	D			D		
非接触式眼压	mmHg			mmHg		

第 三 章

问　诊

第一节　问　诊　概　述

一、主诉和现病史

顾客来配镜的原因和目的是什么？对视力的需求是什么，是要求一般日常生活视力（0.8~1.0）还是要更好的视力？比如射击运动，要求1.2以上的视力。眼镜是用来看远还是看近的？了解后才知道对于顾客的个体视力矫正是到0.6、1.0还是1.5，而不是统一的1.0。

视力不好，如模糊、视物不清、视近困难等症状出现的时长；了解其视力问题是短期出现的还是长期存在的。如果短期出现快速视力下降，那就需要排除眼科器质性病变的问题。如果是长期存在的视力问题，可能是屈光问题。

有没有伴随症状，如眼睛流泪、眼前黑影飘、眼睛酸胀干涩等问题。如有，要询问这些情况出现的时长；有无治疗过，怎么治疗的。如果顾客有上述伴随症状，我们在排除眼科器质性病变后还要通过视光学的方法检查、判断有无视疲劳情况，并通过合适的光学工具或视觉训练处理。

二、戴镜史

原来戴什么眼镜？接触镜还是框架眼镜？或是一些特殊的眼镜如渐变镜、硬性角膜接触镜等。是什么度数？怎么配戴的，持续配戴还是需要时配戴？有没有停戴的情况，为什么要停戴？

根据原来的戴镜习惯、戴镜史，我们给顾客验配新的眼镜时就能多考虑包括给验配眼镜的形式（框架眼镜还是接触镜）和眼镜的光度、轴向等因素综合考虑（成人尽量不改变原有的戴镜习惯和方式），增加顾客的配戴适应性和舒适度。

仅凭顾客的口述旧镜的度数等是不够准确的，因为顾客口述的眼镜光度只是一个模糊的范围，顾客更不知道镜片瞳距、瞳高等配装参数，所以如果顾客带着旧眼镜，一定要通过焦度计来检测眼镜的光度和装配数据。旧眼镜的验配参数对新验配眼镜有重要的参考意义，对成人来说，新配镜与旧镜相比要避免有过大的光度、散光轴向的变化。

三、日常、生活习惯

不同的生活习惯、兴趣爱好对配镜有重要的影响。通过对日常、生活习惯的了解，我们可以最大限度地了解顾客的视力、视野需求并按需求给配镜处方。比如：室外活动多而室外空气条件差的顾客，不建议用硬性接触镜RGP；用电脑多、阅读写字多的顾客要考虑其视近需求而减少一些近视度数；眼睛与电脑屏幕高度的相对位置，这对于做渐变镜的顾客要告知其使用电脑时要求屏幕比眼睛低，以方便使用近用区；眼睛到阅读物的习惯距离则是下加光度的重要参考；对视野需求的了解，比如开车和运动需要大视野，方便我们给渐变镜的顾客确认镜片设计。

四、眼科、全身病史的询问

询问有无眼科疾病史、手术史。有眼科病史的，尤其是影响视力矫正的眼病史、手术史，会影响屈光矫正。通过询问详细了解眼科病史后，如果视力不能矫正，就要从眼病查找原因了。另外，了解有无青光眼病史、青光眼家族史，对后面的扩瞳检查就更有必要了。切记，有闭角型青光眼病史患者不能轻易给做扩瞳验光，要在眼科医生确认后才能做。

全身病史也要询问，如有高血压、糖尿病的，有可能会因眼底出血或其他并发症影响视力的矫正。

有药物过敏史的，要注意可能会发生护理液过敏。如：有药物过敏史的接触镜配戴者出现眼红等并发症就可能是对护理液过敏。

对于儿童来说，还要问围生期健康状况。比如早产和低体重儿发生近视、弱视的可能性较正常儿童大。

第二节　常规问卷示例

为方便记忆和学习，我们做了一套常规问诊的模板，如表3-2-1～表3-2-4所示。可供视光师、护士或医生助理对患者进行标准化的问诊，如有特殊情况的，医生可以再做二次问诊。

表 3-2-1　初步问诊

检查眼睛的原因	□定期检查　□眼睛不舒服　□视物不清　□配眼镜　□配接触镜 □视力普查不合格 □其他：＿＿＿＿＿　　　　　　　　　上次检查眼睛的日期：＿＿＿＿ 　　　　　　　　　　　　　　　　　首次发现视力下降的年龄：＿＿＿＿
戴镜史	戴镜史：○从未戴镜　○经常戴　○需要时戴镜 戴镜类型：○框架眼镜　○接触镜　○框架和隐形交替使用 ○其他：＿＿＿＿ 每年度数改变：○小于100度　○大于100度（含） 更换眼镜周期：○每年　○每两年　○两年以上
用眼习惯	您外出时是否戴太阳镜或变色镜：○经常戴　○偶尔戴　○不戴 日常视野需求：○无特殊　○远距大视野　○近距小视野　每天近距离用眼 的时间有＿＿小时　其中阅读/写字＿＿小时，眼睛到书本的距离是＿＿cm 每天使用电脑＿＿小时，眼睛到屏幕的距离是＿＿cm 电脑屏幕的高度是：○比眼高　○与眼平行 ○比眼低 您爱好哪些户外活动：＿＿＿＿＿＿＿＿＿＿＿＿＿＿＿＿＿
家庭的病史	现阶段您是否吸烟：○是　　○否 现阶段您是否妊娠：○是　　○否 是否有：□无　□高血压　□糖尿病　□甲亢等全身疾病 眼部手术史：＿＿＿＿＿＿＿＿＿＿＿＿＿＿＿＿＿＿＿＿＿ 屈光手术史：＿＿＿＿＿＿＿＿＿＿＿＿＿＿＿＿＿＿＿＿＿ 您是否有一些眼部疾病或与视力相关的疾病：□无　□斜视　□弱视 □上睑下垂 □其他：＿＿＿＿＿＿＿＿＿＿＿＿＿＿＿

表 3-2-2　18 岁以下问诊记录

是否早产：○是　○否　出生体重＿＿克
妈妈妊娠时是否生病：○是　○否
父亲是否近视：○是　○否　母亲是否近视：○是　○否
如有近视，属于：□低度近视（小于300度）□中度近视（300至600）□高度近视（高于600度）
握笔姿势：□拇指与示指不相碰　□拇指与示指相碰　□拇指与示指交叉
每天积累户外活动时间＿＿小时　晚上睡眠时间＿＿小时

表 3-2-3　角膜接触镜配戴者问诊记录

曾戴接触镜种类及更换周期：
○软镜　○彩片　○透明　○医用美容镜片　○其他_____
○年戴型　○半年更换型　○季度更换型　○月更换型　○日抛　○其他_____
累积配戴时间：_____　硬性：□角膜塑形____/年　□RGP____/年
配戴方式：○经常配戴　○偶尔配戴　○DW（日戴）____小时/天
　　　　　○FW（弹性配戴，即偶尔过夜戴）　○EW（长戴，即过夜连续戴）____/天
您是否会定期做眼睛检查及护理：○偶尔　○是　○否
停戴时间及原因：_____

表 3-2-4　视觉行为与视觉品质评估问卷

日常是否有眼睛疲劳症状：○偶尔　○经常　○否

	从不	有时	经常	频繁
1. 阅读或近距离工作时你是否觉得眼部疲劳或不适	○0分	○1分	○2分	○3分
2. 阅读或近距离工作时您是否有头痛	○0分	○1分	○2分	○3分
3. 阅读或近距离工作时您是否觉得易困乏	○0分	○1分	○2分	○3分
4. 阅读或近距离工作时,您的注意力是否不集中	○0分	○1分	○2分	○3分
5. 您是否对记住读过的东西感到困难	○0分	○1分	○2分	○3分
6. 阅读或近距离工作是否会出现双影	○0分	○1分	○2分	○3分
7. 阅读或近距离工作是您是否觉得文字移动、跳动、游动或在纸面上漂浮	○0分	○1分	○2分	○3分
8. 你是否觉得你的阅读速度慢	○0分	○1分	○2分	○3分
9. 阅读或近距离工作时你是否觉得眼痛、眼酸	○0分	○1分	○2分	○3分
10. 阅读或近距离工作时你是否有一种眼球牵拉感	○0分	○1分	○2分	○3分
11. 阅读或近距离工作时你是否会出现视物模糊或聚焦不准确	○0分	○1分	○2分	○3分
12. 阅读或近距离工作时你是否会"串行"	○0分	○1分	○2分	○3分
13. 阅读或近距离工作时你是否不得不重复读同一行	○0分	○1分	○2分	○3分
14. 你是否回避阅读或近距离工作	○0分	○1分	○2分	○3分
15. 您是否从视远转到视近转到视远聚焦困难	○0分	○1分	○2分	○3分

★评分在16分以上需要通过相关的视功能检查发现问题　　　　问卷评分：_____

第 四 章

眼部健康检查

第一节 角膜映光与遮盖试验

遮盖试验是临床用于发现和定性斜视/隐斜的简单、快捷而又方便的方法，是视光师必须掌握的检查技能。为方便理解，先用几句通俗的"白话"介绍下斜视的几个概念：

斜视按发生的眼别分类：总是右眼斜视，用左眼注视的，称为右眼恒定性斜视；总是左眼斜视，用右眼注视的，称为左眼恒定性斜视；有时是右眼斜视，用左眼注视，有时是左眼斜视，用右眼注视，就是说两眼都会发生偏斜，两眼都可以用于注视的情况叫交替性斜视。

按斜视发生的时间：总是有斜视情况出现的叫持续性斜视。有时出现斜视，有时又正常的叫间歇性斜视。

我们一般用角膜映光法和遮盖试验来做眼位不正的定性检查和判断。

一、角膜映光法（Hirschberg test）

（一）操作方法

1. 患者坐在合适的位置（椅子高度、位置和头靠的调整）。

2. 患者眼前 33cm 处置一笔式电筒，指导患者注视电筒。

3. 观察笔式电筒光源在患者双眼角膜上的映光情况。

4. 正确记录检查结果 记录观察结果。如无斜视，记录对称或正常，如果有斜视，记录偏斜的眼别和偏斜的大致量。根据反光点偏离瞳孔中心的位置初步判断斜视度（图 4-1-1）。

（二）结果判断

电筒在两眼角膜上的反光点均在角膜中央，

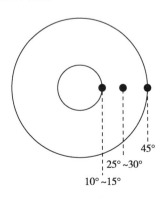

45°

25°~30°

10°~15°

图 4-1-1 角膜映光法

说明没有显斜视。一眼角膜上反光点在鼻侧的是外斜视；一眼角膜上反光点在颞侧的是内斜视（图4-1-2）。

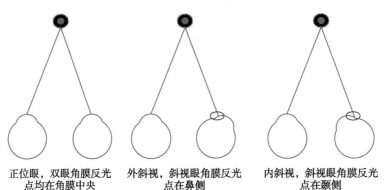

正位眼，双眼角膜反光　　外斜视，斜视眼角膜反光　　内斜视，斜视眼角膜反光
点均在角膜中央　　　　　　点在鼻侧　　　　　　　　点在颞侧

图4-1-2　外斜视和内斜视时角膜上反光点的位置示意图

一眼角膜上反光点在其瞳孔缘处，说明有显斜视，在鼻侧瞳孔缘的是外斜视，在颞侧瞳孔缘的是内斜视，斜视角度为10°～15°。

一眼角膜上反光点在其角膜缘与瞳孔缘间，说明有显斜视，在鼻侧的是外斜视，在颞侧的是内斜视，斜视角度为25°～30°。

一眼角膜上反光点在其角膜缘位置，说明有显斜视，在鼻侧的是外斜视，在颞侧的是内斜视，斜视角度大概45°。

二、遮盖试验（cover test）

遮盖是打破融像的方法之一，通过遮盖判断是否存在斜视以及斜视的性质。

一般先做裸眼后做戴镜的遮盖试验检查；戴镜检查可以发现屈光矫正后的眼位变化情况，可以判断调节因素对眼位的影响。如果戴镜时眼位检查发现比裸眼时眼位不正的情况好转，说明调节因素对眼位的影响大。

遮盖试验可以在远距和（或）近距检查。

（一）交替遮盖试验（alternative cover test）

交替遮盖意思是两眼交替遮盖，在这个过程中总有一眼处于被遮盖状态，总是只使用一眼视物。用遮眼板遮盖一眼，然后迅速移到另一眼，反复多次，观察是否有眼球移动，如有眼球移动，说明有眼位偏斜的趋势。检查时要求遮眼板从一眼移至另一眼时没有双眼同时注视的情况出现，对破坏双眼融合比较充分。先做交替遮盖可以诱发出潜在的眼位问题，比如间歇性的斜视通过几次交替遮盖就可以诱发出显斜视表现。

交替遮盖试验可以判断：①是否正位眼；②斜视的方向是内斜视、内隐斜还是外隐斜、外斜视。

下面以做近距的检查来说明交替遮盖方法：指导患者注视近处33cm处笔式电筒。遮盖右眼，观察非遮盖眼——左眼的眼球运动方向；再从右眼直接遮盖到左眼，观察非遮盖眼——右眼的眼球运动方向。最后还要再从左眼直接遮盖到右眼，观察非遮盖眼——左眼的眼球运动方向。记录这个过程中观察到的眼球运动方向，就可以分析判断，如：交替遮盖试验中非遮盖眼的眼球运动方向始终不动（图4-1-3），说明没有斜视，也没有隐斜的问题。

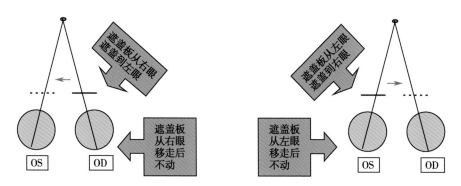

交替遮盖试验，非遮盖眼的眼球运动方向不动。说明
没有斜视或隐斜视问题，眼位正

图4-1-3　正位眼做遮盖试验时的表现

如果在交替遮盖的过程中，未遮盖眼有运动，说明患者有斜视或隐斜，按运动的方向可以判断。未遮盖眼从外向内运动时是外斜视或外隐斜（图4-1-4）；未遮盖眼从内向外运动时是内斜视或内隐斜（图4-1-5）。未遮盖眼运动得越多、越明显，说明斜视或隐斜的程度越大。

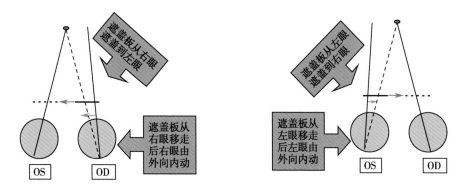

交替遮盖试验，观察非遮盖眼的眼球运动方向：由外
向内动，说明有外斜视或外隐斜问题

图4-1-4　外斜视或外隐斜眼做遮盖试验时的表现

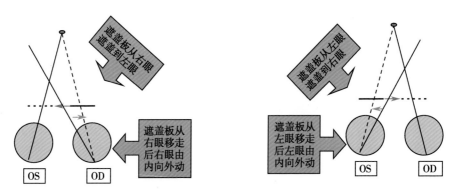

交替遮盖试验，观察非遮盖眼的眼球运动方向由内向外动，说明有内斜视或内隐斜问题

图 4-1-5　内斜视或内隐斜眼做遮盖试验时的表现

（二）遮盖-去遮盖试验（cover-uncover test）

用遮眼板遮盖任意一眼，遮盖时观察未遮盖的另外一眼是否有眼球移动。如果有眼球移动，说明未遮盖眼之前并未注视视标，注视眼被遮盖后，为了注视视标而需要主动转动眼球来注视，即未遮盖眼存在显斜视；如果未遮盖眼无眼球移动，说明未遮盖眼已经处在注视位。然后观察去除遮眼板后被遮眼的变化。如果被遮眼有返回注视位的运动，说明被遮眼为隐斜，如果被遮眼停在某一偏斜位置上，提示被遮眼有显斜视。如果两眼分别遮盖时，未遮盖眼均无眼球移动，说明无显斜视。

下面以做近距的检查说明遮盖-去遮盖试验的方法和步骤：指导患者注视近处33cm处笔式电筒。

1. 先从右侧开始遮盖，观察左眼的表现　遮盖右眼时观察左眼不动，说明左眼处在注视位（图4-1-6）。

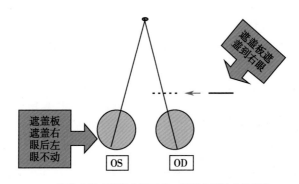

遮盖右眼时观察左眼不动，说明左眼处在注视位

图 4-1-6　遮盖-去遮盖试验，先遮盖一眼观察另外一眼的运动

遮盖左眼时观察右眼不动,说明右眼处在注视位;如果两眼分别遮盖时,未遮盖眼均无眼球移动,可以判断没有显斜视(图4-1-7)。

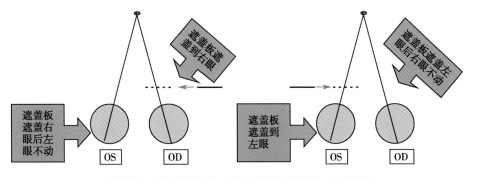

遮盖左眼时观察右眼不动,说明右眼处在注视位;如果两眼分别遮盖时,对侧眼均无眼球移动,可以判断没有显斜视

图4-1-7　正位眼在遮盖-去遮盖试验的表现

遮盖右眼时观察左眼:由外向内转,说明左眼存在显性外斜视(图4-1-8)。

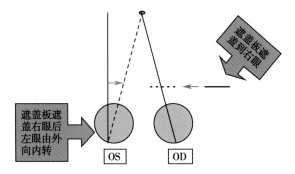

遮盖右眼时观察左眼:由外向内转,说明左眼存在显性外斜视

图4-1-8　显性外斜视在遮盖-去遮盖试验的表现

遮盖右眼时观察左眼:由内向外转,说明左眼存在显性内斜视(图4-1-9)。

2.再从左侧做遮盖,观察右眼的表现　遮盖左眼时观察右眼:由外向内转,说明右眼存在显性外斜视;由内向外转,说明右眼存在显性内斜视(图4-1-10)。

3.被遮盖眼去遮盖时的表现　左眼去遮盖时左眼:返回注视位,说明左眼是隐斜;如果左眼停在某一偏斜位置上,提示左眼有显斜视(图4-1-11)。

(三)操作方法

1.标准照明。

2.给一个明确的注视视标(建议使用单个的视标)。

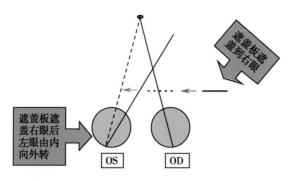

遮盖右眼时观察左眼：由内向外转，说明左眼存在显性内斜视

图 4-1-9　显性内斜视在遮盖 - 去遮盖试验的表现

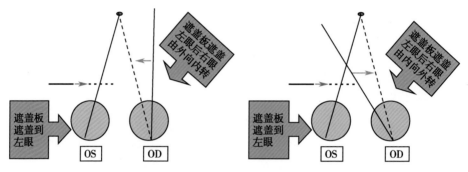

遮盖左眼时观察右眼：由外向内转，说明　　　　　遮盖左眼时观察右眼：由内向外转，说明右
右眼存在显性外斜视　　　　　　　　　　　　眼存在显性内斜视

图 4-1-10　显性外斜视和内斜视在遮盖 - 去遮盖试验的不同表现

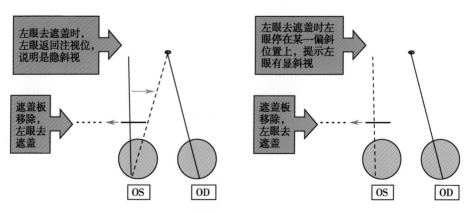

左眼去遮盖时左眼：返回注视位，说明左眼是　　　左眼去遮盖时左眼：如果左眼停在某一偏斜
隐斜视　　　　　　　　　　　　　　　　　位置上，提示左眼有显斜视

图 4-1-11　观察被遮盖眼去遮盖时的表现，判断是隐斜还是显斜视

3. 交替遮盖左右眼,从遮盖一眼"迅速"换到另一眼。

4. 交替遮盖时,观察去遮盖眼的眼位变化。

5. 对每一眼的遮盖重复至少 2 次。

6. 在每眼前停留 2～3 秒。

7. 如交替遮盖过程中发现有眼位改变,重复做遮盖 - 去遮盖试验以排除间歇性斜视。

8. 遮盖受试者一眼,观察未遮盖眼眼位变化。

9. 一眼去遮盖后允许双眼未被遮盖状态 2～3 秒。

10. 遮盖片或手尽量接近眼睛但不接触受试者面部。

11. 对每一眼的遮盖重复至少 2 次。

12. 在每眼前停留 2～3 秒。

13. 记录结果。

(四) 注意事项

交替遮盖试验回答了有无眼位偏斜倾向,还无法区分是隐斜还是显斜视。遮盖 - 去遮盖试验回答了眼位偏斜倾向属于显斜视还是隐斜。交替遮盖比遮盖 - 去遮盖破坏融合更充分,所查的结果包含了显斜视和隐斜两种成分,而遮盖 - 去遮盖法检查的结果仅含显斜视成分。

临床实践中一般需要从左右两侧多做几次来确认。

在检查过程中,总是停留在偏斜位的眼是恒定性斜视眼;两眼都会停留在偏斜位,两眼都可以做注视的是交替性斜视;初始表现无显性斜视,但几次遮盖后表现出显斜视的是间歇性斜视。

在遮盖试验检查时眼前加不同度数的三棱镜,观察加多少棱镜度时遮盖后眼球无运动,就可以定量了,这就称为三棱镜遮盖试验。

三棱镜遮盖试验时加在眼前的棱镜底的放置原则是:外斜视或外隐斜在眼前加底在内 (BI) 的三棱镜、内斜视或内隐斜在眼前加底在外 (BO) 的三棱镜。

三棱镜交替遮盖试验可以对显斜和隐斜的总量进行定量;三棱镜遮盖 - 去遮盖试验可以对显斜进行定量。

(五) 结果记录

1. 检查距离,是远距还是近距。

2. 眼位定性,是正位、隐斜还是显斜视。

3. 眼位的方向,外 (exo)、内 (eso)、上 (hyper)、下 (hypo);垂直方向的眼位要记录眼别。

4. 斜视要记录是恒定性还是交替性、间歇性还是持续性。

5. 如做了三棱镜交替遮盖试验的要记录眼位偏斜的程度 (定量),以棱镜度(△)表示。

(六)遮盖试验结果判断流程

遮盖试验结果判断流程示意图见图4-1-12。

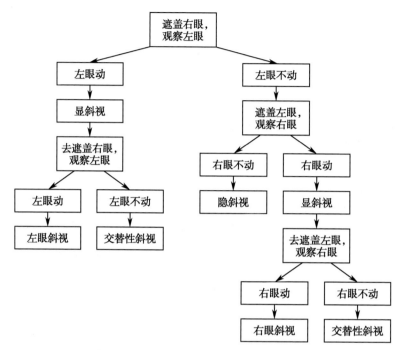

图 4-1-12　遮盖试验结果判断流程示意图

第二节　眼球运动与瞳孔检查

一、眼球运动(extraocular motilities,EOM)

眼球运动时检查患者双眼协调运动的能力,可排除眼外肌麻痹,用笔式电筒可以完成。

(一)操作方法

1. 患者不戴框架镜,和检查者对坐。

2. 检查者持笔式电筒距离患者约 40cm。

3. 电筒沿 H 形移动位置,H 形宽度约 50cm。

4. 告知患者眼睛跟随电筒灯光移动,但头不动,过程中如感觉有眼痛或复视时报告。

5. 电筒的移动速度约为 2cm/s。

6. 在每一诊断眼位做一定的停留以判断双眼眼位是否一致。

（二）注意事项

正常的眼球运动的表现应该是"顺滑、准确、完整、到位（smooth、accurate、full and extensive，SAFE）"。检查过程中患者如出现任何感觉有眼痛或复视的则需要转诊到相关眼科亚专科进一步检查。

二、瞳孔检查

瞳孔检查是评价视觉神经通路的传入和传出功能，以检查是否有虹膜、视神经、视路、动眼神经、交感神经损害或异常。

（一）瞳孔大小

瞳孔大小的检查是通过在暗室或明室环境中测量瞳孔直径来评价的。

1. 操作方法

（1）患者不戴眼镜，注视远距离的目标。

（2）检查者用肉眼观察患者双眼的瞳孔形状和位置，是否左右对称。

（3）检查者右手持瞳距尺直接测量患者左右眼的瞳孔直径，以毫米为单位记录，正常瞳孔大小在暗光下为 4～8mm，在亮光下为 3～6mm。

2. 注意事项

（1）测量暗室瞳孔直径时，用电筒从下方照射患者以观察瞳孔，不可用电筒直射患者瞳孔。

（2）设置远视标（例如 0.1 的单个"**E**"视标），如果患者看不到远处视标，可以将视标设成一个亮点，检查者不要遮住患者视线。

（3）如果出现双眼瞳孔不等大，需要排除生理性不等大。如果亮光和暗光下的双眼瞳孔不等大是一致的，则该不等大是生理性的，无须治疗。

（4）病理性的瞳孔不等大受损的部位可能是脑干中央神经系统及动眼神经，该神经将信息传导到虹膜，控制虹膜运动。

（5）在暗光下瞳孔不等大提示交感神经通路受损。

（二）直接对光反射

1. 操作方法

（1）暗室操作，可以用电筒从下方照射患者以观察瞳孔反应。

（2）患者不戴眼镜，注视远距离的目标，过程中不要注视电筒光源。

（3）用电筒照射患者右眼，在眼前停留 2～3 秒，观察该眼瞳孔大小和收缩速度，重复 3 次。

（4）用电筒照射患者左眼，在眼前停留 2～3 秒，观察该眼瞳孔大小和收缩速度，重复 3 次。

2. 注意事项

（1）设置远视标（例如 0.1 的单个"**E**"视标），如果患者看不到远处视标，可以将视标设成一个亮点，检查者距离患者 25cm，不要遮住患者视线。

（2）确保手电筒的亮度稳定均匀。

（三）间接对光反射

1. 操作方法

（1）暗室操作，可以用电筒从下方照射患者以观察瞳孔反应。

（2）患者不戴眼镜，注视远距离的目标，过程中不要注视电筒光源。

（3）用电筒直接照射患者右眼，在眼前停留 2～3 秒，观察左眼瞳孔大小和收缩速度，重复 3 次。

（4）用电筒直接照射患者左眼，在眼前停留 2～3 秒，观察右眼瞳孔大小和收缩速度，重复 3 次。

2. 注意事项

（1）设置远视标（例如 0.1 的单个"**E**"视标），如果患者看不到远处视标，可以将视标设成一个亮点，检查者距离患者 25cm，不要遮住患者视线。

（2）确保手电筒的亮度稳定均匀。

（四）交替光照试验

正常人在检查时，当光线照射一侧瞳孔时双眼瞳孔收缩，当光线向另一眼移动过程中，双眼瞳孔都会稍散大，当光线照射至另一眼时双眼瞳孔同时迅速收缩；而对于有相对性传入性瞳孔阻滞（relative afferent papillary defect，RAPD）的患者，间接对光反射存在，但直接强光照射时，由于传入系统的缺陷，瞳孔不能保持收缩反而扩大，称为 Marcus-Gunn 瞳孔。交替光照试验可以检查是否有 Marcus-Gunn 瞳孔现象。

1. 操作方法

（1）暗室操作，可以用电筒从下方照射患者以观察瞳孔反应。

（2）患者不戴眼镜，注视远距离的目标，过程中不要注视电筒光源。

（3）先用电筒光直接照射右眼 2～3 秒，观察右眼和左眼瞳孔大小和收缩速度，然后迅速地将电筒光移到左眼前，观察左眼的瞳孔是保持收缩状态还是扩大，再迅速地将电筒光移到右眼前，观察右眼的瞳孔是保持收缩状态还是扩大。

（4）重复 2～3 次。

2. 注意事项

（1）设置远视标（例如 0.1 的单个"**E**"视标），如果患者看不到远处视标，可以将视标设成一个亮点，检查者距离患者 25cm，不要遮住患者视线。

（2）确保手电筒的亮度稳定均匀。

（3）如发现有 Marcus-Gunn 瞳孔现象的，需转诊到神经眼科或神经内科进一步诊治。

（五）视近反射

正常情况下，视近时瞳孔会缩小。

操作方法

1. 明室操作。

2. 检查者手持近距离调节视标，放在患者眼前 10～40cm 的地方，让患者注视近距离的调节视标。

3. 观察患者双眼瞳孔大小和收缩速度。

第三节　裂隙灯检查

验光前的眼健康检查非常重要，是初级眼保健的必须检查项目，可以发现潜在的眼疾，或提前发现视力不能矫正的原因；对于患者眼镜配戴的方法方式也有极大的指导意义。

如果不做裂隙灯、检眼镜检查就直接验光，当发现视力无法矫正时验光师常常会不知所措；不做裂隙灯检查而直接验配接触镜，会使一些不适合验配的患者引起如眼干、眼红、感染等的并发症；更不能对接触镜的配戴状态进行评估。

所以，验光师掌握基本的裂隙灯检查技能非常必要。按国家眼镜验光员职业标准，从中级验光员的职级起就要求掌握一些基本的眼健康检查技能。

一、裂隙灯显微镜在验光前检查的作用

（一）眼前段常规检查

用裂隙灯显微镜可以清楚地观察到眼睑、结膜、巩膜、角膜、前房、虹膜、瞳孔、晶状体及玻璃体前 1/3 等眼前段组织的病变情况，可确定病变的位置、性质、大小及其深度。若配以附件，如平凹前置镜、眼底检查用接触镜、三面镜和前房角镜等，可分别对眼底黄斑部至锯齿缘周边部、前房角等部位做精细检查。

（二）在接触镜的验配中的常规检查和配适评价

若发现有角膜炎、结膜炎、大的睑裂斑、上眼睑严重下垂、眼睑闭合不全、瞬目迟钝（每分钟少于 12 次）等情况时应慎戴接触镜。在接触镜配戴前应对配戴者做特殊检查，如泪液破裂时间，了解泪液分泌量和泪膜质量；在接触镜配戴后进行镜片配适的评估，主要包括：角膜覆盖程度的检查、镜片中心定位、眨眼时镜片的移动度、上视时镜片的下垂及"上推试验"时镜片的松紧度等。

（三）检查接触镜镜片质量

镜片表面的光滑度和镜片的完整性，评价镜片生产的工艺质量；镜片中有无不透明杂质、斑渍附着及混浊等现象，推断镜片材料的纯净度和聚合质量；镜片表面有无划痕、磨损和分辨镜片表面沉淀物的类型、颜色和形态等。

二、使用前仪器的调整和准备

1. 使患者坐位舒适，头部固定于颌托和额靠上。
2. 通过调节台面高度、头架上下调节和调节仪器高度，使裂隙像上下位置适中。调整后被检眼外眦部与头架侧方的刻线记号"—"对齐。
3. 通过操纵手柄和操纵杆调整仪器的左右和前后位置，以保证裂隙像位置正确且可清晰观察。
4. 转动裂隙宽度调节旋钮，可改变裂隙宽窄。
5. 改变裂隙照明系统和双目立体显微镜系统的夹角。
6. 裂隙长短用转动光圈进行调节。
7. 旋紧螺钉可固定裂隙照明系统和双目立体显微镜系统。
8. 固视灯可左右旋转，上下、远近自由选用，需要时令患眼注视目标方向。

三、裂隙灯的主要检查方法

裂隙灯显微镜在暗室中使用，使用时一般使照明光线来自颞侧，与显微镜成40°夹角。在照射不同部位和深度的结构时，如前房角、玻璃体或眼底等，则需要改变夹角，有时也可使患者转动眼球协助。让患者注视视标，或嘱其注视显微镜，但不应让患者向光线注视。通常先用低倍显微镜检查，此时所见物像清晰，视野较大，当要详查其中某部位时，再用较高的倍数，使物像增大，但视野变小。裂隙灯有六种照明法，视光门诊中最常见的是弥散光线照明法、直接焦点照明法、后部反光照明法，本节介绍这三种常用的方法。

（一）弥散光线照明法（diffuse illumination）

当用弥散光线照明法时，利用集合光线，低倍放大，可以对眼睑、睫毛、结膜、角膜、虹膜、晶状体作全面的观察。照明方式为：裂隙照明系统从较大角度斜向投射，同时将裂隙充分开大，广泛照射，或者加毛玻璃片使光线弥散，用低倍显微镜进行观察（图4-3-1）。

这种方法便利、易于掌握，所观察的部位形态完整、具立体感。主要用于检查结膜、巩膜、角膜、晶状体等眼前部组织的情况，对角膜后弹力层皱褶、晶状体囊和老年人晶状体核的形态看得清晰。在接触镜验配中应用于验配前检查，包括睑结膜（图4-3-2）、角膜情况；测量配戴者角膜直径大小；戴镜后进行配适评估；镜片表面的质量检查等。

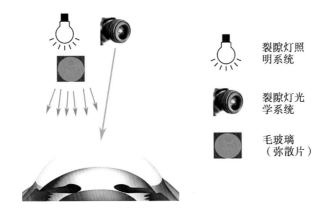

裂隙灯照明系统

裂隙灯光学系统

毛玻璃（弥散片）

弥散光线照明法：裂隙照明系统从较大角度斜向、广泛照射，或加毛玻璃使光线弥散，用低倍显微镜进行观察

图 4-3-1　弥散光线照明法示意图

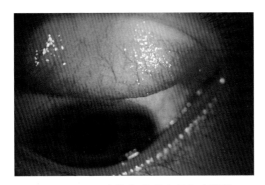

图 4-3-2　用弥散光照明法观察睑结膜

（二）直接焦点照明法（direct focal illumination）

直接焦点照明法又称斜照法，是裂隙灯显微镜检查法的基础。裂隙照明系统取侧方 45°位置，显微镜正面观察，将光线的焦点调节到与显微镜的焦点完全一致，然后进行观察（图 4-3-3）。

光线焦点落在不透明的组织上，如巩膜和虹膜时，因大部分光线被反射，少部分被分散和吸收，能得到一光亮而整齐的照射区；若焦点光线通过透明的屈光介质，如角膜或晶状体时则形成一灰色的光学平行六面体，此时可清楚分辨所查部位组织的病变情况。这种方法还可以检查诊断结膜乳头增殖、结膜滤泡、沙眼瘢痕、角膜云翳、角膜异物、晶状体前囊色素、晶状体混浊、前房是否有 Tyndall 现象或房水闪辉阳性等体征。图 4-3-4 是一个角膜 KP，使用裂隙灯直接焦点照明法观察，裂隙灯的光线和焦距都直接放在角膜后表面，可以看到白色羊脂状的点状 KP（箭头所示）。

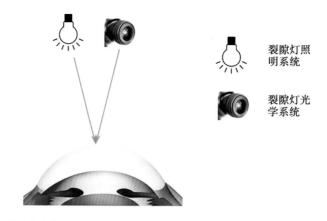

裂隙灯照
明系统

裂隙灯光
学系统

直接焦点照明法：照明系统和光学系统都聚焦于要观察的
角膜部位

图 4-3-3　直接焦点照明法示意图

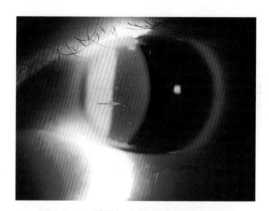

图 4-3-4　裂隙灯直接焦点照明法案例

（三）后部反光照明法（retro illumination）

后部反光照明法是借后方反射光线作为光源以检查眼的组织，对焦方法
与直接焦点照明法基本相同，但检查时是将照明光线聚焦于组织后方的不透
明组织上，而显微镜的聚焦点调整在被观察的组织上（图 4-3-5）。

例如观察角膜时，裂隙照明光从右侧照入，通过角膜聚焦于虹膜或有混
浊的晶状体上，而显微镜聚焦于角膜上。检查者观察前方的角膜部分，便可
看到在光亮背景上出现的病变。当角膜有新生血管或后沉着物等不透明组织
时，就会在光亮的背景上显出不透明的点或线条。后部反光照明法便于观察
角膜微小病变，可检查角膜后壁沉着物、角膜深层异物、角膜深层血管、角膜
血管翳、晶状体的细小空泡等症，这类病症用直接焦点照明法无法明确诊断，
而用此法往往易于确诊。初学者应该经常练习使用。

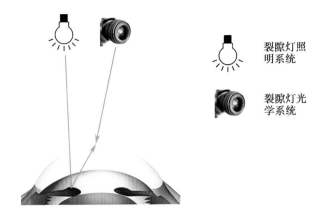

后部反光照明法：照明系统聚焦于虹膜或晶状体上，其反射光线从后
面投射到角膜上形成光源，而裂隙灯的光学系统则聚焦于角膜上观察

图 4-3-5　后部反光照明法示意图

图 4-3-6 与图 4-3-4 是同一个患者，但使用的是后部照明法。照明系统聚
焦于角膜后的虹膜上照亮虹膜，其反射光线从后面投射到角膜后表面，而裂
隙灯的光学系统则聚焦于角膜后表面观察。此时看到的 KP 在相对暗的角膜
背景上，对比度高，更明显。

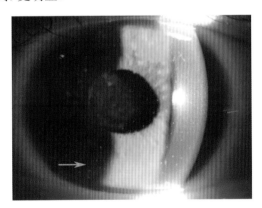

图 4-3-6　后部反光照明法观察 KP

图 4-3-7 是一个角膜新生血管的案例，使用后部反光照明法。裂隙灯的光
源照亮后方虹膜后反射回角膜，光学系统聚焦与角膜上看到新生血管，较直
接照明的方法明显很多。

裂隙灯显微镜检查还有另外三种使用方法：角膜缘分光照射法、镜面反
光带照射法、间接照射法，在实际应用中常是多种检查法合并应用。检查者
在已经熟练掌握各种检查法之后，常常能变为不自觉地随时合并交叉应用而
达到运用自如的程度。

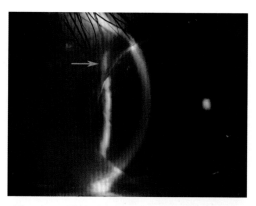

图 4-3-7 后部反光照明法观察角膜新生血管

另外,在检查中裂隙的长度、宽度应依具体情况而定。最大的长度一般用于横扫眼部,综观眼部病变;在检查晶状体时可适当缩短长度,以减少眩目;配合前置镜或接触镜进行眼底或后部玻璃体检查时,长度也应适当缩短。

四、操作方法

1. 根据患者体型,调整椅子位置,使患者和检查者处于舒适位置。

2. 患者摘除框架眼镜,指导患者将额头和下颌分别放在额靠和下颌托上面,并调整高度,使患者外眦高度位于眼位线水平。

3. 检查前向患者做适当解释,检查时嘱注视指示灯或直视显微镜。

4. 嘱患者闭眼,开启照明系统,调整各部件,使裂隙灯与显微镜成 30°～50°,灯光从颞侧射入。利用患者的睫毛或鼻梁作为对焦目标,调整好焦距,然后调整双目显微镜,使其间距与检查者瞳距相一致。

5. 根据患者情况使用不同的照明方法进行检查。

五、引导语

1. 请坐好正视前方,眼镜取下,将额头和下颌分别放在额靠和下颌托上。

2. 请眨几次眼睛,然后双眼自然睁开,向正前方看。

3. 这个检查没有伤害,也不疼痛,如果有任何不适请立即提出。

六、注意事项

1. 检查前不要用眼膏涂眼。

2. 检查时禁忌强光照射眼。

3．每次的观察时间不宜太长。

4．如患者眼部刺激症状明显，可滴少量眼部表面麻醉药后再检查。

5．询问患者检查时有无不适，如有不适及时处理，耐心解答患者的疑惑。

七、翻转上眼睑

裂隙灯检查也包括检查上下睑结膜、上下穹隆部，所以视光师需要学习翻转上眼睑的手法。

操作方法

让患者向下看；用拇指和示指捏住上睑睑缘，轻轻向下外方拉眼睑，示指向下，拇指向上转动，可翻转上眼睑。

八、荧光染色

在裂隙灯检查时，通过荧光染色可以方便地观察到角膜、结膜上皮损伤，同时荧光染色也是硬性接触镜静态评估的重要环节。

操作方法

1．取出消毒荧光素滤纸，用生理盐水浸湿。

2．嘱患者向下看，用拇指拉开其上眼睑暴露上方巩膜后用浸湿的荧光素滤纸"蘸"一下。

3．让患者眨眼3～4次后睁眼即可观察。

表4-3-1是我们常用的裂隙灯操作考核的评分表，供参考。

表 4-3-1　裂隙灯操作考核评分表

裂隙灯眼前节检查	配分	评分
目镜调焦	**5**	
调节两目镜筒、使两镜中心距与观察者的瞳距相一致，按照使用者左右眼屈光不正的程度，分别转动两个目镜的调节圈以保证双眼一致	5	
调整被检者位置	3	
让被检者的下颌搁在托架上，前额靠紧托架上面的额挡，调节下颌托架的高低，调整后被检眼外眦部与头架侧方的刻线记号"—"对齐	3	
弥散照明法	**10**	
（1）把裂隙灯调为弥散光（自然光线照射＋毛玻璃）	2	
（2）镜头光圈可调为大中小	2	
（3）裂隙灯的光照可调为中度	2	
（4）光源角度为左右各约45°	2	
（5）裂隙灯放大倍率应调为低倍（×6 或 ×10）	2	

续表

裂隙灯眼前节检查	配分	评分
直接焦点照明法	**9**	
（1）裂隙照明系统取侧方45°位置，显微镜正面观察	3	
（2）检查时把裂隙灯调为裂隙光，调整裂隙灯光源的宽度、裂隙宽度1～2mm	3	
（3）裂隙灯光照为中等强度	3	
眼睑/睫毛（采用弥散照明法）	**14**	
（1）眼睑正常的解剖结构、皮肤颜色、有无炎症、伤口、水肿、皮疹、脱屑、包块、压痛和捻发音	4	
（2）睑缘或眦部有无糜烂，有无睑内翻、睑外翻、倒睫、上睑下垂、闭合不全，睑板腺开口有无异常	4	
（3）注意上下泪小点的位置有无异常、泪小点有无外翻或闭锁、表面有无脓性分泌物	4	
（4）泪河高度观察及测量	2	
结膜（采用弥散照明法）	**14**	
（1）翻上眼睑	8	
（2）观察睑结膜血管是否清晰，有无乳头肥大、滤泡增生	2	
（3）结膜囊内有无异物或分泌物，属何性质	2	
（4）球结膜有无水肿、干燥、血管异常、结膜下出血或色素斑	2	
角膜（直接焦点照明法）	**6**	
（1）注意角膜的大小	1	
（2）透明度	1	
（3）表面光滑度	1	
（4）有无新生血管	1	
（5）角膜分层	2	
巩膜	**4**	
（1）观察巩膜有无黄染	1	
（2）有无结节	1	
（3）有无充血	1	
（4）有无压痛	1	
前房（直接焦点照明法）	**3**	
（1）注意前房深浅	1	
（2）房水有无混浊、积血、积脓、异物等	1	
（3）前房角	1	

裂隙灯眼前节检查	配分	评分
虹膜	**4**	
(1)注意虹膜颜色(有无色素脱落)	1	
(2)虹膜纹理有无萎缩、结节、囊肿、粘连	1	
(3)虹膜有无新生血管	1	
(4)有无虹膜根部离断、缺损、震颤和膨隆	1	
瞳孔	**6**	
(1)注意瞳孔的大小	1	
(2)瞳孔位置	1	
(3)瞳孔形状	1	
(4)瞳孔区有无渗出物、机化膜及色素	1	
(5)瞳孔的直接对光反射、间接对光反射是否存在	2	
晶状体(直接焦点照明法)	**5**	
(1)注意晶状体是否存在	1	
(2)晶状体位置	1	
(3)晶状体透明度	1	
(4)晶状体的分层	2	
前部玻璃体(直接焦点照明法)	**2**	
(1)观察玻璃体的透明度	1	
(2)是否有看到纱幕样纤维轻微飘动、炎症渗出物飘动、红色的血液	1	
结果记录	**15**	
(1)记录检查的眼别	1	
(2)分别记录评估的结构及观察结果	5	
(3)记录任何不正常或相关的阳性情况	5	
(4)可用图解说明以更好地进行描述	4	
合计	**100**	

第四节　眼底检查

视光门诊一般用直接检眼镜检查眼底。直接检眼镜将眼底像放大约 15 倍,眼底像为正像,看到的范围较小。观察孔内装有 +20～-35D 的球面透镜转盘,用于矫正检查者与患者的屈光不正。用的球面透镜转盘越正,看到的眼底范围越小;用的球面透镜转盘越负,看到的眼底范围越大。

一、操作方法

1. 检查在暗室环境中进行,使患者瞳孔尽可能放大以利于检查。

2. 嘱患者端坐,双腿不交叉,正视前方,提醒患者头和身体尽量保持不动。

3. 若检查者本人戴框架眼镜的,需取下眼镜检查。

4. 嘱患者注视 1m 外的目标,比如挂在墙上的图画或一个物体。

5. 检查右眼时,右手持镜,站于患者右手边,用右眼观察;检查左眼时,左手持镜,站于患者左手边,用左眼观察。

6. 将检眼镜紧贴在鼻梁近内眦部或额头,使视线能够顺利通过小孔,并用单手示指调节轮盘,增加或减少度数。

7. 将检眼镜置于被检眼前 10cm 偏颞侧,与患者夹 15° 角,拨动球面透镜转盘 +8～+10D 屈光度,检查屈光间质(角膜、房水、晶状体、玻璃体)的透明性。如看到在橘红色背景下有漂浮的黑影是玻璃体的混浊。

8. 慢慢减少正镜度数并移近,直到看到眼底,调整球面透镜转盘聚焦以获得清晰像。

9. 检查顺序一般为:视盘、血管、视网膜和黄斑。

二、引导语

1. 现在要给您检查一下眼底,请坐好正视前方,手和头不要动。这个检查没有伤害,也不疼痛,可能会有点刺眼。

2. 我把您的眼镜取下,检查过程中如有不适请跟我说。

3. 请向左侧、右侧、上方、下方看……

三、注意事项

1. 若能看到眼底,首先看到的是血管,此时沿着血管向管径增粗的方向移动视线,直至看到视盘;接下来从视盘开始沿着 4 根主要的血管,按照颞上、颞下、鼻上及鼻下象限查看周边视网膜,必要时可嘱咐患者向上下内外各方向转动眼球;然后查看黄斑,将光线向视盘的颞侧(即外侧)略偏下方向移动,若看不到黄斑,可将光线调整至垂直于眼睛的方向,嘱咐患者看灯光,光线照射处便是黄斑。

2. 若要观察视网膜神经纤维层改变时,应在无赤光下观察。

3．直接检眼镜观察范围小，屈光介质混浊可影响眼底的观察。

4．直接检眼镜不适用于以下患者：①屈光介质明显混浊者；②瞳孔明显偏小者；③急性结膜炎时不宜检查。

5．对小儿或瞳孔过小不易窥入时，常须散瞳观察，散瞳前必须排除青光眼。

第五节　泪液相关检查

视光门诊常用的泪液相关检查包括泪膜破裂时间、泪液分泌试验和泪河高度测量。

一、泪膜破裂时间（tear break-up time，TBUT）

泪膜破裂时间是测量荧光素染色后泪膜从眨眼到出现第一个干斑的时间，反映泪膜的稳定性。TBUT 小于 10 秒为不正常，表示泪膜不稳定。

（一）操作方法

1．患者在暗室中，坐裂隙灯前，先做荧光染色，染色方法见本章第三节。

2．把裂隙灯调成弥散光或宽裂隙，光源角度为颞侧45°。

3．裂隙灯的放大倍率调为低倍，嘱患者向前看。

4．患者眨一次眼后开始计时，尽量保持睁眼，直到泪膜破裂（图 4-5-1）或再次瞬目为止。

5．连测 3 次，取平均值，记录泪膜破裂时间。

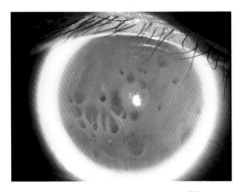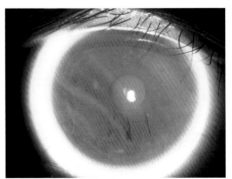

图 4-5-1　泪膜破裂

（二）注意事项

1．时刻关注患者的配合状态和舒适感，提前进行沟通。

2．注意提醒患者头和身体尽量保持不动。

3. 注意检查时间，不要持续过长时间操作，每次检查时间应该控制在8～18秒之间。

4. 检查前不要食用辛辣刺激或肥厚油腻的食物。

5. 做TBUT前勿挤压和翻转眼睑，可能会挤出脂质或引起泪液反射性分泌从而影响检查结果。

二、泪液分泌试验（Schirmer试验）

泪液分泌试验（Schirmer test）用于检查泪液中的水性成分，分为Schirmer I 和 Schirmer II 试验，又可分为是否使用表面麻醉。临床较常采用的是不使用表面麻醉时进行的 Schirmer I 试验，检测的是反射性泪液分泌情况，使用表面麻醉时检测的则是基础泪液分泌情况。

Schirmer试验应在安静和暗光环境下进行。Schirmer I 试验的方法为将试纸置入被测眼下结膜囊的中外1/3交界处，嘱患者向下看或轻轻闭眼，5分钟后取出滤纸，测量湿长。Schirmer II 试验需要用棉棒刺激鼻黏膜5分钟后，再按 Schirmer I 试验的方法操作，测量湿长。

使用表面麻醉时进行 Schirmer II 试验可帮助鉴别 Sjögren 综合征（干燥综合征）患者，其因鼻黏膜刺激引起的反射性泪液分泌显著减少。无表面麻醉的 Schirmer I 试验正常>10mm/5min，表面麻醉的 Schirmer I 试验正常>5mm/5min。

Schirmer试验 II 型检查泪液的基础分泌和反射性分泌的总和。在结膜囊内滴表面麻醉剂，用一棉棒（长8mm，顶端宽3.5mm）沿鼻腔颞侧壁平行向上轻轻插入鼻腔，刺激鼻黏膜，然后将滤纸按 Schirmer 试验 I 的方法放置，5分钟后取出滤纸，记录湿长，一般大于等于10mm为正常，异常者提示周围神经感觉型反射分泌受到抑制。

（一）Schirmer试验 I 的操作方法

1. 太亮的环境会使受检者反射性泪液分泌增加，影响结果，所以患者背光而坐。

2. 检查者将5mm×35mm标准滤纸条一端5mm处折叠成直角，将折叠端轻轻放置于患者下眼睑外侧1/3处结膜囊内，另一端垂挂于眼睑外（图4-5-2），嘱患者轻闭双眼，可随意瞬目。

3. 5分钟时轻拉下睑取出滤纸条，测量滤纸的湿长，记录其长度，粘贴保存。如果不足

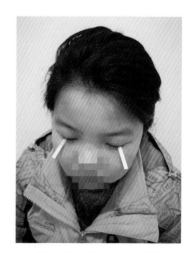

图4-5-2　Schirmer试验

5 分钟滤纸就全湿,则记录全湿的时间。

4. 正常人 5 分钟时滤纸条湿润长度 10～25mm,<10mm 或>25mm 者为异常,但老年人<10mm,若无症状仍属正常。

(二)注意事项

1. 放试纸前先擦干眼部多余的泪液。

2. 睁眼时生理泪液流量为闭眼的 2 倍,所以嘱患者闭眼。

3. 取试纸时一定要轻拉下睑,待试纸条充分暴露后才能取出,否则容易扯断试纸条。

4. 切勿在患者闭眼状态下直接取下试纸条,以防损伤角膜。

5. 滤纸条尽量少触及角膜,减少刺激。

6. 别混淆左右眼。

三、泪河高度

泪河高度是初步判断泪液分泌量的指标。在荧光素染色后,裂隙灯显微镜下投射在角结膜表面的光带和下睑睑缘光带的交界处的泪液液平。正常泪河切面为凸形,高度为 0.3～0.5mm。

四、干眼分析系统

现在也有使用基于 Placido 环原理和穿透摄像技术的干眼分析系统(图 4-5-3)。这一类系统用计算机对泪膜变化引起的 Placido 像的变化进行分析,可测量泪膜破裂时间;还可以测量泪河高度(图 4-5-4),睑板腺照相、泪液脂质层分析(图 4-5-5)、眼红分析等多种指标。因为使用计算机系统进行分析,可以保留检查图像,做量化评估,重复性较好。

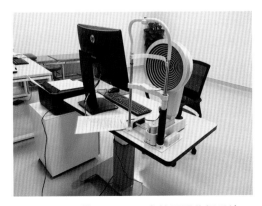

图 4-5-3 基于 Placido 盘的干眼分析系统

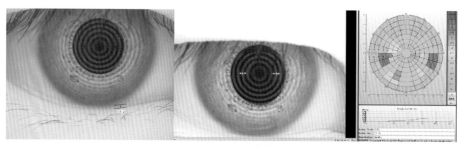

图 4-5-4 泪河高度和泪膜破裂时间

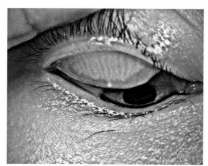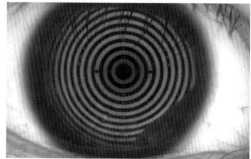

图 4-5-5 睑板腺照相和泪液脂质层分析

第六节 眼部健康检查记录示例

以下是我们使用的眼部健康检查记录模板（表 4-6-1～表 4-6-4），供参考。

表 4-6-1 眼球各方向运动

	右眼	左眼
眼球各方向运动	☐ 正常　向_____方向运动受阻 其他_____	☐ 正常　向_____方向运动受阻 其他_____

表 4-6-2 眼位检查

	远		近	
眼位	☐ 正位		☐ 正位	
	☐ 外隐斜	☐ 内隐斜	☐ 外隐斜	☐ 内隐斜
	☐ 间歇性	☐ 交替性	☐ 间歇性	☐ 交替性
	☐ 外斜视	☐ 内斜视	☐ 外斜视	☐ 内斜视
	恒定性		恒定性	
	☐ 右眼	☐ 左眼	☐ 右眼	☐ 左眼
	☐ 外斜视	☐ 内斜视	☐ 外斜视	☐ 内斜视
	☐ 其他_____		☐ 其他_____	

表 4-6-3　裂隙灯、眼底检查（接触镜验配需做 BUT、泪河高度检查）

		右眼	左眼
外眼		眼睑： □ 无特殊　　□ 睑内翻 □ 睑外翻 其他_____ 睫毛： □ 无特殊　　□ 倒睫 其他_____	眼睑： □ 无特殊　　□ 睑内翻 □ 睑外翻 其他_____ 睫毛： □ 无特殊　　□ 倒睫 其他_____
裂隙灯	结膜	□ 无水肿 □ 水肿	□ 无水肿 □ 水肿
		□ 结膜充血 □ 混合充血 □ 睫状充血 □ 无充血	□ 结膜充血 □ 混合充血 □ 睫状充血 □ 无充血
		□ 鼻侧睑裂斑 □ 颞侧睑裂斑	□ 鼻侧睑裂斑 □ 颞侧睑裂斑
		□ 鼻侧翼状胬肉 □ 颞侧翼状胬肉	□ 鼻侧翼状胬肉 □ 颞侧翼状胬肉
		□ 球结膜下出血	□ 球结膜下出血
		其他_____	其他_____
	泪膜破裂时间	_____s	_____s
	泪液分泌 （Schirmer）试验	_____mm	_____mm
	泪河高度	_____mm	_____mm
	角膜	□ 透明　　□ 不透明 □ 云翳　　□ KP □ 新生血管 其他_____	□ 透明　　□ 不透明 □ 云翳　　□ KP □ 新生血管 其他_____
	瞳孔	□ 圆　　□ 不圆 □ 正常　　□ 不正常 其他_____	□ 圆　　□ 不圆 □ 正常　　□ 不正常 其他_____
	晶状体	□ 透明　　□ 不透明 □ 混浊　　□ 密度增加 其他_____	□ 透明　　□ 不透明 □ 混浊　　□ 密度增加 其他_____
	玻璃体	□ 透明　　□ 混浊 其他_____	□ 透明　　□ 混浊 其他_____

续表

	右眼	左眼
眼底检查	□ 无特殊　其他	□ 无特殊　其他
眼前段	图片	图片
	描述：	描述：
眼后段	图片	图片
	描述：	描述：

表 4-6-4　检查结论

眼科检查结论	□正常　　□白内障　　□青光眼待排　　□翼状胬肉 □黄斑病变待查　　□屈光不正　其他＿＿＿＿＿＿＿ □配镜　　□进一步检查　　□定期复诊

第 五 章

特 殊 检 查

第一节　眼球生物测量

眼球生物测量,包括对眼球的结构参数进行测量,包括角膜曲率、眼轴、中央角膜厚度、前房深度、晶状体厚度、玻璃体腔深度等,为眼部疾病的诊断和治疗提供依据,在视光学门诊中,常用于屈光发育档案的建立。本节介绍索维眼球生物测量仪的操作方法和报告阅读。

眼球生物测量仪报告的英文简写对照

K1、K2 主子午线角膜屈光度

AST 角膜散光

n 折射率

PD 瞳孔直径

WTW 角膜直径白到白

AL 眼轴

CCT 中央角膜厚度

AD 前房深度(如果前房深度浅的,谨慎扩瞳)

LT 晶状体厚度

VT 玻璃体腔深度

AVG 平均值

SD 标准差

操作方法见表 5-1-1,读者可以对照配分自行评分练习。

表 5-1-1　眼球生物测量仪的操作方法

操作方法	配分
1. 患者信息的录入	
鼠标单击"列表"按钮,在列表中新建一个患者,按照要求填入姓名、性别、年龄、病历号。点击"保存"按钮	10

续表

操作方法	配分
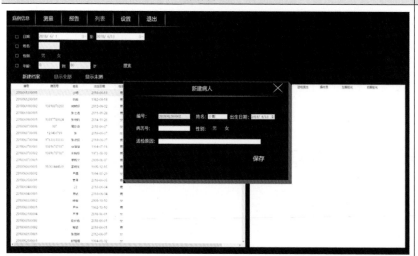	

2. 测量

在测量模式最下边的程序运行模式切换左右眼,然后开始下一步拍摄,点击按钮"RUN"(运行)	10
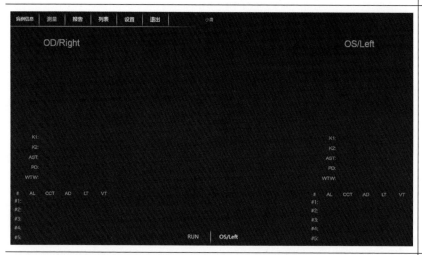	
要求患者将下颌稳定地放置在下颌托上,并且额头紧贴前脸,下颌应该尽可能顶住下颌托的伸出部分,保证测量时的稳定	10
测量时嘱患者紧盯着中心红色的固视灯,尽量不眨眼,自然睁大眼睛	10
调整机器对于眼睛的相对位置。旋转手柄来调节高低位置,左右移动手柄改变左右位置,前后推动手柄调整拍摄距离。在合适的距离上,系统会自动测量	10

续表

操作方法	配分

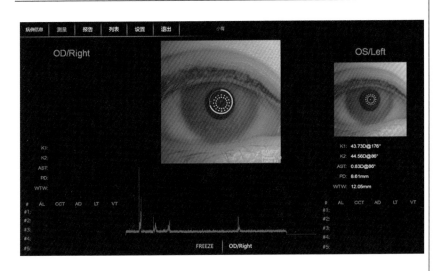

3. 测量数据分析处理

说出测量结果显示的含义（K1，K2，AST，PD，WTW）	10
说出测量结果显示的含义（AL，CCT，AD，LT）	10

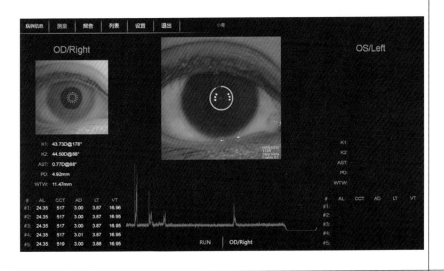

在 KERA 界面演示瞳孔直径的修正过程	10
在 KERA 界面演示白到白的修正过程	10

续表

操作方法	配分
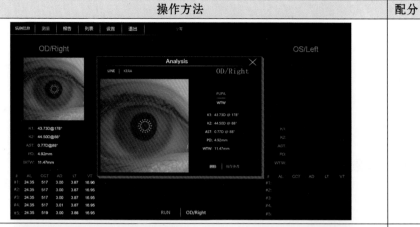	
在 LINE 界面演示眼轴长度的修正过程	5
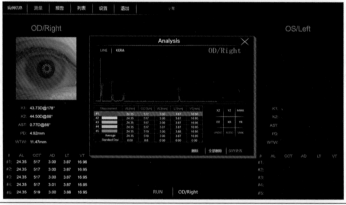	
4. 生成病例报告	5
单击:"report"按钮,选择测量报告,打印所需报告模板	5
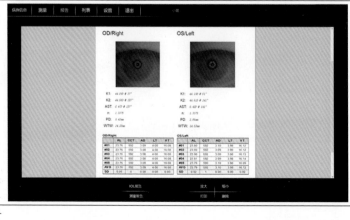	
合计	100

第二节 眼前节照相

利用数码相机把裂隙灯目镜中看到的影像通过照片或者视频的方式记录下来就是眼前节照相。本节介绍眼前节照相的操作使用方法。

一、裂隙灯校准

对焦棒是作为裂隙灯的标准附件提供，用来确定显微镜对焦正确。把对焦棒插入主轴孔内，黑色扁平面朝向于显微镜的物镜（图5-2-1）。

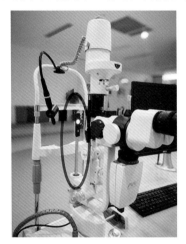

图 5-2-1　对焦棒

二、校正目镜屈光度

显微镜的焦点是按正视眼调整的。如果操作者为非正视眼，应轻轻旋转目镜筒屈光度调节环（图5-2-2），调节目镜屈光度至合适位置，可以按如下方法校对：

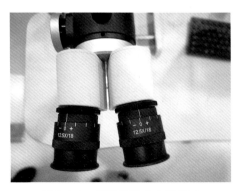

图 5-2-2　目镜筒屈光度调节环

1．首先，按逆时针方向旋转屈光度调节环到底。

2．然后，按顺时针方向旋转屈光度调节环，直至最清晰的裂隙像呈现在对焦棒上为止；用同样的方法调节另一只目镜。

3．记下自己每只目镜的屈光度值，供今后使用时参考。

三、瞳距调整

用双手向两边掰动显微镜棱镜盒（图 5-2-3），调节瞳距至双眼同时通过目镜观察到对焦棒上的图像，即获得立体图像。在调节瞳距时，应保证两目镜在同一高度上。

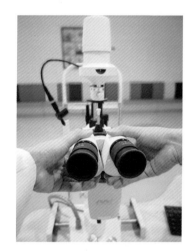

图 5-2-3　掰动显微镜棱镜盒调整瞳距

四、光阑滤片的选择和调节

改变光斑孔径和裂隙高度：旋转光阑选择旋钮（图 5-2-4），可以得到 7 种不同尺寸的圆形光斑和 1 种连续变化光斑，圆形光斑直径分别为 14mm、10mm、5mm、3mm、2mm、1mm、0.2mm，连续变化光斑可使裂隙长度从 1～14mm 连续变化。光阑数据从光阑读数窗显示。

选择滤色片（图 5-2-4）：在水平面内转动滤片选择杆，可在光路中分别转换进四种不同的滤色片。通常使用隔热滤片，这样可使患者感觉更舒适。其他滤片使用后应归位到隔热片位置。

滤色片从左至右依次为：白片、隔热片、减光片、无赤片、钴蓝片。白片仅为厂方校正时使用，操作者不必使用。

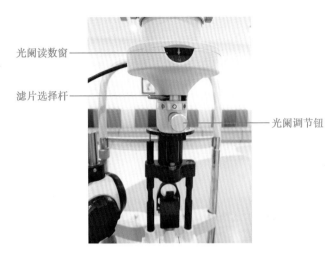

光阑读数窗

滤片选择杆

光阑调节钮

图 5-2-4　光阑的选择和调节

五、倾摆调整

按压按钮,照明部件便可以由 5° 倾斜至 20°(每 5° 一档);由于此方法可能会碰到患者头部,须小心操作(图 5-2-5)。

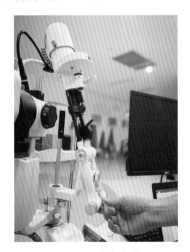

图 5-2-5　倾摆调整

六、分光器调整

当分光器位于图 5-2-6(1)位置时可以从显示器中看到目镜中看到的像,当遮光器位于图 5-2-6(2)位置时则显示器看不到目镜中的像。由于遮光器会分出一半的光到显示器上,所以从目镜中看到的像会偏暗一点。

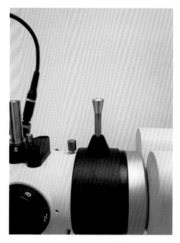 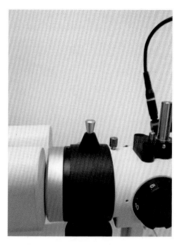

图 5-2-6（1） 分光器（开）　　　　图 5-2-6（2） 分光器（关）

七、亮度调节

打开电脑开关，将照明亮度调节旋钮至中部（图 5-2-7）。使用该旋钮调节裂隙灯的照明亮度。

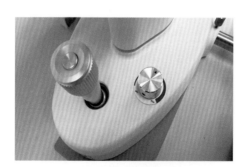

图 5-2-7　照明亮度调节旋钮

八、弥散片

数码裂隙灯常常附带弥散片，可以把裂隙光变为"柔光"效果，用于弥散照明法。图 5-2-8（1）是附带弥散片，处于未使用的状态，图 5-2-8（2）是把弥散片向上方翻转放置于照明光路上的使用状态。

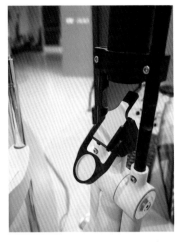

图 5-2-8（1） 未使用弥散片

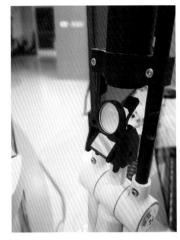

图 5-2-8（2） 使用弥散片

九、数码裂隙灯图像处理系统

数码裂隙灯采集到的前节照片需要软件管理系统来实现管理。软件都会设计得比较简单，容易上手（图 5-2-9～图 5-2-11）。

此外，数码裂隙灯既可以拍照也可以录像，拍照时按一下手柄上的按钮即可，录像时按第一下开始录像，第二下结束录像。

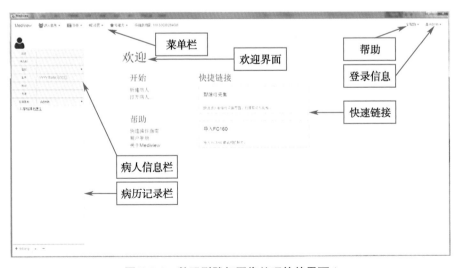

图 5-2-9 数码裂隙灯图像处理软件界面 1

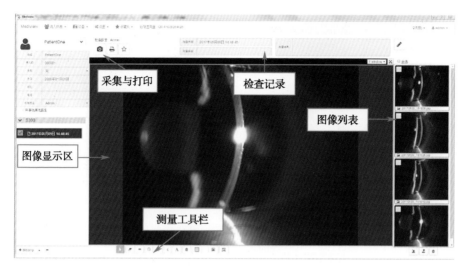

图 5-2-10 数码裂隙灯图像处理软件界面 2

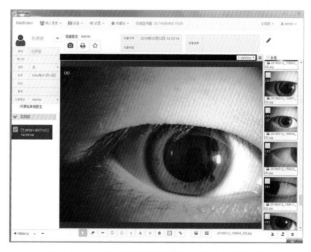

图 5-2-11 数码裂隙灯图像处理软件界面 3

第三节 眼 底 照 相

眼底照相是视光门诊不可或缺的必要检查,是体现初级眼保健服务的基本特检设备。现代眼底照相机多为免散瞳的,可以方便快捷地获得患者的眼底资料。本节简单介绍基本操作方法。

检查禁忌证:对光高度敏感的患者;最近进行了光动力治疗(PDT)的患者;最近服用了光过敏药物的患者。

使用操作流程：

1. 接通电源后正常开机。

2. 输入患者代码（手机号）。

3. 为了确保得到正常影像，调整可调仪器桌的高度，使患者能舒适地将其位于颌托中心。

4. 如果患者戴着眼镜或角膜接触镜，请其摘下。

5. 撕去一层颌托纸，擦去前额托上的灰尘。

6. 按颌托键调整颌托的高度，直到颌托杆上的眼眦角标志与患者眼睛的外眦角高度一致。

7. 指导患者看着绿灯（内部固视标）。

8. 准备完成后，点击拍摄键（图 5-3-1），开始自动校准。

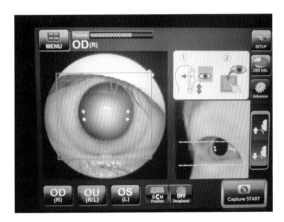

图 5-3-1　拍摄键（capture start）

9. 自动校准后，自动聚焦（图 5-3-2）开始。

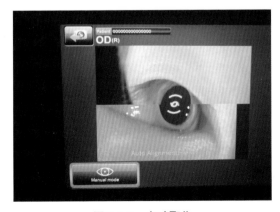

图 5-3-2　自动聚焦

10. 如果由于某种原因自动操作不能运行，系统自动进入手动调整屏。轻敲击停止键（图5-3-3）也可进入此屏。

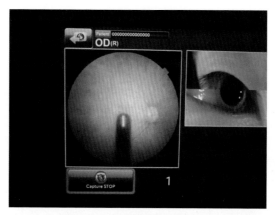

图5-3-3　停止键（capture stop）

11. 摄影准备完毕后，自动拍摄计时器开始计数，指定时间过后，执行拍摄。

注意事项：

1. 操作仪器时不要接触患者的眼睛或鼻子，否则的话患者可能受伤。

2. 操作颌托键时要小心，以防夹伤患者。

第四节　角膜地形图

一、概述

角膜地形图是开展硬性角膜接触镜验配的重要辅助工具，在不规则角膜、圆锥角膜的诊断、RGP镜验配、角膜塑形镜验配中非常重要。本节主要以Medmont E300角膜地形图仪为例介绍基于Placido盘的角膜地形图的操作方法。

Medmont E300角膜地形图仪是一种用Placido环绘制人角膜表面地形图的计算机化视频角膜曲率计。所捕捉的地形图为三维图像，随后用各种表现方式显示。角膜地形图可显示为二维曲面坐标（笛卡儿坐标或极坐标），第三维度则用曲率（mm）、屈光度（D）、高程（mm）或角膜高度（mm）表达。地形图为2D彩色图或3D透视图，可根据不同的曲率或高程（矢高）定义来显示。选项包括轴向曲率和度数、正切曲率和度数、屈光力、高程、角膜高度、形状系数以及最佳拟合半径。适用于临床为接触镜验配、屈光手术、角膜塑形和角膜表面的一般评估提供角膜形态数据。

注意：

1. 角膜地形图需要定期用模拟眼（图5-4-1）校准，模拟眼需要保管好，不用手触摸，以防校准精度受影响；点击Configure标签进入校准流程，设置好后，日常不使用也不用调整，每半年或1年校准一次时才使用。

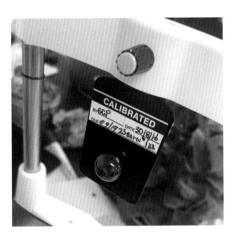

图5-4-1　地形图校准用的模拟眼

2. 地形图系统设置好以后不要删除或者移动"患者资料"文件夹以及"地形图注册"文件。

二、地形图采集流程

1. 开机，打开"Medmont Studio 6"软件。

2. 点击功能导航栏（图5-4-2）的"Home"（主页）选项卡，随后找到功能导航栏的"Patient"（患者）组，点击图标"New"（新建）。

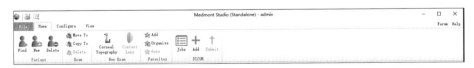

图5-4-2　导航栏

3. 填写"New Patient"页面，在患者的资料页上有三个标签。

4. 第一个标签General（总览）（图5-4-3），包括患者的姓名、生日、性别等资料，其中有一个External Record，建议在这里录入患者的电话号码，以后就可以在患者查找中的external ID中通过录入电话号码来快速查找患者。

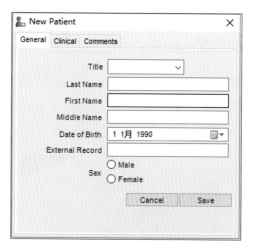

图 5-4-3　General（总览）标签

5. 第二个标签 Clinical（临床描述）（图 5-4-4）。Procedure（程序），点击可以选择患者分类：cataract/IOL（白内障、人工晶状体眼）、corneal graft（角膜移植）、LASIK 术（一种角膜屈光手术）、Ortho-k 角膜塑形、PRK（一种角膜屈光手术）、RGP、RK（一种角膜屈光手术）等。如果无特殊，则可以不录入。Conditions 是病情描述，是一些眼科临床的疾病，按医师需求填写。Current refraction（现有屈光度数），分别在右眼、左眼填写 sphere（球镜）、cylinder（柱镜）axis（轴向）vertex distance（镜眼距离）如果是框架填 12mm。如果是接触镜填 0mm。

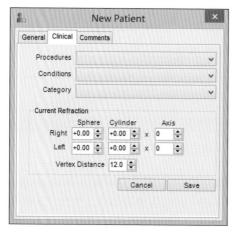
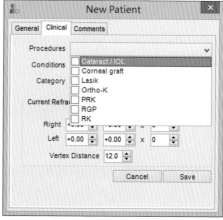

图 5-4-4　Clinical（临床描述）标签

6. 第三个标签 Comment（图 5-4-5），可以填写说明该患者的其他具体情况。比如做角膜塑形试戴时填入"试戴 4300 300 11.00，试戴 1 小时"，点击"save"保存。

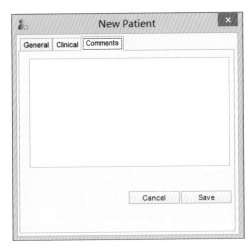

图 5-4-5　Comment 标签

7. 点击 Home > New Exam（新检查）> Corneal Topography（角膜地形图仪）按钮，点击 OK，出现以下采集界面（图 5-4-6）。

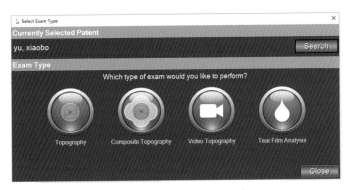

图 5-4-6　采集界面

8. 要求患者将下巴放在颌托上，前额紧靠额托，注视地形图 Placido 盘中央的灯光。随后在颌托上将下巴向前推。调节眼睛高度，使其与颌托上的水准标记一致。要求患者尽最大可能张开眼睑。如果患者眼睛睁不大，角膜暴露不充分，可以用手贴着患者的眼眶适当拉上、下眼睑皮肤，增加角膜暴露，如图 5-4-7。

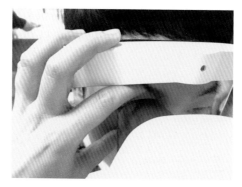

图 5-4-7　适当拉上、下眼睑皮肤,增加角膜暴露

9. "Select Exam Type"页面中,单击"Topography",开始采集地形图。

10. 出现以下页面[图 5-4-8(1)],调节操纵杆前后左右移动,使红色光条位于绿色水平线上。红色光条在水平线上方,提示患者距离太远,向前移;在水平线下方,提示太近,向后移。

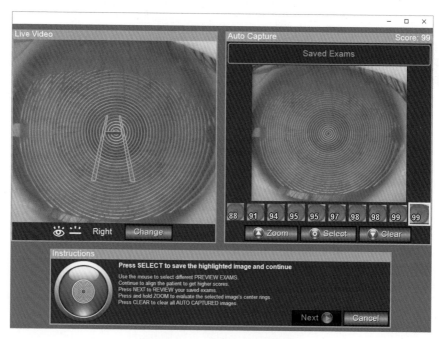

图 5-4-8(1)　地形图采集页面 1

覆盖在该窗口上的绿色和红色标靶提供了三维定心和聚焦信息。绿色十字光标表示角膜镜轴。沿三维滑道移动的红色光条表示眼睛与最佳聚焦平面之间的距离。用操纵杆确定 E300 与患者眼睛的相对位置,使 Placido 环

的反射位于绿色十字光标正中心，红色光条位于绿色水平线上，此时，软件会自动捕捉最佳图像组并将其显示在上方的图像窗口，其中最佳图像位于右侧。系统会根据最佳定心、最佳聚焦和最少眼睛移动对采集图像进行评分，在评分高的图像中选择 Placido 像清晰、完整、角膜暴露充分的地形图图像。

选择图像时应考虑：①患者眼球注视佳——选择瞳孔位于 Placido 环中间位置的图像；②眼睑位置——选择患者眼睑未遮挡大部分角膜或未产生较大睫毛阴影的图像；③中间环清晰度——选择中间 Placido 环反射明确可见的图像。

11. 选中最佳图像，单击"Select"，出现以下界面[图 5-4-8（2）]，再测检查眼或测另一只眼。

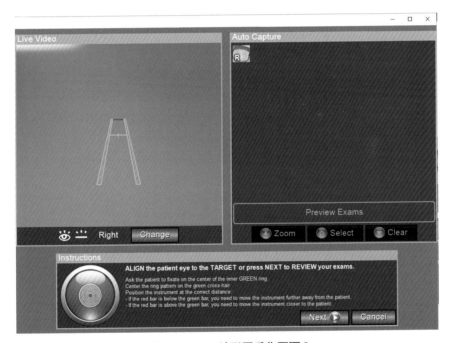

图 5-4-8（2）　地形图采集页面 2

12. 图像采集完毕，点击下方的"Instructions"中的"Next"，再点击下方的"Instructions"中的"Finish"，检查结束。

三、导出患者的检查资料

1. 点击 Home 标签，选取要导出的患者。比如在图 5-4-9 中选取了 Jones Chris 这个患者。

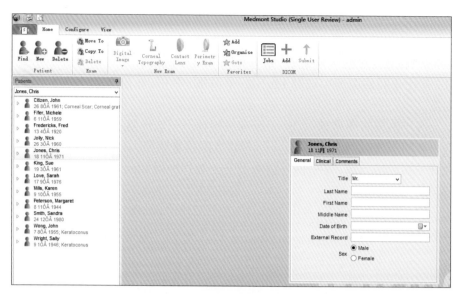

图 5-4-9　选取要导出的患者

2. 点击 file-export，选取要保存的患者文件位置（图 5-4-10），图中保存在 E 盘根目录下。也可以选择导出到 U 盘。注意，U 盘不能有病毒，使用前可先查杀病毒，或者先格式化 U 盘。这个文件可以发送或拷贝到另外一台安装了 Medmont 地形图软件的电脑上导入打开，可以形成会诊或讲座资料。导入时方法相同，点击 file-import，找到需要导入的地形图文件（.mxf）即可。

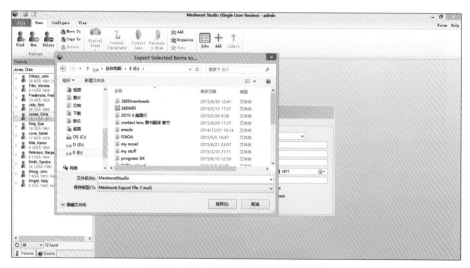

图 5-4-10　导出患者的地形图资料

四、各个标签功能说明

标签栏在最上方（图 5-4-11），分别是：file（文件）、home（主页）、configure（配置）、view（视图）、analysis（分析）、display（显示）、annotation（注释），图 5-4-11 中选中的是 display 标签页。

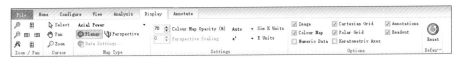

图 5-4-11　标签栏

（一）display 标签页

图 5-4-12 是调整地形图位置和缩放图片大小的工具。一般情况下，不使用。

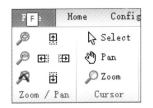

图 5-4-12　缩放工具

这里 simk units 前有一个下拉菜单，可以选择 D（屈光度）或者 mm（曲率半径），一般情况下，我们选择 D（图 5-4-13）。

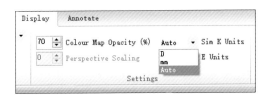

图 5-4-13　simk units 选项框

E units 前有一个下拉菜单，我们都选择 e（图 5-4-14）。

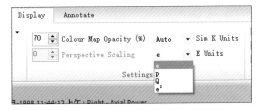

图 5-4-14　E units 选项框

图 5-4-15 中选项是地形图上显示的标记。分别是：image（图像），就是原始的地形图拍到的黑白角膜照片；colour map（彩图），就是我们平时读到的彩色的领结形的地形图；numeric data（曲率数据），就是具体的用曲率的数据来标示，一般不勾选；cartesian grid（格子标尺），一个格子代表 1mm；polar gird（环形标尺），从内到外分别表示 3mm、5mm、7mm 直径范围；keratometric axes（主子午线轴向），在地形图上标示主子午线轴向和曲率；annotation（注释），表示黑色圆环标示的瞳孔和中央的黑色十字（瞳孔中心）；readout（取数）选取这个选项后，可以在地形图上用鼠标取点，地形图的右下方显示该取到的点的各项参数。大家可以自己勾选一下，或者取消勾选来确认该选项的作用。一般情况下，我们不选 numeric data，其他都选上。

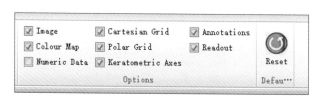

图 5-4-15　显示项选项框

Display 标签下的 map type 处有一个下拉菜单，可以选择地形图的类型（图 5-4-16）。

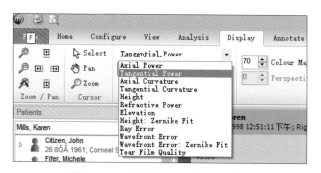

图 5-4-16　地形图显示类型选项框

Axial power：以 D 表示的轴向图（默认的地形图，最常用）。

Tangential power：以 D 表示的切线图（对曲率的变化更敏感，尤其是塑形后的地形图和圆锥角膜适用）；Tangential 中的角膜曲率，代表的是真实的角膜曲率，但每个区域的曲率中心都不在角膜的中心轴上。不受角膜轴向的限制。

Axial curvature：以 mm（曲率半径）表示的轴位图。

Tangential curvature：以 mm（曲率半径）表示的切线图。

Height：指角膜上各点到角膜缘平面的垂直距离。

Refractive power：屈光度图（一般不用）。

Elevation：高度图，获知角膜各点形态后可以拟合出一个与角膜最贴合的球面，该球面就是最佳匹配球面 BFS（best fit sphere）。而高度图显示的是角膜表面与该球面的差异。

Tear film quality：泪膜质量图，表现泪膜质量。

（二）home 标签页

在 home 标签页，点击 Find（查找），可以查找到患者，点击后可以出现下方的查找框（图 5-4-17）。

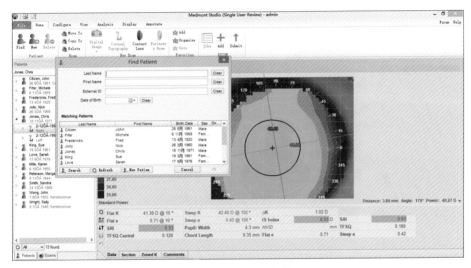

图 5-4-17　查找患者

分别在 last name（名）、first name（姓）中录入患者的姓名，在 date of birth（出生日期）中录入患者生日［点击生日框，可以分别选择年、月、日（图 5-4-17）；注意在给患者做地形图前一定要录入生日，否则因为同名同姓的人多，无法找到患者］。录入后，点击下方 search（查找）后就可以找到符合条件的患者列表。双击找到的患者，就可以调出该患者资料。

点击 delete（删除）按钮，可以删除现有患者。在选取的患者上，点击 delete 后，确认后就删除了（图 5-4-18）。

patient 旁的 exam 按钮（图 5-4-19）则是处理当把地形图资料录入到错误的患者名下时，调整的方法。

Move to 是选取一个地形图，移动到另外一个患者名下。选择好患者后，点击 OK，就移动了（图 5-4-20）。

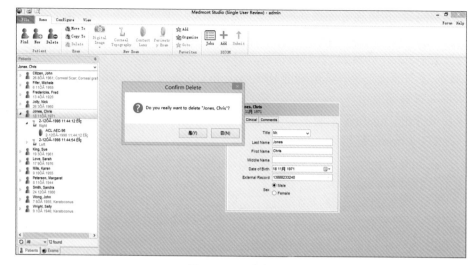

图 5-4-18　删除患者

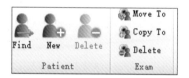

图 5-4-19　地形图文件移动复制菜单

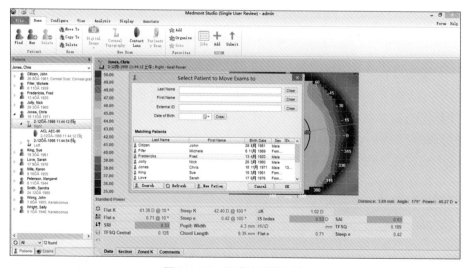

图 5-4-20　移动地形图文件

同理，copy to 是选取一个地形图，复制到另外一个患者名下。Delete 则是删除该患者名下的地形图。

Contact lens 按钮，可以调出硬性接触镜荧光评估模拟图（图 5-4-21）。

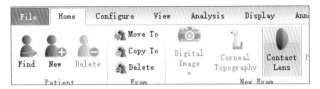

图 5-4-21　硬性接触镜荧光评估模拟按钮

在点击 Contact lens 后出现的"contact lens design selection"对话框，可以选择需要模拟的硬性接触镜品牌和具体的镜片设计（图 5-4-22）。遗憾的是目前系统里我国引进的品牌还不多。

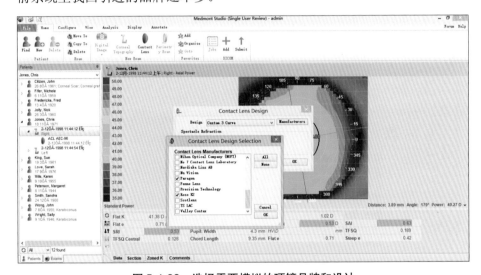

图 5-4-22　选择需要模拟的硬镜品牌和设计

Design 的下拉菜单中，可以选择该品牌的具体设计，如 Rose K2 IC 等（图 5-4-23）。

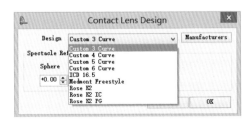

图 5-4-23　选择镜片设计

在 spectacle refraction 选项下可以填写患者的屈光处方,填了以后模拟更准确。没有框架验光的处方结果或者无法验光的也可以不填。比如按图 5-4-24 中选择了 Rose K2,并填入处方,点击 OK。

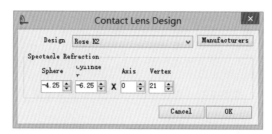

图 5-4-24 填写患者的屈光处方选项框

此时系统会调出模拟的荧光评估图(图 5-4-25)。

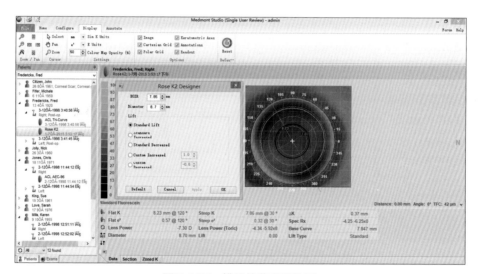

图 5-4-25 模拟的荧光评估图

在 ROSE K2designer 的对话框中,填写相关的镜片设计参数(图 5-4-26),可获得适时修改参数的模拟荧光评估效果。BOZR 是后表面光学区直径,diameter 是总直径;lift 是边翘。修改、调整参数后,可以点击 apply(应用)或 OK,就可以看到模拟评估图的变化。

（三）view 标签

有 4 个图标按钮,分别是:details、image、compare、combination(图 5-4-27)。

Details 标签,调出患者详细资料,主要是一般患者信息(图 5-4-28)。

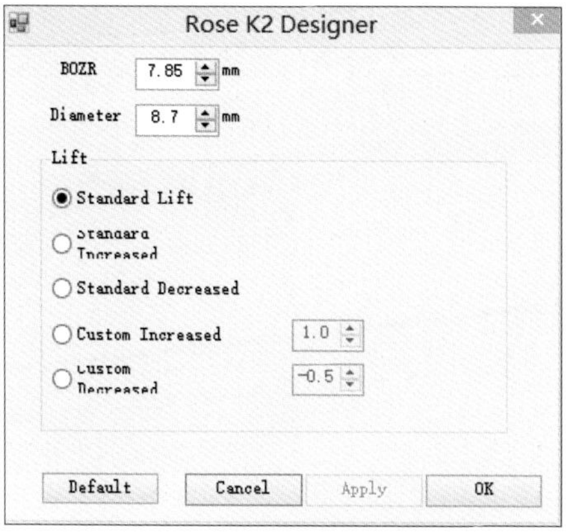

图 5-4-26　调整镜片设计参数

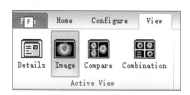

图 5-4-27　view 标签

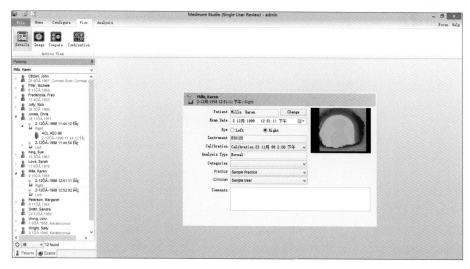

图 5-4-28　detail 标签

Image 标签，调出具体的地形图（图 5-4-29）。

在地形图上，点击任意一点，可显示白色的十字图标。在地形图的右下方显示该点的具体数据资料（图 5-4-30）。

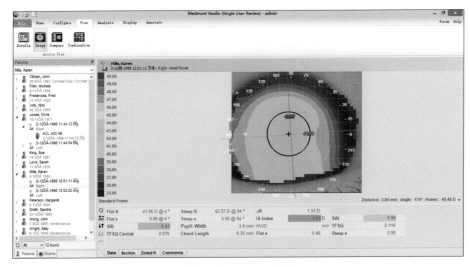

图 5-4-29　image 标签

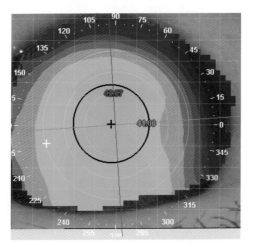

图 5-4-30　白色的十字图标

　　下方是对地形图的具体描述，注意在最下一行有 4 个标签（data、section、zoned K、comment），图 5-4-31 中显示的是 data 标签。系统默认设置的参数一般够用了，如果还需要增加更多的参数，可以在左侧的"↑↓"调整增加。

　　data 标签（图 5-4-31）中各指标的意义：

　　flatk，steep K：表达的是平坦子午线和陡峭子午线上的地形图模拟 K 值。

　　ΔK：指角膜散光。

　　flat e，steep e：表达的是平坦子午线和陡峭子午线上的 e 值。

　　IS index：一个圆锥角膜的排除指标。

SRI：角膜表面规则性指数（SRI），评价角膜中央 4.5mm 范围内表面规则性的一个指标，SRI 值越小，表示角膜中央表面规则性越好，中国人正常值为 0.2±0.2。

SAI：角膜表面非对称性指数（SAI），反映角膜中央区相隔 180° 对应点角膜屈光力差值总和的一个指标，中国人正常值为 0.3±0.1。

Pupil：width 瞳孔直径。

HVID：可见虹膜直径。

TFSQ（tear film surface quality，泪膜表面质量）和 TFSQ central（中央泪膜表面质量），是干眼的辅助判断指标。TFSQ：>0.2 可能干眼；TFSQ Central（测 3mm 范围内）：>0.2 可能干眼。

Chord length：默认是 9.35，如果地形图采集的图像太小，则要缩小 Chord length。也就是，Chord length 表示的是地形图中的数据的采集直径，可以根据采集范围来定。除非地形图采集得很小，否则一般不调整。

Data 标签中，红色表示非常异常，黄色表示可疑异常，绿色表示正常。

⟳ Flat K	41.06 D @ 4°	Steep K	42.57 D @ 94°	ΔK	1.51 D		
Flat e	0.86 @ 4°	Steep e	0.95 @ 94°	IS Index	1.61 D	SAI	0.88
↓↑ SRI	0.41	Pupil: Width	3.6 mm	HVID	11.0 mm	TFSQ	0.116
TFSQ Central	0.079	Chord Length	9.35 mm				

图 5-4-31　data 标签

（四）选择标尺

鼠标右键点击地形图左下角"normalized power"可以选择标尺（图 5-4-32）。

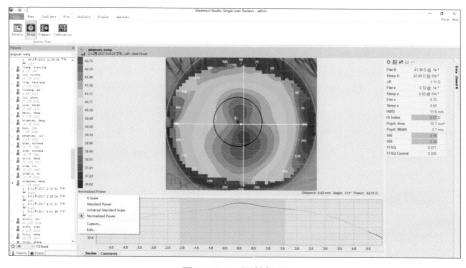

图 5-4-32　调整标尺

　　角膜地形图的测量标尺有多种,临床应用最广泛的为绝对标尺、相对标尺和调整标尺。

　　1. 绝对标尺(或称标准标尺, standard power)　绝对标尺就是指每一种色彩代表一个曲率。如蓝色代表长曲率,表示角膜平坦,红色代表短曲率,表示角膜陡峭。有的角膜地形图仪将黄色定义为中间色,代表曲率为 44.5D,并以 1.5D 上下逐级变化,最大、最小值分别为 50.5D 和 35.5D。有些角膜地形图仪的等级也有不同,如等级变化为 1D,中央黄色代表 43.0D。还有一些其他的等级为 0.25D、0.5D、1D 和 2D。图 5-4-33 是 Medmont 角膜地形图的绝对标尺图,左侧的标尺范围为 35.00~50.00D。

　　绝对标尺的优点就是固定了色彩和屈光度之间的相应关系,不同的角膜地形图可以比较,这样可以有效地监视随着时间变化图形的变化,或者监视角膜屈光手术前后图形的改变。

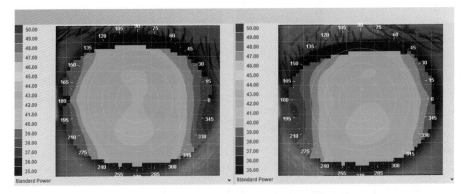

图 5-4-33　Medmont 角膜地形图的绝对标尺图

　　2. 相对标尺(或称正常标尺 normalized power)　相对标尺则与绝对标尺不同,是计算机将已经建立好的数据在最大和最小之间进行细分。有的相对标尺将角膜地形图分为 11 个等级。如果计算机发现最长的半径是 34D,最短的半径为 56D,总变化量为 22D,除以 11 个等级,每个级别为 2D。也有的相对标尺将曲率分为 14 个级别,或者等级间距可以为 0.25D、0.50D 和 1D。相对标尺临床最常用。图 5-4-34 是上述同一人双眼的 Medmont 角膜地形图的相对标尺图,左侧的标尺范围为 36.88~44.62D。

　　3. 调整标尺或自定义标尺(custom settings)　目前所有的角膜地形图仪都有改变标尺的特性,也就是标尺可以根据操作者的要求改变,也可以根据所得的数据来改变。比如,当所得的图形角膜曲率大小相差很大或者图像极不规则,这时如果选用等级为 0.25D 就是很麻烦的事了。因为等级越多,产生的信息越复杂。当然,如果要绝对标尺,一些很小的变化可能不会被发

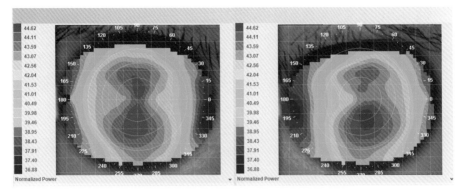

图 5-4-34　Medmont 角膜地形图的相对标尺图

现，我们可以增加等级量或者缩小间距来发现早期少量的异常（比如圆锥角膜）。图 5-4-35 是一个圆锥角膜眼的 Medmont 角膜地形图的不同调整标尺，在 Medmont 角膜地形图上可以调整等级，按需要自定义调整到需要的结果，图 5-4-35A 到图 5-4-35D 分别是 2.5D、2.0D、1.5D、1.0D 的等级间距。

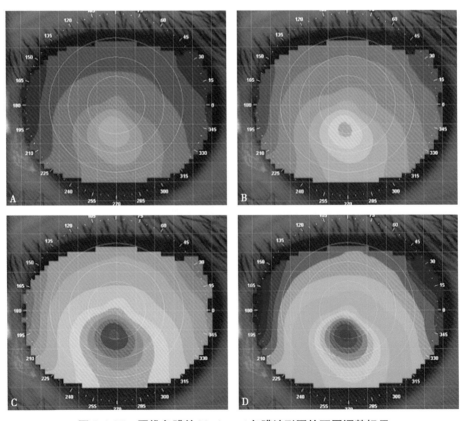

图 5-4-35　圆锥角膜的 Medmont 角膜地形图的不同调整标尺

（五）HVID（可见虹膜直径）的测量：

选择annotation标签页上的iris（虹膜）（图5-4-36）。

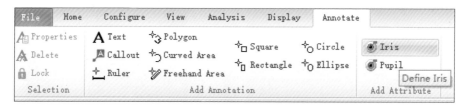

图5-4-36　测量HVID时选择Iris

点取把鼠标放在地形图的中心，就是 cartesian grid（格子标尺）的中心。按住鼠标左键不放，拖动圆圈到判断的角膜缘处后，放开左键，可见虹膜直径就出现在下方的 HVID 处了（图5-4-37）。

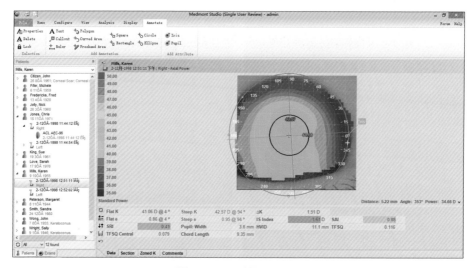

图5-4-37　测量HVID 1

选取表示角膜直径的圆圈，该圆圈变为紫色，此时可以用鼠标左键按住该圆圈，拖动调整位置，使该圆圈尽量与角膜缘重叠。此时还可以再次用鼠标左键拖住圆圈上下左右四个边界处的小紫色圆调整直径。完成后，在HVID处读取可见虹膜直径数据（图5-4-38）。

双击圆圈时，可以调出对圆圈图形的属性调整，一般情况下不用调整（图5-4-39）。

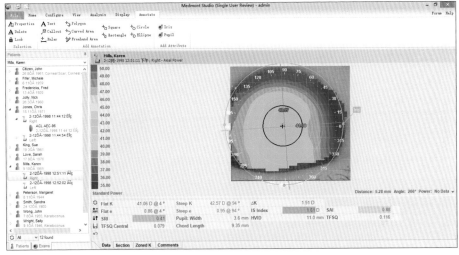

图 5-4-38　测量 HVID 2

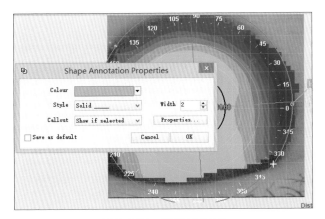

图 5-4-39　测量 HVID 3

（六）chord 调整：

图 5-4-40 可以说明 sag 和 chord 的关系：

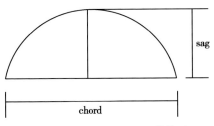

图 5-4-40　sag 和 chord 的关系

在 view 标签下，点击 details，弹出一个对话框（图 5-4-41）。

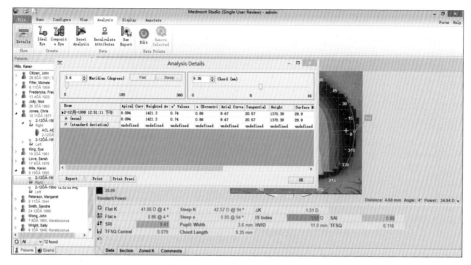

图 5-4-41　details 对话框

该对话框上方第二个框中可以调整 chord 数值。系统默认的 chord 是 9.35，一般情况下不调整（图 5-4-42）。

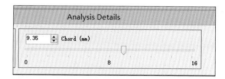

图 5-4-42　调整 chord 数值

（七）section 标签

Section 标签是地形图下方的第二个标签（图 5-4-43）。

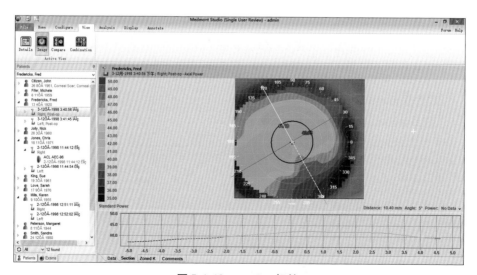

图 5-4-43　section 标签

用鼠标点击图中的子午线,可以使之颜色变为白色,点击白色的线条可以拖动改变其位置;点击白色线两端的小圆圈,可以旋转改变子午线。旋转子午线时,下方的图标表示了距离中心不同位置处的角膜曲率变化。横坐标为距离角膜中心的距离(mm),纵坐标为角膜曲率。该曲线越平滑,说明角膜曲率变化越平稳,角膜对称,反之,则说明角膜不对称。在圆锥角膜的诊断中有意义,可以看到角膜圆锥所在的子午线上的曲率变化很大。

(八) Zoned K 标签

Zoned K 标签是地形图底部的第三个标签,表示不同角膜范围(直径范围)内的角膜曲率。反映的是 3mm 区、3~5mm 区、5~7mm 区的角膜曲率模拟值(图 5-4-44)。

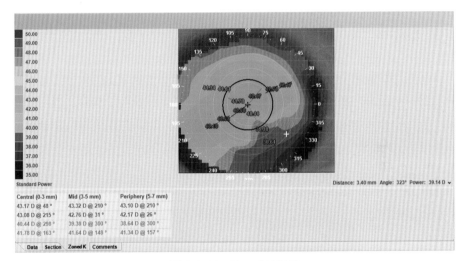

图 5-4-44　Zoned K 标签

(九) Comment 标签

地形图底部的第四个标签,comment(评论)可以对该地形图做具体说明。注意,完成注释后点击左侧的保存键保存(图 5-4-45)。

(十) Compare 标签

Compare 标签比较 2 个地形图的差异,比如角膜塑形前和角膜塑形后的 2 个地形图的差异,或者圆锥角膜戴 RGP 后一定时间后的 2 个地形图比较。

用鼠标左键选择 2 个地形图:可以选取一个地形图后,按住键盘上的 ctrl 键,再用鼠标再点取另外一个要比较的地形图。就可以看到右边的两个原来的地形图和相减的差异地形图。在角膜塑形中,我们一般看戴镜前后的 Tangential power 差异图(图 5-4-46),注意点击 display 标签,选取 Tangential power。

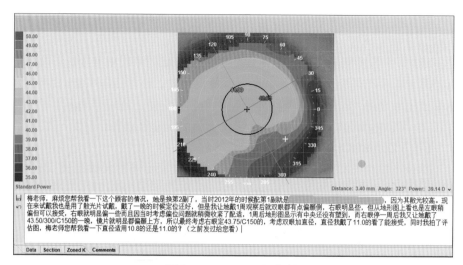

图 5-4-45　comment 标签

　　点击右侧的差异图会出现白色十字,右下方会实时显示该位置(白色十字)的信息,比如:distance:0.62mm angle:131° power:−1.54D。表示该位置距离中心 0.62mm,在 131°方向,该位置塑形后比塑形前角膜屈光度减少1.54D(图 5-4-46)。

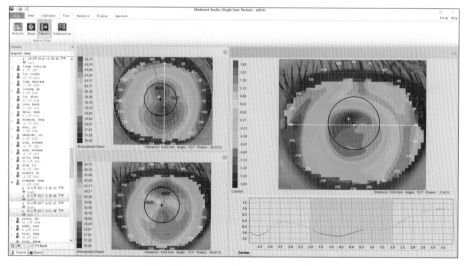

图 5-4-46　Tangential power 差异图

（十一）Combination 标签

　　指同时显示多种地形图,如轴向图、切线图、高度图在一起显示,可以自定义(图 5-4-47)。

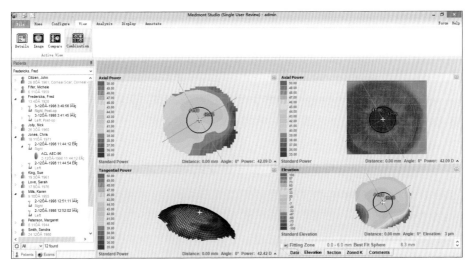

图 5-4-47　Combination 图

如果要选择具体显示的地形图,回到 display 标签下的 map type 选择。比如要把上面第二图换为切线图,则 display 标签下的 map type 选择 Tangential power 图。如果还要显示轴向、曲率等其他指标,回到上方的 option 区域重新勾选希望显示的项目。

（十二）composite eye

在 Analysis 标签中点击 composite eye 可"拼接"地形图（图 5-4-48）。

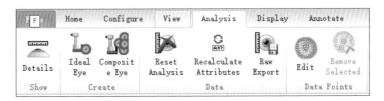

图 5-4-48　composite eye 功能

composite eye 功能是在由于患者的眼睑问题、眼眶解剖外形、测量时的配合等,造成地形图的测量范围小,或者周边的一些位置未能测量出来的情况下使用。通过让患者眼睛向不同的方向注视时的地形图测量,补充正视前方时未能测量到的区域,再合并这些地形图获得一个完整的地形图形。composite eye（合并组合）时,选择左侧的 2 个以上的需要合并的地形图后（可以按住键盘上的 ctrl 键）,再点击 composite eye 图标。

（十三）annotation 标签

Annotation 是注释的意思,在这个标签（图 5-4-49）下,可以对地形图上画标记和说明。

比较有用的 annotation 是：

Text 表示可以在地形图上录入文本文字说明。

Callout 注释文字可拉出。

Ruler（尺子）可以测量地形图上任意两点的距离，按下左键开始，按下右键结束。也可以用这个工具测量 HVID（可见虹膜直径）。

Iris 测量可见虹膜直径。

Pupil 测量瞳孔直径。

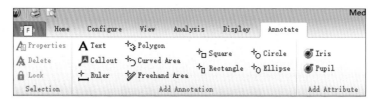

图 5-4-49　annotation 标签

附件：Medmont 角膜地形图操作考核评分标准

表 5-4-1 是我们使用的 Medmont 角膜地形图操作考核评分标准，供参考。

表 5-4-1　Medmont 角膜地形图操作考核评分标准

	分数（90 分合格）
检查流程	**40**
1. 打开仪器电源；拧松导轨锁；电脑开机，打开软件"Medmont Studio 6"	6
2. 点击 Home > Patient > New，填写"New Patient"页面（姓名、生日、性别、电话号码），以及 Clinical 和 Comment 标签	6
3. 点击 Home > New Exam> Corneal Topography，矫正患者体位要求患者将下巴放在颌托上，前额紧靠额托。调节眼睛高度，尽最大可能张开眼睑等	6
4. "Select Exam Type"页面中，单击"Topography"，开始采集，调节操纵杆前后左右移动，使红色光条位于绿色水平线之上	6
5. 选择最佳图像：选择瞳孔位于 Placido 环中间位置、眼睑未遮挡大部分角膜或未产生较大睫毛阴影、中间 Placido 环反射明确、清晰可见的图像，保存图像	8
6. 分析检查结果，打印输出报告	2
7. 关掉软件，电脑关机，关仪器，拧紧导轨锁，盖上防尘罩，断开总电源	6

续表

	分数（90 分合格）
分析检查结果	**50**
1．选择检查结果，设置检查视图，进入 View > Active View（活动视图），从而选择活动视图；分别解释 Details、Image、Compare、Combination 页面信息	8
2．更改显示设置 （1）解释 Display 这一功能选项卡上的选项意思 （2）解释地形图类型（Map Types） Axial Power、Tangential Power、Axial Curvature、Tangential Curvature、Height、Refractive Power、Elevation、Height: Tear Film Quality	18
3．使用数据选项卡 Data，选择自己需要的值，并且解释常用值意思。Flat K/Steep K、△K、Flat E/Steep E、IS Index、SAI、SRI、HVID、TFSQ、TFSQ Central	10
4．解释 Zoned K 选项卡数值意思（3 个区域的角膜曲率值，红色 - 陡峭，蓝色 - 平坦）	2
5．设置标尺键，常用 Normalized Power	4
6．显示分析详情。点击 Analysis > Show > Details，将在选择的弦长和子午线显示角膜高度、e 值和顶点曲率	2
7．添加注解：学会 Annotate 中选项的使用，主要是 Text、Callout、Ruler、Iris、Pupil	4
8．打印检查结果：点击 File > Print 菜单，点击 Settings 按钮，选择打印的打印机和纸张的尺寸	2
文件管理	**10**
1．点击 Home > Patient >Find，可以查找到患者。分别在 last name、first name 中录入患者的姓名，在 date of birth 中录入患者生日。录入后，点击下方 search（查找）后就可以找到患者。双击找到的该患者，就可以调出该患者资料	3
2．点击 Home > Patient >new 是建立新患者并填写 点击 delete（删除），可以删除现有患者。在选取的患者上，点击 delete 后，确认就删除了	4
3．Move to 是选取一个地形图，移动到另外一个患者名下。选择好患者后，点击 OK。同理，copy to 是选取一个地形图，复制到另外一个患者名下	4
合计	**100**
	考官签名：_____

第五节　角膜内皮细胞检测

　　角膜主要从空气中摄取氧气,而使用接触镜会影响这一路径。角膜缺氧会造成内皮细胞不可逆的损伤和减少,内皮检查可排除接触镜的配戴禁忌,可以早期发现缺氧对角膜的影响,是配戴接触镜对角膜健康影响的重要安全指标。戴镜期间一般每年测量1次,了解角膜健康情况。我们认为有条件的视光门诊,尤其接触镜门诊应该配置角膜内皮细胞计数检查。

　　不同的角膜内皮细胞计数检查设备具体的操作使用虽有不同,但大同小异。表5-5-1是我们使用的角膜内皮细胞计数检查的操作方法和评分表,供读者对照学习。

表5-5-1　角膜内皮细胞计数操作评分表

角膜内皮细胞计数操作评分表	分数(90分及格)
使用内皮细胞计数仪的禁忌证:无注视点、角膜水肿严重、角膜瘢痕及配合性差的患者慎用	**5**
使用操作流程	
(1)打开总电源、电脑、打印机电源	2
(2)指导患者做好检查姿势,并做适当的调整	2
(3)打开软件,新建患者,输入姓名,性别,出生年月日 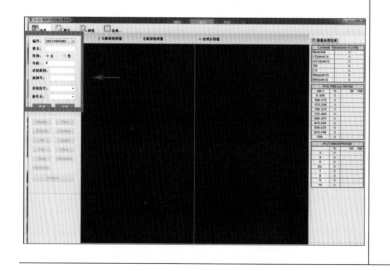	3

角膜内皮细胞计数操作评分表	分数（90分及格）
（4）设置拍摄方式：按钮在自动／手动模式切换，选择自动模式 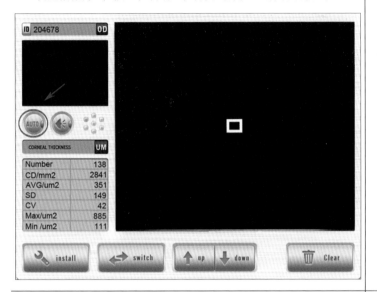	3
（5）设置闪光灯亮度：闪光灯亮度在高亮／低亮间切换，选择低亮 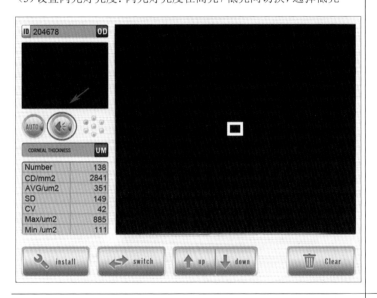	3
（6）确定显示屏上标注的是测量右眼，将主机移到左边拍摄患者右眼	2
（7）观察显示屏，使用鼠标点击屏幕上的拍摄开关，点亮对应位置的固视灯	2

续表

角膜内皮细胞计数操作评分表	分数（90分及格）
（8）提示患者以待拍摄眼睛注视亮点的固视灯，以便校准与拍摄 	3
（9）完成拍摄得到图像后，可以对其进行分析修改	5
（10）再在显示屏上切换成左眼，主机上点击switch，继续测量	3
（11）打开报告，打印报告。保存信息	5
数据分析修改	
（1）使用Region工具在内皮细胞图像上拉出矩形，选中欲分析的细胞对象，此矩形内的所有细胞将被自动分析	5
（2）使用Pen工具手动连线，以添加当前分析后缺失的细胞边缘连线	5
（3）使用Eraser工具点击删除当前分析后多余或错误的细胞边缘连线	5
（4）使用Exclude工具选中当前分析后得到的完整细胞，选中的细胞（蓝色）将不参与再次分析	5
（5）使用Area工具点击当前分析后得到的完整细胞，被选中细胞（黄色）的面积和形状将在右上角的标签中显示出来	5
（6）使用Swap工具切换显示当前分析结果的背景	5
（7）使用Boundary工具切换显示当前分析结果的前景	5
（8）使用Cut工具拖动删除当前分析后多余或错误的细胞边缘连线	5
（9）使用Zoom in工具放大显示细胞图像，放大后，细胞分析操作不受影响	5

续表

角膜内皮细胞计数操作评分表	分数（90分及格）
（10）使用 Pan 工具在放大显示细胞像后拖动图像以便于观察	5
（11）对于当前分析结果不满意，使用以上工具进行修改后，可以使用 Analyze 工具重新进行分析，重新生成细胞统计参数、细胞面积分布、细胞形状分布数据	5
注意事项	
（1）在校准拍摄期间，注意避免仪器接触患者的眼睛、鼻子等部位，以免造成伤害	4
（2）不要把手放在测量头下，测量头上下运动时可能会导致夹伤	4
（3）如果患者角膜状况比较差，仪器可能无法完成自动校对与拍摄，此时请尝试使用"手动拍摄"	4
合计	**/100**
	考官签名：_____

第六节 同 视 机

一、同视机概述

同视机（图 5-6-1）是视光学中常用的检查工具。可用于检查斜弱视患者不同诊断眼位的斜视度、双眼视功能，视网膜对应等。还可以用于训练治疗，包括对弱视患者的脱抑制训练、异常视网膜对应矫正训练、弱视训练等。

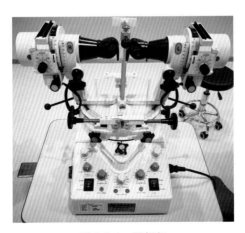

图 5-6-1 同视机

同视机检查的基本原理是把双眼看到的图像分开，使双眼看到的图像不一样，通过调整双眼前放置的画片和聚散度来测量、定量眼位、斜视度的变化。

二、同视机的测量画片

同视机使用的测量画片一般包括同时视，融合、立体视觉和训练用画片（图 5-6-2）。

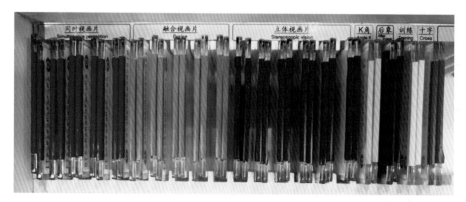

图 5-6-2　同视机画片

同视机画片会标示有 10°、5°、3° 等，是指该图片在视网膜上投射的角度，表示的是测量时图片刺激到的视网膜范围。放置画片时把两个图片正面相对朝内放到卡片槽内。看文字的方向可区分正反面。

一般生产商会提供同视机的画片参数规格，各画片组在视网膜上投射的角度（表 5-6-1）。

表 5-6-1　同视机画片规格表

画片名称	画片代号	图案名称（控制点）	水平角度	垂直角度
同时视画片	T1/T2	老虎 / 笼子	10°/11.4°	8.4°/9°
	T3/T4	门 / 人	8°/3°	8.7°/8°
	T5/T6	圆环 / 边框	5°/6°	5°/6°
	T7/T8	超人 / 月球	3°/8°	3°/8°
	T9/T10	花芯 / 花瓣	1°/12.5°	1°/12.5°
融合视觉画片	R1/R2	小猫（蝴蝶和花）	10°	10°
	R3/R4	机器猫（左手和右手）	8°	8°
	R5/R6	花（左叶子和右叶子）	3°	3°
	R7/R8	三人组（蓝色人和绿色人）	3°	10.5°
	R9/R10	小车（前轮和后轮）	1°	1°

续表

画片名称	画片代号	图案名称(控制点)	水平角度	垂直角度
立体视觉画片	L1/L2	魔术师	10°	9.5°
	L3/L4	四个球	14°	3.8°
	L5/L6	灯罩	5.4°	5.4°
	L7/L8	动物群	15.4°	18.4°
	L9/L10	随机点图1(数字"12")	17°	17°
	L11/L12	随机点图2(图形"圆")	17°	17°
K角画片	K1/K2	动物和字母	1°	13°
后像画片	H1/H2	横裂隙和竖裂隙		
训练画片	S1/S2	小飞机和同心圆		
十字画片	S3/S4	有刻度的十字线		

注:插入画片 L9、L10、L11、L12 时,请注意画片上的左右标志(以患者为准)

(一)同时视画片

同时视画片组中的两幅画片是不同的,比如图 5-6-3 中,T1 画片是老虎,T2 画片是笼子,画片右下方标示"10°",表示该画片在视网膜上的投射角度是 10°。测量时通过推动操作杆把老虎关到笼子里。

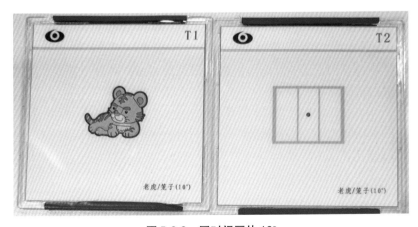

图 5-6-3　同时视画片 10°

(二)融合视觉画片

融合视觉画片组中的两幅画片多数图案是相同的,部分图案不同,包括周边融合、黄斑融合、中心凹融合、垂直融合等功能。图片右下角(图 5-6-4)标示的角度越小,说明图片在视网膜上的投射角度越小,测量的是越靠中央区域的融合功能。患者在保持融像,看到所有的图片内容的基础上,测量双眼能分开或会聚的融像范围。

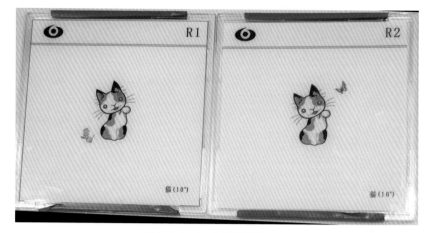

图 5-6-4　融合视觉画片 10°

（三）立体视觉画片

双眼视物时，因为两眼的位置不同，视物会形成视差，即两眼看到的物像其实是有细微差别的。因为视差的存在，才有立体视觉。立体视觉测量就是测量双眼的视差。同视机中的立体视觉画片，双眼看到的图片有细微的差别（图 5-6-5），融像后就会产生立体感。患者会发现看到的融合画片中的物体有前后之分，这就是立体视觉。立体视觉画片包括：色差立体视觉，明暗立体视觉，位差立体视觉，多视标位差立体视觉，随机点画片等。一般同视机的常规立体视觉画片只用于定性，无法定量。如果需要做立体视觉定量，需要额外购买专用的画片。

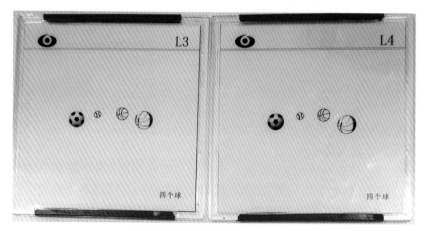

图 5-6-5　双眼的立体视觉图片有细微的差别

（四）其他训练用画片

其他训练用画片包括：海丁格刷画片、后像检查画片、Kappa角画片、旋转十字等，各有不同的训练用途，后文详细介绍。

三、检查前准备

询问病史，常规眼部检查（查视力、眼位、眼前后节、注视性质等）；耐心告知患者检查内容及怎样配合，让患者不要紧张。确保室内光线处于自然光线或半暗室，穿好白大褂或工作服，戴好口罩，清洗双手。

将同视机的电源打开，所有刻度盘的指针都调到0位（图5-6-6），调整好瞳距，下颌托的高度，使患者的眼睛正好对准同视机的目镜，调好前额架，患者眼睛距离目镜10~15mm，患者头位保持正直，调好两镜筒的灯光亮度，有屈光不正的戴矫正眼镜，准备检查用的画片。

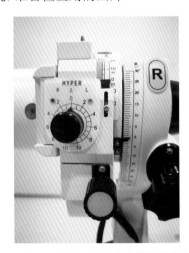

图5-6-6　检查开始前所有刻度盘的指针都调到0位

四、同时视功能检查

（一）自觉斜视角检查（主觉斜视角检查）

用同时知觉画片（一级画片），如老虎和笼子。一般先查自觉斜视角，再查他觉斜视角，如不能查自觉斜视角，则直接查他觉斜视角。

检查方法：受检者戴远矫正眼镜，取坐位，头部正直，舒适地置于同视机前，两侧镜筒的画片分别插入一对同时视画片，主视眼侧为笼子，检查眼侧为老虎。使用点闪按钮让患者分别确认左右眼的画片。将一侧镜筒锁住，把镜臂锁旋到"TIGHT"（图5-6-7），由患者推动另一侧镜筒操作杆，使两张画片重合，比如让受检者把老虎放在笼子正中间。

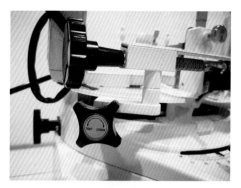

图 5-6-7　镜臂锁旋到"TIGHT"

　　重复上述过程 2～3 次，移动侧的镜筒所指的度数为自觉斜视角，此处记录为融合点 X 度，患者有同时视功能。此时镜筒所指度数位于 0° 刻度的外侧为外斜，记录 −X°；位于 0° 刻度的内侧为内斜，记录 +X°。比如图 5-6-8 中，患者把左眼的镜筒推到 11.5°（刻度盘黑字标识）或 20$^\triangle$（刻度盘红字标识）时报告老虎推到笼子正中了，那就是外斜 11.5°（或外斜 20$^\triangle$），记录为 −11.5°。

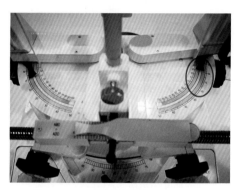

图 5-6-8　左眼的镜筒推到了 11.5°

　　注：如两个图片不能重合说明无同时视，有如下两种情况：

　　（1）只有一眼看到同侧画片

　　1）目镜的角度与患者斜视的角度不一致，需要调整好目镜的角度。

　　2）即使两者角度一致仍只能看到一侧画片，说明看不到画片的眼有抑制。此时记录：左（右）眼抑制。

　　（2）双眼看到两个画片，但是不能重合

　　1）老虎始终进不了笼子，都在笼子的同一侧，记录为同侧复像，说明患者存在视网膜对应缺如。

　　2）当镜筒移动到一定位置时，老虎突然消失，继续移动镜筒，老虎会跳到笼子的另一侧,此处记录为交叉点,说明患者存在中心抑制。

(二)他觉斜视检查(客观斜视检查)

受检者取坐位,头部正直,舒适地置于同视机前,患者戴远矫正眼镜。注视眼侧镜筒固定于0°,斜视眼侧镜筒置于主观斜视角。交替点亮熄灭两镜筒的灯光,让被检查者全部注意力集中在 T2 笼子画片中央位置的红点上,并且在两眼切换时第一时间寻找另一张画片中央的红点。根据斜视眼侧亮灯时的眼球运动,移动镜筒(比如眼球由内向外转,是内斜,将斜视眼侧的镜筒向内转),直至眼球不动时该侧镜筒所指的刻度为他觉斜视角。

对于单眼视力较差者,可令患者视力好的眼注视其中一个画片注视点,观察患者另一眼角膜反光点位置,看光点是否位于瞳孔中央,如果不在瞳孔中央,检查者推动另一手臂,使镜筒出射的光点移动至瞳孔中心处,刻度度数则为患者的他觉斜视角度。

(三)判断方法

1. 主客观斜视角相同(小于5°),且主观斜视角为融合点,为正常视网膜对应。

2. 主客观斜视角相同(小于5°),且主观斜视角为交叉点,为企图正常视网膜对应。

3. 主客观斜视角不同(大于5°),且主观斜视角为融合点,是异常视网膜对应。

4. 主客观斜视角不同(大于5°),且主观斜视角为交叉点,为企图异常视网膜对应。

(四)视网膜对应关系判断

1. 正常视网膜对应 自觉斜视角为融合点=他觉斜视角。

2. 异常视网膜对应 他觉斜视角-主观斜视角=异常角。

3. 和谐异常视网膜对应 主观斜视角为0度融合,客观斜视角=异常角。

4. 企图和谐异常视网膜对应 主观斜视角为0度交叉,客观斜视角=异常角。

5. 不和谐异常视网膜对应 主观斜视角为融合点,不等于客观斜视角,异常角小于客观斜视角。

6. 企图不和谐异常视网膜对应 主观斜视角为交叉点,不等于客观斜视角,异常角小于客观斜视角。

7. 对应缺如 有较大的抑制区存在,患者在同时注视画片时,一个物像总是在另一个物像的同侧,这就是前述的同侧复像。

8. 单眼抑制 由于抑制较深,一眼完全看不到画片,没有同时知觉。

五、融合功能检查

用融合画片（二级画片：两张大小及基本内容一致的画片，每张画片都设计有另一张画片上没有的特殊部分，成为控制点）检查，如图 5-6-4。

（一）分开性融合范围检查

受检者全矫取坐位，头部正直，舒适地置于同视机前，刻度调整到 ABD 侧的零刻度线。镜筒放在自觉斜视角处（融合点），即被检查者认为最舒适的能把两张画片内容融合到一起的角度，锁紧两侧镜臂。告知受检者尽力保持融像状态，缓慢匀速旋转旋钮使两镜筒一起做等量分开运动，直至受检者报告两画片分开，此处为破裂点。记录刻度盘度数，如 −X°。

（二）集合性融合范围检查

回到原先所记录的主观斜视角处，刻度盘调整到 ADD 侧的零刻度线。镜筒放在主观斜视角处（即被检查者认为最舒适的能把两张画片内容融合到一起的角度），锁紧两侧镜臂。告知受检者尽力保持融像状态，缓慢匀速旋转旋钮使两镜筒一起做等量集合运动，直至受检者报告两画片分离无法融合，此时记录为融合点。记录刻度盘的度数，如 +Y°，融合范围为 −X° ～ +Y°。

正常人融合范围：集合平均为 +25° ～ +30°，分开为 −4° ～ −6°，垂直为 2 ～ 4$^\triangle$，旋转为 15° ～ 25°。

六、立体视觉功能检查

有正常的双眼同时知觉、融合功能，才继续做立体视觉检查。使用立体视觉画片（定性）或随机点立体视觉画片（定量）检查。生产商会提供立体视觉画片的说明。比如：L1/L2 是小视标，配合色差、位差立体视觉功能检查画片；L3/L4 是明暗、位差立体视觉功能检查画片（图 5-6-9）；L5/L6 黄斑区域位差立体视觉功能检查画片；L7/L8 全视野黑白位差立体视觉画片；L9～L12 为随机点检查用画片。

检查方法：受检者全矫取坐位，头部正直，舒适地置于同视机前，镜筒放在主观斜视角处。插入一组立体视觉画片，使用前先让被检查者直接观察画片，询问患者有无立体视感（画面是否有前后或凹凸的不同层次）；或向受检者简单描述所应该达到的观察效果，以便引导掌握正确的观察方式。记录所使用画片编号并有无立体视觉功能；如进行了定量随机点检查，则还需要记录被检查者所达到的立体视锐度。

正常人立体视锐度为 40～60 弧秒。

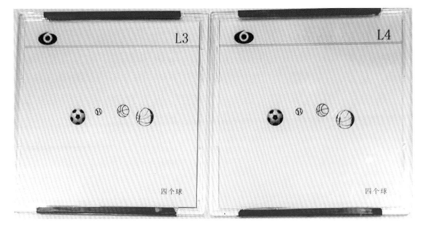

图 5-6-9　立体视觉画片

七、后像检查、异常视网膜对应检查

后像检查也可检查有无正常视网膜对应。选择一对画片（图 5-6-10），一侧能看到水平线，另一侧能看到垂直线，两张画片重叠以后为十字线。

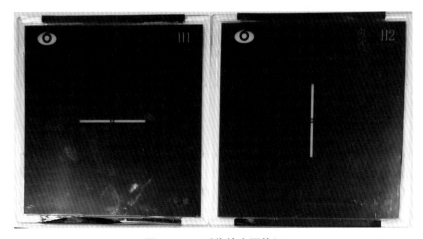

图 5-6-10　后像检查图片组

检查方法：选择后像画片，分别放入两侧画片栏，拨动光源灯罩侧面弥散片操作杆，让弥散片退出光路，把照明亮度调到最大，打开后影灯，被检查者观察带状光标 30～60 秒。在暗室里睁开眼，若看不到十字形状的后像，说明患者没有黄斑中心注视；若能看到水平线和垂直线在中心交叉形成十字图为正常视网膜对应，若看到异常十字图标（水平线和垂直线未在中心交叉，或分离）说明存在异常视网膜对应。

八、海丁格刷

将镜臂转到被检查者的他觉斜视角上，取出单个海丁格刷，放置在检查眼侧的海丁格刷专用插槽内。选用海丁格刷画片（图 5-6-11），放入（放一片即可）检查眼侧画片栏，按动海丁格刷控制按钮，调整转速，能观察到螺旋状旋转海丁格刷影像，并能在 10° 以内自由控制其位置为正常。

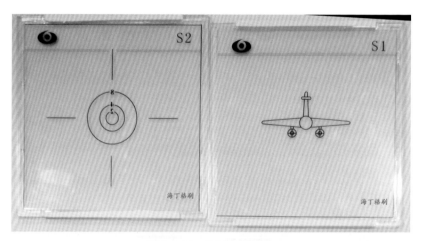

图 5-6-11　海丁格刷画片

九、九方位眼位斜视度检查

麻痹性斜视、垂直性斜视需要进行九个诊断眼位的检查，称为九方位眼位检查。即双眼向右上、正上、左上、右侧、正中、左侧、右下、正下、左下 9 个方位分别注视时检查的斜视度。

选用同时视画片，分别放入两侧画片栏，选择注视眼侧，固定注视眼侧推杆及旋钮于正面第一眼位，坐标一切归零，在此注视方位下，转动检查眼侧推杆达到左右画片匹配，记录为原在位检查结果。

双眼推杆均向患者右侧推转 15°（图 5-6-12），在此注视方位下，推动检查眼侧推杆达到左右画片位置匹配；记录为右侧 15° 方位的检查结果。

双眼推杆均向患者左侧推转 15°，在此注视方位下，推动检查眼侧推杆达到左右画片位置匹配；记录为左侧 15° 方位检查结果。

双侧目镜筒旋转手轮均向上旋转 15°（图 5-6-13），在此注视方位下，推动检查眼侧推杆达到左右画片位置匹配；记录为上转 15° 方位的检查结果。

双侧目镜筒旋转手轮均向下旋转 15°，在此注视方位下，推动检查眼侧推杆达到左右画片位置匹配；记录为下转 15° 方位的检查结果。

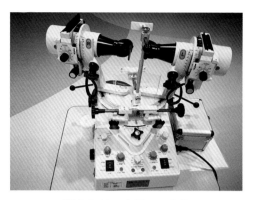

图 5-6-12　右侧 15°方位

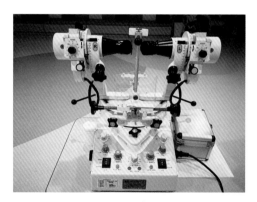

图 5-6-13　上转 15°方位

同理，双侧目镜置于右 15°上 15°方位（图 5-6-14）、右 15°下 15°方位、左 15°上 15°方位、左 15°下 15°（图 5-6-15）四个方位，推动检查眼测推杆达到左右画片位置匹配；可以按表 5-6-2 的格式记录结果。

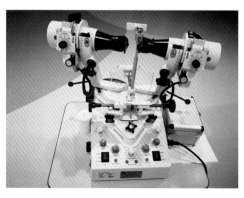

图 5-6-14　右 15°上 15°方位

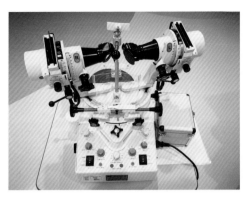

图 5-6-15 左 15° 下 15° 方位

按上述检查结果填写表 5-6-2 的九方位眼位斜视检查结果。

表 5-6-2 九方位眼位斜视检查表

右上转 15°	上转 15°	左上转 15°
右转 15°	原在位	左转 15°
右下转 15°	下转 15°	左下转 15°

换另外一眼注视，重复以上步骤，得出第二张九眼位图。注意九方位眼位斜视检查也分自觉（主观）斜视角和他觉（客观）斜视角的检查，应注意标明。一般有正常视网膜对应的患者，我们采用主观检查法，异常视网膜对应或者麻痹性斜视我们均采用客观斜视检查法。

举例：

−18 L/R5.5	−17 L/R4	−14 L/R2
R　−14 L/R4.5	−14 L/R2.5	−13 L/R1.5
−10 L/R2.5	−11 L/R1 左注视	−9 L/R1

注意：我们看到记录图片的左边是患者的右边，需要标明是哪只眼注视，比如左眼注视，检查右眼。

九个小格子对应九个方位的诊断眼位，每个小格子里最上一行数字是水平斜视度，第二行是垂直斜视度，记录为 L/R5.5（左眼比右眼高 5.5°），如果有旋转斜视度，写在第三行，记录为 exc（外旋）或 inc（内旋）X°。

十、A/V 征检查

即检查向上方 25° 注视和向下方 25° 注视时检查的斜视度。

推动两侧推杆及旋钮,将坐标归于零位,两侧镜筒同时上下各转 25°,手推检查眼侧镜臂,使左右镜筒中画片位置匹配。分别记录上下转 25° 时所测量的结果。

A 征:指上下转 25°,上方的斜视度和下方的斜视度相差超过 $10^{\triangle}$。

V 征:指上下转 25°,上方的斜视度和下方的斜视度相差超过 $15^{\triangle}$。

字母的尖端表示聚合,开口表示分开。

十一、Kappa 角检查

Kappa 角是视轴与光轴的夹角。

选用 Kappa 角测量画片(如 K1/K2 画片,图 5-6-16),其中 K1 置于检查眼侧,K2 置于另一侧。

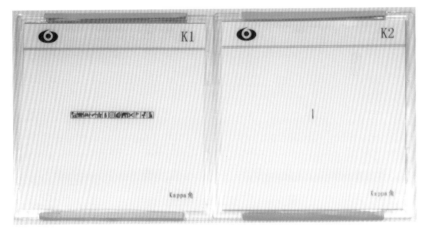

图 5-6-16　Kappa 角测量画片

让被检者注视 13 个小图标中最正中间的一个(黄色圆环),打开半透半反镜,观察被检者的角膜反光点。若被检者角膜映光点位于鼻侧,为正 Kappa 角,位于颞侧为负的 Kappa 角。

推动 K2 侧指针图标,让被检者跟着指针注视,由左向右经过 K1 侧的 13 个小图标;观察半透半反镜中角膜反光点的移动,当反光点移动至瞳孔中央位置时,停止 K2 侧指针的推动,并根据指针所停留的图标位置判断被检查眼的 Kappa 角度数,一个小图标代表 1°。

十二、AC/A检查

临床也可以用同视机来检查AC/A。检查时用同时视画片来检查：受检者取坐位，头部正直，舒适地置于同视机前，患者戴远矫正眼镜。测定主观斜视角或客观斜视角，记录三棱镜度数。双眼前均插入－3D的镜片，再重复做一次前述检查并记录。求出两次的差值，除以－3D，就得出AC/A值。

公式：AC/A=（△2－△1）/3（△1：主观斜视角　△2：插入－3D后的主观斜视角）。

正常值：3–5$^\triangle$/D。

十三、十字画片检查旋转斜视度

查旋转斜视度的画片图案分别是：十字，标有圆周度的十字（图5-6-17）。

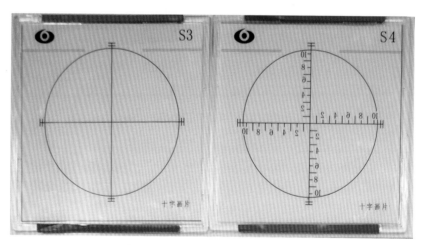

图5-6-17　查旋转斜视度的画片

首先把两画片放在被检查者的主观斜视角上，让被检查者说出十字有无内倾或外倾。转动旋转斜视的旋钮，exc（外旋）或inc（内旋）。当患者报告两十字完全重合时的刻度就是旋转斜视度。记录相应的旋转结果。

十四、同视机进行双眼视觉训练和弱视训练

用同视机可以进行包括脱抑制、建立同时视，纠正异常视网膜对应，增进融合能力等的训练。

（一）同时视训练

选择适当的同时知觉画片，将画片放在客观斜视角位置，一般训练15分钟。

1. 闪烁刺激法 健眼注视老虎，当熄灭老虎侧灯时，患眼就注视笼子，使两镜筒灯光亮度不断变化，变化方式有三种：交替亮灭灯、患眼亮灭灯或同时亮灭灯。

三种点灭灯的方式可以交替使用，也可以单独使用。使用自动闪烁频率开始低一点，以后逐渐提高，患眼前的画片亮度应该比健眼前亮一点。

2. 动态刺激法

（1）捕捉法：医生操作一侧镜筒把老虎拉出笼子，患者操纵另一侧镜筒重新把笼子扣在老虎身上。这样反复训练，患者的动作就会越来越快，说明同时视功能逐渐恢复。

（2）进出法：两镜筒放在客观斜视角上，患者将老虎推入笼子，再把老虎拉出笼子，再把老虎推入笼子，反复进出训练。

（3）侧向运动：两镜筒放在客观斜视角上，锁住两镜筒，使两镜筒能一起做向左或向右方向平行运动，让患者在保持融合的情况下追随镜筒做共同性运动。

（二）融合功能训练

根据患者的情况选择不同的融合画片，将两张画片放在主观斜视角的位置。

1. 集合功能训练 转动集合分散旋钮，使两镜筒做慢速的集合运动，患者感觉画片逐渐变模糊，集中注意力，仍能将画片看清楚，保持1～2分钟，远眺30秒，再看画片并保持清楚，继续做慢速的集合运动。直至将集合能力扩大到正常范围。

2. 分开功能训练 让两镜筒做散开运动，双眼集中注意力融合画片，直到两画片变模糊，集中注意力，把画片看清楚，并保持1～2分钟，然后远眺30秒，再重新看画片并保持清楚。然后继续将镜筒做慢速的散开运动，重复训练，直到散开功能扩大到正常范围。

3. 立体视觉训练 将立体视觉画片放在主观斜视角，引导患者看画片，先看简单的画片再看复杂的画片。看到有立体视感的画片后，可以逐渐改变画片亮度。

4. 弱视训练

（1）海丁格刷训练：海丁格刷训练适用于旁中心注视3°以内的弱视。

眼睛通过旋转的偏振片注视一定强度的光源时，就可以看到视野中有棕色小刷旋转，称为"海丁格刷"现象。这是由于黄斑部存在有特殊排列的Henle纤维，可以通过海丁格刷看到以注视点为中心的棕色毛刷样现象。如患者不能以黄斑中心凹注视，则看不到此刷或者虽然看到但却移到周边。

训练方法：选择训练眼别，插入海丁格刷部件，插入专用的"光刷"画片——飞机画片（见图 5-6-11）。调高照明亮度，直到患者看到光刷，调节转速（从快到慢）直到能看到光刷。患者只有仔细注视时才能看到光刷，同时注视刷子到飞机画片的中心，刷子就会移动到中心，并让它保持在中心。训练患眼从旁中心注视到中心注视，一般训练 15 分钟。

（2）红光闪烁训练：是训练将偏中心注视转变成中心注视的方法，一般训练 15 分钟。

训练方法：红光闪烁训练是针对形觉剥夺弱视以及部分偏心注视患者所进行的一种治疗方式。通常不使用画片而是在插片槽中放入红色玻璃片；左右侧闪烁方式调节为 1/2（同时闪烁 /SIM），并根据患者情况进行频率设置。可以用计时器设定治疗时间。

（3）交替闪烁训练：交替闪烁训练矫正治疗法主要是用于脱抑制治疗和建立同时视的一种治疗方式。使用同时视画片，推动两侧镜臂至被检查者客观斜视角。将闪烁方式调节为 1/2（交替闪烁 /ALT），并根据实际治疗情况选择频率设置。很多情况下为了突出治疗效果，将治疗眼一侧的闪烁方式设置为 3/4，优势眼侧设置为 1/4。可以在计时器上设定治疗时间。

十五、同视机检查表单样本

表 5-6-3、表 5-6-4 是我们使用的同视机检查表单样本，供参考。

表 5-6-3 同视机检查表单样本

同时视（Ⅰ级）	画片选择：□ 10° □ 8° □ 5° □ 3° □ 1°		
主观斜视角	□有同时视	融合点：_____°	
	□无同时视 ○右眼抑制 ○左眼抑制 ○同侧复像 ○中心抑制		
客观斜视角	眼球不动 / 反光点位于角膜中央_____°		
融合（Ⅱ级）	画片选择：□ 10° □ 8° □ 5° □ 3° □ 1°		
	发散：_____°	集合：_____°	
立体视觉（Ⅲ级）	画片选择：□ 10° □ 8° □ 5° □ 3° □ 1°		
	立体视觉 ○有 ○无		

Kappa 角测量：R（+/−）_____°Kappa 角　L（+/−）_____°Kappa 角

表 5-6-4 九方位眼位斜视度检查：（□主观 / □客观）

右上转 15°	上转 15°	左上转 15°
右转 15°	原在位	左转 15°
右下转 15°	下转 15°	左下转 15°

（需要标明注视眼：比如左眼注视，检查右眼）

第 六 章

屈 光 检 查

第一节 验光室标准及配置

验光是视光门诊的核心工作,而验光需要在相对隔离、安静的环境中进行,验光室的环境要求和设备配置很重要。

一、面积

建议 $12m^2$（$3m×4m$），不低于 $7.5m^2$（$3m×2.5m$）。

能保证综合验光仪投影距离。

能够容纳 3～4 人。

二、设备

1. 综合验光仪（必备） 综合验光仪性能是否可靠,可通过红绿二色视标测试,对于正视或屈光矫正者来说,当室内照明亮度增加时,红视标清晰,当室内照明降低时,绿视标清晰,说明视标投影机合格,若不论室内照明如何变化,均为红色（或绿色）视标清晰,说明本视标投影机质量差,无法进行验光中重要的技术环节——红绿平衡试验。

2. 视标载体 灯箱、投影、背投,符合相应距离要求、可进行红绿平衡试验。

3. 其他 镜片箱、带状检影镜、升降椅。

三、环境

不受外界环境干扰。

采用无光泽的室内材料装饰。

暗室:正视状态保持综合验光仪红绿视标清晰度一致（约 15lx）,无眩光干扰;限制光源亮度或降低灯具表面亮度;对光源可采用磨砂玻璃或乳白玻璃的灯具,也可采用透光的漫射材料将灯泡遮蔽。

有适当的通风与温度,避免年老体弱者不适。

四、照明

照明不受外界与室内其他光线干扰，采用人工照明装置。

验光室室内照明环境必须恒定：照明亮度选择的标准是通过3～5名正视眼者，观察红绿二色视标，若红色视标比绿色清晰，则降低室内亮度，使之一样清晰。若绿色视标比红色清晰，则提高室内亮度。当红绿二色视标一样清晰，则该照明亮度为合适的室内亮度。

五、减少眩光

合理布置灯具位置和选择适当的悬挂高度。灯与人的视线间形成的角度越大，眩光越小。减少工作对象和它直接相邻的背景间的亮度对比：在眼部至1.0视标的平面上，照度最高与最低不超过30%（照度均匀度>0.85）。

第二节　主导眼检查

一般常用卡洞法做主导眼的检查。表6-2-1是我们使用的主导眼检查考核评分表，供参考。

表6-2-1　主导眼检查（卡洞法）考核评分表

主导眼检查	分数	90分合格
操作步骤	**40**	
1．让被检者双手拿着一张带孔的卡片	10	
2．指导被检者：双手伸直拿着卡片，眼睛通过卡片的孔注视远处的视标	10	
3．用遮盖片遮住一只眼，问该被检者能否看到视标，如果不能，说明遮盖了主视眼	10	
4．也可以让被检者拿着卡片，用检查者的某一只眼作为视标，这时检查者应当会发现被检者在用哪一只眼来注视（注意用这种方法检查时距离要小于3m）	10	
交流语言	**50**	
1．您好，我现在要给您检查一下您的主视眼 2．请您手持这个卡片，双手伸直拿着卡片，眼睛通过卡片的小孔看远处的视标 3．头和手都保持不动，现在通过这个小孔，您能看到对面的亮点吗 4．我现在遮住您的左眼，头和手保持不动，现在还能看到对面的亮点吗 5．我现在遮住您的右眼，头和手保持不动，现在还能看到对面的亮点吗 6．我们再来一次，遮住您的左眼，能看到亮点吗 7．好的，谢谢配合，您的主视眼是x眼		

续表

主导眼检查	分数	90 分合格
注意要素 1. 手臂伸直，且保持不动 2. 注意提醒患者头保持不动 3. 远视标 4. 主视眼的检查要检测三次以上，避免偶然误差	**10**	
合计	____分（90 分合格）	
	考官签名：_____	

第三节　睫状肌麻痹剂和使用适应证

一、为什么要做睫状肌验光

儿童调节作用较强，不同年龄调节力不同，年龄越小调节力越强。在验光的过程中如果调节紧张或调节痉挛时，睫状肌不能完全放松而造成额外的调节会形成对验光的干扰，这种情况下，近视眼的验光结果比实际的高（如按这样的结果配镜容易促进近视进展）；远视眼的验光结果比实际的低。所以，为获得准确的屈光度，儿童屈光不正患者需要充分麻痹睫状肌后再进行验光检查，也就是我们平时说的散瞳验光。

使用睫状肌麻痹剂时常常伴随散瞳效果，所以散瞳是睫状肌麻痹验光的附带作用，散瞳会带来畏光、流泪等不舒适，是我们不希望出现的情况。所以，平时说的"散瞳验光"的表达是不确切的，准确的说法应该是"睫状肌麻痹验光"。

二、需要采用睫状肌麻痹验光的情况和注意事项

一般 12 岁以下的儿童都应该做睫状肌麻痹验光。除此之外，以下情况也需要采用睫状肌麻痹验光：

1. 矫正视力差或视力波动。
2. 视网膜检影结果不稳定。
3. 检影结果和主觉验光结果差异明显。
4. 内斜或内隐斜明显者。
5. 视疲劳症状与屈光不正情况不相符合。
6. 高度远视或者高度散光（高度散光容易造成调节波动、调节不稳定）。

此外还需要注意：

1. 年龄越小调节越强，需要的睫状肌麻痹剂作用要越强。一般 6 岁以下儿童需要用强睫状肌麻痹剂，如阿托品。

2. 浅色虹膜人种（白种人）对睫状肌麻痹剂更敏感，需要弱一些的麻痹药物。

3. 用药剂型　滴剂或者凝胶滴眼剂，次选膏剂。

三、临床常用的 3 种睫状肌麻痹剂比较

理想的用于验光的睫状肌麻痹剂应具有以下特点：①起效快；②睫状肌麻痹作用强；③不良反应少；④恢复迅速；⑤最好没有散瞳效果（遗憾的是目前还没有研发出只麻痹睫状肌而无瞳孔散大作用的睫状肌麻痹剂）。

眼科临床工作中对儿童常用的睫状肌麻痹药物，都属于 M 型胆碱受体阻滞剂，包括：

（1）1% 阿托品：长效睫状肌麻痹剂，我们平时说的"慢速散瞳验光或慢散"就是指用 1% 阿托品做的睫状肌麻痹验光。

（2）托吡卡胺（或复方托吡卡胺与去氧肾上腺素的复方制剂：双星明、美多丽）：短效睫状肌麻痹剂，就是我们平时说的"快速散瞳验光或快散"的用药。

（3）1% 环喷托酯（赛飞杰）：是一种人工合成的强力抗胆碱药物，与托吡卡胺相似，属于短效睫状肌麻痹剂，但其睫状肌麻痹效果优于托吡卡胺。

（一）用药方法

（1）复方托吡卡胺滴眼液（如：美多丽 -P）滴眼，5 分钟 1 次，每次 1 滴，共 4 次；每次滴眼后嘱闭眼，末次滴眼 30 分钟后检查。

（2）环喷托酯滴眼液（如：赛飞杰）滴眼，5 分钟 1 次，每次 1 滴，2～3 次；每次滴眼后嘱其闭眼，末次滴眼 30 分钟后检查。环喷托酯滴眼液刺激性比较强，也可以先滴一次表面麻醉剂后再使用该睫状肌麻痹剂。

（3）1% 阿托品眼液或阿托品眼用凝胶（如：迪善）滴眼，每日 3 次，连用 3 天共 9 次后检查。

所有的睫状肌麻痹药物滴眼后均应嘱压迫泪囊以减少全身吸收。

（二）睫状肌麻痹起效时间

（1）托吡卡胺滴眼液最佳睫状肌麻痹效果在第一次滴药后第 45 分钟出现，在第一次滴药后的第 25 分钟到第 85 分钟，都有良好睫状肌麻痹效果窗口期供检查，而在第一次滴药后第 345 分钟（5.75 小时）时，已经基本回复到滴药前的水平。

（2）环喷托酯滴眼液给药后 20 分钟睫状肌麻痹作用已明显，给药后 45 分钟睫状肌麻痹作用接近最大，该作用可维持到给药后 75 分钟此作用才开始减

弱。给药后 48 小时此作用已完全消失。所以应用环喷托酯进行麻痹睫状肌功能的眼科检查时最好在第一次给药后 45～75 分钟之间进行。

（3）阿托品滴眼液每日 3 次,连用 3 天才达到最佳调节麻痹效果,但其睫状肌麻痹效果最强。

（三）睫状肌麻痹效果

用睫状肌麻痹剂后,并没有完全麻痹睫状肌,眼睛仍能作某种程度的调节,这部分调节称为残余调节。残余调节力反映的是睫状肌麻痹的效果,残余调节越少,麻痹效果越好。相关的研究文献非常多,虽然点用 3 种药物后的残余调节力结果不一致,但以下结论是一致的：

（1）阿托品的睫状肌麻痹效果最强,可以有效地避免屈光检查中调节的影响,仍然是验光的"金标准",但睫状肌麻痹持续时间和散瞳持续时间长,副作用相对大。

（2）托吡卡胺虽然有散瞳持续时间短的优点,但其麻痹睫状肌的效果相对较弱,甚至有人认为它不适合儿童的睫状肌麻痹检查。

（3）环喷托酯睫状肌麻痹效果接近阿托品,强于托吡卡胺,是目前推荐儿童睫状肌麻痹验光的一线用药。

（四）瞳孔变化

环喷托酯和复方托吡卡胺给药后,被点眼瞳孔直径在 1 小时内都变大,两者无显著差异；而 24 小时后,用环喷托酯的眼瞳孔直径略大于用复方托吡卡胺的眼。

（五）不良反应(adverse drug reaction, ADR)

睫状肌麻痹剂点眼的副作用非常少,发生率非常低,即使有也是轻微的、可以完全恢复的不良反应,对患者的生活、视觉质量无影响,家长不必对儿童"散瞳验光"感到畏惧。

在一项对睫状肌麻痹剂点眼的全身不良反应的调查中,托吡卡胺组的ADR 最少,仅仅出现 4 例,症状比较轻微；阿托品组全身不良反应例数最多,主要表现为灼热感、面部潮红、口干、头晕、恶心、皮疹、心悸等,未见过量中毒及过敏性休克等严重不良反应；环喷托酯组不良反应较阿托品组轻微。虽未见环喷托酯药品说明书上关于患儿中枢神经系统紊乱的不良反应,但在临床应用应引起注意。

在对眼部不良反应的调查中,所有的患儿均出现因瞳孔散大而视物模糊及畏光；托吡卡胺组和环喷托酯组均在 24 小时后复查时瞳孔恢复后消失；而阿托品组在 3 周后复查时瞳孔恢复后消失。

四、用药原则和使用推荐

托吡卡胺,适用于 8 岁以上单纯近视,无特殊情况的儿童。

环喷托酯是一种安全有效的睫状肌麻痹药，其睫状肌麻痹作用起效快，麻痹效果与阿托品接近，作用持续时间不超过 48 小时，可替代阿托品或托吡卡胺对 6～12 岁一般屈光不正非斜视儿童进行验光，建议取代托吡卡胺。

对低龄儿童、伴有中高度远视，因调节引起斜视、弱视及其他眼疾的屈光不正儿童还是用阿托品进行验光。

五、小结

为方便阅读和记忆，把上述重点信息整理汇总为表 6-3-1。

表 6-3-1　三种常用睫状肌麻痹剂比较表

	托吡卡胺	环喷托酯	阿托品
"散瞳验光"方式	快速散瞳验光	快速散瞳验光	慢速散瞳验光
典型药物	0.5%、1% 托吡卡胺	1% 盐酸环喷托酯	1% 阿托品眼用凝胶
用药方法	5 分钟 1 次，每次 1 滴，共 4 次，末次滴眼 30 分钟后检查	5 分钟 1 次，每次 1 滴，共 2～3 次；末次滴眼 30 分钟后检查	每日 3 次，连用 3 天 共 9 次后检查
起效时间	第一次滴药后 45 分钟	第一次滴药后 20 分钟	60～180 分钟
检查(检影)时机	第一次滴药后的第 25 分钟到第 85 分钟	第一次滴药后的第 45 分钟到第 75 分钟	点药 3 天后
睫状肌麻痹恢复时间（复光检查时机）	第一次滴药后 8 小时内	第一次滴药后 24/48 小时内（不同文献研究结果不同）	2～3 周
睫状肌麻痹效果	相对弱	相对强	最强
开始散瞳	—	10 分钟	30～40 分钟
瞳孔最大	30 分钟	60 分钟	—
瞳孔开始恢复	90 分钟	2 小时	—
瞳孔完全恢复	24 小时	24/48 小时（不同文献研究结果不同）	7～10 天后
全身不良反应	轻微	较阿托品程度轻	灼热感、面部潮红、口干、头晕、恶心、皮疹、心悸等
眼部不良反应	轻微	较阿托品程度轻	刺激性、结膜充血、分泌物增多、过敏性结膜炎
用药原则	8 岁以上单纯近视，无特殊情况的儿童；建议用环喷托酯取代	可替代阿托品对 6～12 岁一般屈光不正非斜视儿童验光；可作为儿童常规睫状肌麻痹剂	低龄远视、高度远视、内斜、弱视儿童验光

第四节　睫状肌麻痹验光

一、睫状肌麻痹剂点药操作及注意事项

（一）准备工作

1. 核对姓名、医嘱、检查单、眼别。

2. 记录使用的散瞳药物及每次点眼的时间。

3. 观察患者的眼部皮肤有无破损，结膜有无炎症、分泌物，情绪反应以及合作程度。

4. 向患者解释用药的目的、方法、注意事项，以取得更好的配合。

（二）操作步骤

1. 协助患者取坐位或仰卧位，擦净眼部分泌物。

2. 滴眼药。嘱患者头稍向后仰，眼向上看，操作者一手持棉签将下眼睑向下牵拉，充分暴露结膜囊，一手持眼药瓶，将药液滴入下穹隆部 1 滴（注意药瓶口不要碰到患者睫毛，造成污染），嘱患者轻轻闭眼 2～3 分钟，并按压眼角 3～5 分钟。

3. 不要将眼药水直接滴在角膜上，否则容易引起患者不适。

4. 每次滴一滴即可，滴多了反而容易刺激泪液分泌，药物外溢。

（三）宣教

1. 用药后短期会出现畏光、视近物模糊等现象，属于正常现象。

2. 药效未完全消退期间不要骑车、开车，避免参与剧烈危险活动，户外可使用太阳帽 / 太阳镜 / 遮阳伞减少畏光症状。

3. 点药后请按压眼角 3～5 分钟，以减少药物全身吸收。

4. 若出现明显的脸红、发热、口干、心慌心悸等反应，可多喝水并密切观察，一般情况下症状会自然消失。

二、检影验光操作

按规范使用睫状肌麻痹剂点眼，到时间后进行检影验光操作。表 6-4-1 是我们使用的睫状肌麻痹检影验光的操作考核评分表，供参考。

表 6-4-1　检影验光操作考核评分表

检影验光（90 分及格）	分数
准备工作	**20**
1. 调整座椅高度使被检者与检查者自身眼位水平一致	2
2. 消毒综合验光仪（或试镜架）上的与被检者接触的表面	2

续表

检影验光（90 分及格）	分数
3．将验光仪置于被检者前方，将仪器瞳距调整到与被检者的远用瞳距一致	3
4．指导被检者在检验过程中保持双眼打开，当检查者自己的头部不小心挡住被检者视线时需要被检者提醒检查者，检查过程中被检者应该始终能看到视标	3
5．在检验过程中，检查者必须保持双眼打开，用自己的右眼检查被检者的右眼，用自己的左眼检查被检者的左眼	3
6．检查者将检影镜保持与被检者眼一定距离（常用工作距离一般是 50cm 或 67cm），检查右眼时检查者应用右手持检影镜，检查左眼时用左手持检影镜	5
7．视网膜检影通常在微弱照明下进行（瞳孔相对大）	2
步骤	**50**
1．指导被检者注视远方视标，检查被检者的右眼	2
2．360° 旋转检影镜的光带寻找破裂现象、厚度现象、剪动现象来判断是否存在散光	8
3．如果屈光状态是球面性的，观察被检者瞳孔中出现的"顺动"或"逆动"的影动，通过在试镜架上添加正或负球镜片来改变影动的速度及亮度（越接近"中和"状态时影动会变得更快更亮），直到出现中和影动。所用矫正镜片的类型和度数视被检者的屈光状态与所见影动类型而定	5
4．如果被检者的屈光不正中有散光，首先要找出两个子午线上的轴向，然后分别对两个主子午线的屈光度分别进行中和 注意：在用负柱镜中和时，必须将负柱镜的轴向调至和检影镜光带一致的位置（被中和的子午线在这个轴向的垂直位置）	5
5．当两主子午线都分别被中和后，通常要再检查下用球镜中和的子午线的影动	5
6．此时用于中和的镜片（在综合验光仪或试镜架上的度数）称为中和检影度数，该度数是被检者黄斑部与检查者的入瞳位置互相对应；这时可将中和检影度数留在被检者右眼前，再用 2～6 步方法测左眼	10
7．最后要将中和检影度数转换为远用屈光度，还要在中和检影度数（球镜）上进行工作距离的换算。即，工作距离的倒数取负值加到上述中和检影度数中。比如：中和检影度数为 -0.50D，工作距离为 67cm 时，把 -1/0.67=-1.50D 加入，即 -0.50+（-1.50）=-2.00D 是患者的远用屈光度	10
8．分别测量被检者双眼配戴远用检影度数后的矫正视力	5

续表

检影验光(90 分及格)	分数
结果记录:	**30**
分别记录双眼的远用检影度数 球柱镜允许误差范围: +/-0.50D 轴向允许误差范围: 散光 <1.00DC，+/-15°；散光 1.25～2.00DC， +/-10°；散光>2.25DC，+/-5°	20
分别记录双眼矫正视力	10
合计	_____分
	考官签名:_____

第五节　主 觉 验 光

主觉验光是视光师的基本功，是重点，也是讲得最多、用得最多、有标准化的操作流程的内容。表 6-5-1 是我们的主觉验光操作考核表，其中**红色字体**是考核重点，供大家参考。

表 6-5-1　主觉验光操作考核表

主觉验光(90 分及格)	分数
准备工作: a. 远用瞳距 b. **角膜顶点距离** c. 水平气泡 d. 舒适的座椅高度 e. 清洁额托、面贴 f. 相对昏暗的光线 g. 调整好以上一切再让被检者靠上	**5** (少一步骤扣 1 分，至 5 分扣完，如未调整好让患者靠上，直接扣 5 分)
初始 MPMVA(以下每个红色加粗的内容,对应一个 2 分得分点)	
(1)将电脑验光的球镜度数减 **-1.50D** 左右后放置综合验光仪上。打开右眼，遮盖左眼。加正镜雾视，使右眼辨清视力 0.3 ~ 0.5	4
(2)预测最终球镜。每增加 **-0.25D** 球镜时，确认患者视力有变好，大概每增加 **-0.25D** 视力能提高一行。检测患者的视力并鼓励患者努力辨清下一行视标，直到最佳矫正视力	4
(3)如果加 -0.25D 球镜后，患者只是觉得似乎"**更清晰**"或更小更黑，但不存在有进一步的视力提高时，那么"**更小更黑**"的前一球镜即为终点	4
红绿双色试验	
(1)将投影视力表中的红绿视标投射出来	2

续表

主觉验光（90 分及格）	分数
（2）告诉患者先看绿色背景视标再看红色背景视标再看绿色背景视标。询问哪个颜色背景视标更清楚，或者是否一样清楚，忽略背景亮暗度差别	4
（3）如果红色背景视标更清楚，加 -0.25D 球镜，如果绿色更清楚减 -0.25D 球镜。直到两边视标一样清晰或者绿色一边视标更清楚	4
（4）去掉红绿片，重新检测视力。注意：有些患者对这项检查反馈不佳，无论度数怎么变化，总是选择其中的一边。如果遇到这种情况，应放弃红绿双色试验，而采用 MPMVA 来判断球镜终点	2
交叉圆柱镜 JCC 精确柱镜轴位	
（1）投影单眼最佳视力的上一行视标	2
（2）将 JCC 置于眼前，保持 JCC 旋转轴与客观验光得到的柱镜轴一致，这时 JCC 自身的柱镜轴位（红点、白点）即与客观验光得到的柱镜轴互成 45° 夹角	2
（3）告知被检者，这是第一面的视觉情况。翻转柱镜，告诉被检者这是第二面。询问被检者，比较第一，第二面，哪一面比较模糊，或者更清楚。告知者比较视觉情况清晰或模糊时，忽略视标的形状改变（第一面：指不翻转柱镜时第一次透过柱镜看）	6
（4）让患者注视视标，同时告诉患者这是第一面。停留 3~5 秒，翻转柱镜，告知患者这是第二面。询问哪面更清楚，或者一样模糊。如果患者反馈一样模糊或清楚，则表示轴位正确 （5）如果两面模糊程度不一致，将 JCC 轴位向给出的较清晰的一面的负镜轴位（即向红点）转 15°	2 2
（6）重复步骤（4）（5），如果轴向调整方向始终一致，则每次调整的幅度可以控制在 15°；如果调整方向相反，调整幅度在 5° 或 10°。越接近真正轴向时，调整幅度越小	4
（7）第一面和第二面模糊一致或当患者的回答总是在一个很窄范围来回调整，这时可取中间值	2
JCC 精确柱镜度数	
（1）调整柱镜位置，使其中一条主子午线（即红点，白点位置）与上步结果中柱镜的轴位相一致，另一条子午线就自然与柱镜的轴位垂直	2
（2）检查者翻转柱镜，让患者比较两面视觉差异。如果患者认为当 JCC 镜的红点（代表负柱镜轴位）与柱镜轴位相一致时，视标看起来更清晰，增加 -0.25D。如果患者认为当 JCC 白点（即正镜轴）与柱镜轴位一致时，视标更清晰，减少 -0.25D	4
（3）用 JCC 进行柱镜度数确定时，要始终保持初次球镜确认后的等效球镜度不变。每增加负柱镜度数 -0.50D，球镜度数就需增加 +0.25D	2

续表

主觉验光（90分及格）	分数
（4）患者觉得两面同样清楚或者同样模糊，或者患者的回答总是在很窄范围内调整，这时应该选择与惯用眼镜散光度数较近的度数，或者是较低的柱镜度数。从而确定最终的JCC柱镜度数	2
第二次单眼MPMVA	
（1）加正球镜进行雾视，使患者看清视力0.3~0.5	4
（2）预估患者最终需要的球镜结果。通常每增加-0.25D，视力能提高一行。每次增加-0.25D，检查患者视力变化，鼓励患者往下一行更小字母努力辨认	4
（3）如果加-0.25D球镜后，患者只是觉得似乎"更清晰"或更小更黑，但不存在有进一步的视力提高时，那么"更小更黑"的前一球镜即为终点 或者：（双色试验）使红绿两边视标一样清楚或者红色背景视标较清楚	2
双眼平衡	
（1）分别完成两眼的第二次MPMVA后做双眼平衡。让患者的双眼都打开，注视投影屏幕。给患者各加+0.75D进行雾视，检查一下患者雾视后的视力，如果有需要，可再增加+0.25D，直到患者双眼视力少于或等于0.8（0.5~0.8）	4
（2）独立投影雾视最佳视力的上一行视标	2
（3）使用综合验光仪的旋转棱镜，在患者右眼前加3个棱镜，基底朝上，左眼加3个棱镜，基底朝下。告知患者能看到两行视标	4
（4）让患者注视上下两行视标，询问患者哪行比较清楚或者模糊。在清楚视标的对应眼减少-0.25D球镜。例如：患者说下行视标更清楚，右眼减少-0.25D。但要保持两行视标都可辨认	4
（5）使两行视标同样模糊，或者保留主视眼看得较清楚。当双眼达到平衡或主视眼更清楚后，去掉旋转棱镜	2
双眼MPMVA	
（1）双眼同时去雾视镜。增加-0.25D/次，检查视力变化，同时鼓励患者尽量辨认下一行视标，直至双眼达到最佳矫正视力	4
（2）如果加-0.25D球镜后，患者只是觉得似乎"更清晰"或更小更黑，但不存在有进一步的视力提高时，那么"更小更黑"的前一球镜即为终点 或者：（双色试验）使红绿两边视标一样清楚或者红色背景视标较清楚	5
试戴架使用及处方确认	
（1）给患者戴上消毒后的试戴架。调整试戴架，舒适架在患者鼻子上，并使患者双眼位于镜框中心。如果患者有旧镜，且新处方只是球镜变化时，可直接将试戴片放在旧镜上，来进行处方确认	3

续表

主觉验光（90分及格）	分数
（2）让患者注视远用视力表。若是验证近用处方，则注视近用视力表或者阅读材料	1
（3）询问患者觉得清楚吗，戴着还舒适吗	1
（4）如果患者说不清楚或者不舒服，则适当减少球、柱镜度数或调整散光轴向与旧镜一致，或者调向90°轴或者180°轴	1
总分	100

第六节 老视近附加测量

表6-6-1是我们做的老视近附加测量评分表，供参考。

表6-6-1 老视近附加测量评分表

老视近附加测量评分表	分数（90分及格）
准备工作	**20**
（1）调整综合验光仪的瞳距与被检者的近用瞳距相一致，屈光度为被检者的视远度数	10
（2）将视近杆放下，视近卡置于40cm处	5
（3）给予近点卡合适的照明	5
操作步骤	**60**
（1）融合交叉圆柱镜（FCC）初步确定老视附加：在完成远距离屈光矫正的基础上进行，双眼前放置±0.50D交叉柱镜，在视近杆40cm处放置FCC视标，合适照明。询问被测试者哪条线更亮更清晰，如有老视存在，被测试者会报告水平线比垂直线清晰，以每次+0.25D在双眼前同步逐渐增加正球镜，直至患者报告横线和竖线一样清晰，继续在被检者双眼前同时以+0.25D的级率增加镜片度数，直至被检者报告竖线清晰，然后双眼再同时减少正度数（双眼同时退回一格），直至被检者报告横线和竖线一样清，如果没有报告一样清，则保留横线清时的最正度数作为终点，净增加度数为初步老视近附加。如配合不佳者，可根据年龄给一个经验性的近附加值	20
（2）负相对性调节/正相对性调节（NRA/PRA）：NRA/PRA测量是在获得初步老视近附加的基础上，近视力表置于视近杆40cm处，注视最好近视力上一到两行的视标，先测NRA：双眼同时加正球镜，每次+0.25D直至患者首次报告视标持续模糊，记录总的加光量，回到初始值，重新确定视标是清晰的；测PRA加负球镜：每次−0.25D直至患者首次报告视标持续模糊。记录总的加光量	20

老视近附加测量评分表	分数（90分及格）
（3）老视近附加的精确调整：（NRA+PRA）/2+ 初步老视近附加 = 老视近附加	10
（4）确定最终下加光：在远用屈光结果上加上老视近附加，以上的测量在标准阅读距离（40cm 进行），此时根据被测者的身高和阅读习惯距离进行相应的补偿调整，增加 +0.25D 或增加 −0.25D 等，并进行试镜架试戴	10
结果记录	**20**
（1）记录远用屈光度	5
（2）记录每眼 Add	5
（3）记录每眼的近视力	5
（4）记录每眼的视觉清晰范围	5
合计	**/100**
	考官签名：_____

第七节　瞳　距　测　量

使用专用的瞳距仪测量瞳距，能比用肉眼观察瞳距尺的方法获得更好的准确性和重复性，是现在主流的方法。表 6-7-1 是我们的瞳距仪操作考核表，供参考。

表 6-7-1　瞳距仪操作考核表

瞳距仪操作考核表	分数（90分及格）
瞳距仪远用瞳距测量	**27**
（1）请被检者入座后，确认其头部端正，双眼处于水平位置，提示被检者保持稳定、不要晃动	2
（2）检查者面对被检者入座，调整自己的座位，保持其双眼与被检者双眼处于同样高度	2
（3）打开瞳距仪开关，将注视距离调节手柄调整到"≈"指标位置	2
（4）请被检者双手扶住瞳距仪，配合检查者将瞳距仪的鼻托和前额支架轻轻放在被检者的鼻梁和前额处，并使鼻梁托、前额支架靠紧在被检者的鼻梁和前额上	3
（5）请被检者注视瞳距仪中绿色亮视标，放松双眼并保持稳定。检查者通过瞳距仪的观察目镜观察被检者角膜上反射光点，用左、右手的中指分别调整瞳距仪左、右眼测量键，使测量标线与被检眼角膜反射光点对准	5

第
六
章

屈
光
检
查

续表

瞳距仪操作考核表	分数（90分及格）
（6）取下瞳距仪，在数据显示窗中读取瞳距数值	2
（7）重复上述第（5）和（6）项操作，得到第二次测得的远用瞳距值，记为PD2	7
（8）将测得的PD1和PD2计算平均值，计算出远用瞳距值PD，PD值采用四舍五入的方式取整，单位mm	2
（9）核对并记录测量结果	1
（10）关闭瞳距仪	1
瞳距仪近用瞳距测量	**27**
（1）请被检者入座后，确认其头部端正，双眼处于水平位置，提示被检者保持稳定不要晃动	2
（2）检查者面对被检者入座，调整自己的座位，保持其双眼与被检者双眼处于同样高度	2
（3）打开瞳距仪开关，将注视距离调节手柄调整到"30"指标位置	2
（4）请被检者双手扶住瞳距仪，配合检查者将瞳距仪的鼻托和前额支架轻轻放在被检者的鼻梁和前额处，并使鼻梁托、前额支架靠紧在被检者的鼻梁和前额上	3
（5）请被检者注视瞳距仪中绿色亮视标，放松双眼并保持稳定。检查者通过瞳距仪的观察目镜观察被检者角膜上反射光点，用左、右手的中指分别调整瞳距仪左、右眼测量键，使测量标线与被检眼角膜反射光点对准	5
（6）取下瞳距仪，在数据显示窗中读取瞳距数值	2
（7）重复上述第（5）和（6）项操作，得到第二次测得的远用瞳距值，记为PD2	7
（8）将测得的PD1和PD2计算平均值，计算出近用瞳距值PD，PD值采用四舍五入的方式取整，单位mm	2
（9）核对并记录测量结果	1
（10）关闭瞳距仪	1
瞳距仪单眼瞳距测量	**46**
（1）请被检者入座后，确认其头部端正，双眼处于水平位置，提示被检者保持稳定不要晃动	2

瞳距仪操作考核表	分数（90分及格）
（2）检查者面对被检者入座，调整自己的座位，保持其双眼与被检者双眼处于同样高度	2
（3）打开瞳距仪开关，将注视距离调节手柄调整到"≈"（或"30"）指标位置。同时将位于瞳距仪背面的遮盖板手柄拨向右边，将左眼遮盖，进行右眼的测量	2
（4）请被检者双手扶住瞳距仪，配合检查者将瞳距仪的鼻托和前额支架轻轻放在被检者的鼻梁和前额处，并使鼻梁托、前额支架靠紧在被检者的鼻梁和前额上	3
（5）请被检者注视瞳距仪中绿色亮视标，放松双眼并保持稳定。检查者通过瞳距仪的观察目镜可以观察到被检者右眼角膜上的反射光点。用左手的中指调整瞳距仪右眼测量键，使测量标线与被检眼右眼角膜反射光点对准	5
（6）取下瞳距仪，在数据显示窗中读取瞳距数值	2
（7）重复上述第（5）和（6）项操作，得到第二次测得的右眼远用（或近用）瞳距值，记为RPD2	7
（8）将测得的RPD1和RPD2计算平均值，计算出右眼远用（或近用）瞳距值RPD，RPD值采用四舍五入的方式取整，单位mm	2
（9）核对并记录测量结果RPD值	1
（10）将位于瞳距仪底部的遮盖板手柄拨向左边。将右眼遮盖，进行左眼瞳距的测量	2
（11）请被检者注视瞳距仪中绿色亮视标，放松双眼并保持稳定。检查者通过瞳距仪的观察目镜可以观察到被检者左眼角膜上的反射光点。用右手的中指调整瞳距仪右眼测量键，使测量标线与被检眼左眼角膜反射光点对准	5
（12）取下瞳距仪，在数据显示窗中读取瞳距数值	2
（13）重复上述第（11）和（12）项操作，得到第二次测得的远用（或近用）瞳距值，记为LPD2	7
（14）将测得的LPD1和LPD2计算平均值，计算出左眼远用（或近用）瞳距值LPD，LPD值采用四舍五入的方式取整，单位mm	2
（15）核对并记录测量结果LPD值	1
（16）将遮盖板拨回到中间位置，关闭瞳距仪	1
合计	**/100**
	考官签名：_____

第八节　屈光检查的档案示例

以下是我们用的屈光检查的档案示例（表 6-8-1），供参考。

表 6-8-1　屈光检查

主视眼	右眼				左眼				备注
○右眼 ○左眼	球镜	柱镜	轴向	视力	球镜	柱镜	轴向	视力	PD：　　mm
睫状肌麻 痹验光									○托吡卡胺 ○阿托品 **○1% 环喷托酯** ○其他_____
主觉验光									○双眼平衡 ○OD ○OS
复光									
诊断	□远视　□近视　□散光 □弱视　□老视　□正视				□远视　□近视　□散光 □弱视　□老视　□正视				□斜视 □其他

老视近附加（老视验配适用）：

习惯工作距离：_____至_____cm

调节幅度：○推镜法○负镜片法_____D

融合性交叉圆柱镜 FCC：_____

试验性近附加（ADD）：_____

负相对调节 / 正相对调节（NRA/PRA）：_____

移近移远试验　移近_____cm 至移远_____cm 范围都保持清晰舒适

最终近附加（ADD）确定：_____

第七章

|||||||||||||||||||||

儿童屈光发育档案

第一节　人眼屈光发育规律

　　了解人眼屈光发育的规律，有助于分析儿童屈光发育档案，对预判近视的发生发展很重要。

一、角膜曲率、眼轴、晶状体屈光力对屈光状态的影响

　　眼的屈光状态由角膜曲率、眼轴、晶状体屈光力决定，其中任何一项的变化都会对屈光状态造成影响（图7-1-1）。角膜曲率、眼轴、晶状体屈光力对屈光状态的影响分别见图7-1-2～图7-1-4。

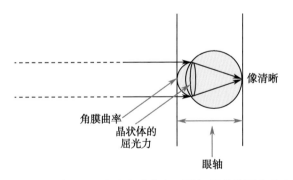

图 7-1-1　眼的屈光状态由角膜曲率、眼轴、晶状体屈光力决定

　　眼轴增长使眼球屈光状态向近视化漂移（正常情况下，眼轴不会缩短）；角膜曲率平坦化使眼球屈光状态向远视化漂移、角膜曲率陡峭化使眼球屈光状态向近视化漂移；晶状体屈光力下降使眼球屈光状态向远视化漂移、晶状体屈光力增加使眼球屈光状态向近视化漂移。人眼屈光状态是由这三者的不同组合变化来决定的。其中，眼轴是决定屈光状态的主要因素。

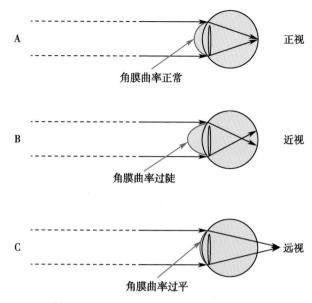

图 7-1-2　眼轴和晶状体屈光力不变时，角膜曲率对屈光状态的影响

A.正视眼看远时，焦点正好在视网膜上成像；B.角膜曲率过陡时，眼球对光的曲折能力过强，焦点落在视网膜前形成近视；C.角膜曲率过平时，眼球对光的曲折能力过弱，焦点落在视网膜后形成远视

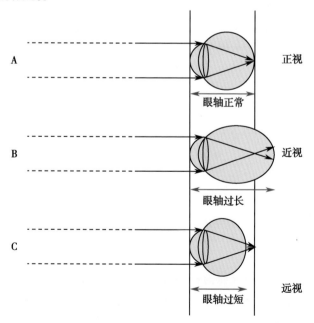

图 7-1-3　角膜曲率和晶状体屈光力不变时，眼轴对屈光状态的影响

A.正视眼看远时，焦点正好在视网膜上成像；B.眼轴过长时，焦点落在视网膜前形成近视；C.眼轴过短时，焦点落在视网膜后形成远视

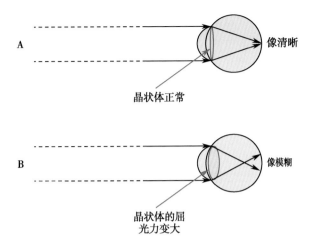

图 7-1-4　角膜曲率和眼轴不变时，晶状体屈光力对屈光状态的影响

A. 正视眼看远时，晶状体处于放松状态，焦点正好在视网膜上成像；B. 晶状体屈光力变大时（如调节痉挛或球形晶状体），眼球总屈光力变大，焦点落在视网膜前形成近视

二、婴幼儿和儿童的屈光发育规律

屈光系统的每个组成部分都随着眼的发育而不断变化。

（一）角膜曲率

婴儿期眼前节部分发育得非常快，到 2 岁时，新生儿角膜的直径就几乎接近成人水平了，约 10mm。出生时角膜的平均屈光度为 55.2D，到 1 岁时降低至 45D。早产儿的角膜一般较正常出生儿的屈光度大，有研究提示早产儿的角膜屈光力大，可能与近视的发生关系密切。

（二）眼轴

眼轴的发育经历两个不同的生长阶段，3 岁前和 3～14 岁的眼轴发育速度不同。

出生后 6 个月内，眼轴快速增长，平均每月增长 0.62mm；6～18 月龄眼轴增速减慢，平均为每月增长 0.19mm；18 个月以后，增速更慢，每个月 0.01mm，2 岁左右眼轴一般可以达到 21mm，3 岁左右眼轴一般可以达到 22.8mm。3 岁前平均眼轴长度从 18.0mm 增长到 22.8mm。

3 岁后眼轴增长速度大幅降低，从 3～14 岁仅仅增长 1mm，到 14 岁时可达到成人水平，到青春期眼轴不再增长。

眼球的正视化调控是由对视网膜成像模糊程度的这一反馈，通过玻璃体腔增长和晶状体屈光力下降速度两个因素来共同协调完成的。

在婴儿的眼部发育期（0～3 岁），如果眼轴发育过快、眼轴过长，通过角膜曲率平坦化和晶状体屈光力减少来代偿（图 7-1-5 A），使得屈光状态仍表现为正视。但在青少年阶段（3～14 岁），角膜曲率和晶状体屈光力已经发育稳定，

124

无法再代偿眼轴扩张所导致的屈光变化时，就会表现为近视状态（图7-1-5 B）。

当然，也可能会出现角膜曲率平坦化和晶状体屈光力减少的过度代偿的情况，那结果就是向远视化漂移——近视度数不但不增加，还减少。但是这种情况仅可能会出现在3岁前。

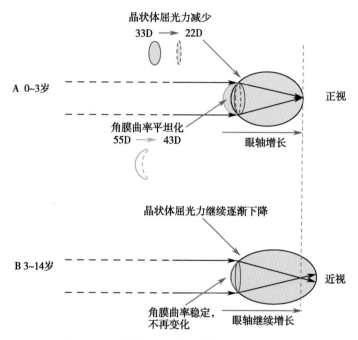

图 7-1-5　婴儿与青少年阶段的屈光发育状态

（三）晶状体

晶状体与其他屈光结构不同，它在一生中会始终不停地生长变化。新生儿的晶状体是球形的，厚度大约是 4mm，屈光力可高达 +34.4D，到 1 岁时大约增大到 1 倍，发育过程中屈光力逐渐降低，至成年时为 +18.8D。晶状体的透光率会随着代谢增加而不断下降（所以年龄越大，晶状体趋于透明度下降）。

晶状体调节时屈光力会变大，使眼球总体屈光力变大，焦点向前（向角膜方向）移动。所以我们对屈光不正定义时，要排除晶状体调节这个变量，要求在"调节放松"时测量眼的屈光状态。

（四）散光

高加索人（白种人）新生儿多见逆规散光（图 7-1-6），随年龄增加逐渐减少；而亚裔、美洲印第安人、西班牙裔和美国非裔的新生儿中顺规散光更常见，不论什么族裔的儿童到 5 岁时都常见顺规散光。

新生儿常见大于 1.00D 的散光，在随后的 2～3 年内散光会减少。

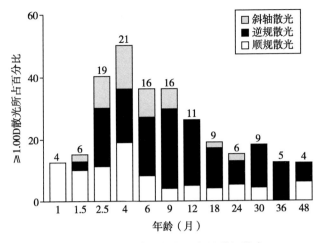

图 7-1-6　高加索人新生儿多见逆规散光

学龄时期儿童的散光会有少量的增加。5~6 岁伴逆规散光的儿童较伴顺规散光的儿童更容易近视。

散光产生的病因学机制还未能探明，多数理论都推测与眼睑对角膜的机械压力相关。

（五）婴幼儿和儿童的屈光发育规律

上述角膜曲率、眼轴、晶状体的发育变化的组合形成了屈光度的变化。我国多数研究支持亚洲人出生时，屈光状态在 +3.00D 左右，随后远视逐渐减低，14 岁以后完成正视化。

三、青年时期（19~40 岁）的屈光变化规律

多数情况下，青年时期（19~40 岁）的屈光状态稳定。但也有在这个时期才初发近视，或有近视进展的。也有一些人在这个时期屈光状态向远视化轻度漂移。

四、中年至老年（40 岁以后）的屈光变化规律

总的来说，45 岁以后人眼的屈光状态多向远视化漂移，但也有一些人表现为近视化漂移。在一些晶状体核密度增加或核性白内障的患者（一般在 60 岁后），常常因为中央晶状体的折射率增加，中央晶状体的屈光力增加而向近视化漂移。

年轻时由于眼睑的压力作用，多数人表现顺规散光，随着年龄的增加，40 岁以后眼睑皮肤松弛、压力减少，顺规散光逐渐向逆规散光发展。

五、近视进展的高风险因素

文献研究近视进展的高风险因素包括以下 6 点：

1. 初发近视的年龄小和（或）初发近视度数就比较高（Bucklers，Fletcher，Rosenberg and Goldschmidt，Grosvernor et al.，Goss）。

2. 近距内隐斜（Roberts and Banford，Goss）。

3. 颞侧近视弧斑和近视性黄斑改变（Jensen）。

4. 眼压偏高（Jensen）。

5. 近距离阅读工作量大。

6. 较少的户外活动时间。

上述除第 2 点外，其他都容易理解。有关近距内隐斜是近视进展的高风险因素说明如下：在非常多的文献研究中都提到近距内隐斜和（或）高 AC/A 的患者更容易近视进展（图 7-1-7），解释为：内隐斜和（或）高 AC/A 的患者看近时会尽可能少地调节，因为调节会带来双眼会聚，这样很容易超出内隐斜患者的负融像性集合范围而难以融像造成复像。所以患者看近时调节减少，表现为比较大的调节滞后，像落在视网膜后形成远视性离焦（图 7-1-8）而造成近视进展快的结果。而且内隐斜越大和（或）AC/A 越高，这种效应越明显，近视进展越快。

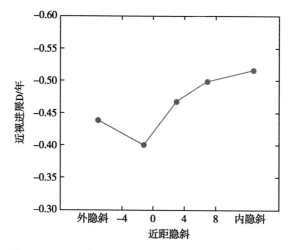

图 7-1-7　近距内隐斜患者更容易近视进展（Goss DA.）

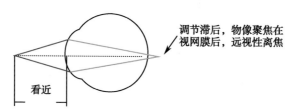

图 7-1-8　内隐斜和（或）高 AC/A 的患者看近时形成调节滞后，远视性离焦

六、不同年龄的相关屈光生物参数

表 7-1-1 不同年龄的相关屈光生物参数

年龄	视力	屈光度	眼轴	角膜屈光度	前房深度	晶状体屈光度	晶状体张力性调节	眼压	角膜厚度	散光	身高
出生	出生 0.02 2个月 0.05	男性 +3.0D 女性 +3.0D	16.5~17.5mm	52~55.2D				25mmHg	960μm		50cm
6个月	0.1			46D							
1~2岁	0.2~0.3		21mm						520μm		
3岁	0.4~0.6	男性 +2.33D 女性 +2.96D	男性 22.2mm 女性 21.5mm	男性 +43D 女性 +43.7D	2.5mm	+22D	+1.5D	24.5mmHg		+1.75D	
4~6岁	0.6~0.8 部分 1.0	4岁 +1.5D				+21.5D					120cm
7~8岁	0.8~0.9 基本 1.0	7岁 +1.0D	22.8mm					22.8mmHg			140cm
14岁	1.0	男性 +0.93D 女性 +0.62D	男性 23.1mm 女性 22.7mm	男性 +42.75D 女性 +43.6D	3.0mm	+19D	+1.0D	16mmHg	520μm	+0.5D	150cm
意义	8岁以后大脑认知能才发育完全，8岁之前，1.0可能是近视、不足，1.0不一定是弱视	自然增长作用：缓冲作用为3~15岁之间眼轴长1mm的发育，-3.0D留出余地	补偿增长作用：曲率的减少，可以补偿眼轴的增长+1.0D补偿0.33mm，眼轴的增长缓冲-1.0D近视	主节点后移：补偿眼轴的增长1mm缓冲+1.0补偿0.33mm，眼的增长缓冲-1.0D近视		补偿作用：晶状体变扁平，可以补偿眼轴的增长1mm缓冲-1.0近视	区别于晶状体的屈光补偿	眼球增长的内动力，过高增加眼球的扩张力	代表眼球壁厚度，较薄使得眼球易于扩张		青春发育期，身高增长10cm，眼轴增长约1mm

七、小结

1. 眼的屈光状态由角膜曲率、眼轴、晶状体屈光力决定。其中晶状体调节时屈光力会变大，使眼球总体屈光力变大，对屈光不正定义时，要排除晶状体调节这个变量，要求在"调节放松"时测量眼的屈光状态。

2. 亚洲人出生时，屈光状态在 +3.00D 左右，随后远视逐渐减低，14 岁以后完成正视化。

3. 青年时期屈光状态稳定，中老年后屈光状态趋于远视化漂移（解释了为什么很多老人说随年龄增加，近视度数降低了）。

4. 散光的变化　白种人出生时多见逆规散光（5 岁后多转为顺规散光），而亚洲人多见顺规散光。40 岁以后眼睑皮肤松弛、压力减少，顺规散光逐渐向逆规散光发展。

5. 了解不同年龄的相关屈光生物参数，对于分析儿童屈光发育档案，预判近视的发生发展很重要。

八、一点感悟

有些角膜曲率平而眼轴长的近视儿童，表现为总体近视度数不高，但因为眼轴长有高度近视眼底改变，有高度近视并发眼底病的风险。这种情况可能就是由于 3 岁前眼轴增长过快，角膜曲率快速平坦化代偿造成的。如果能在 3 岁前对高危的近视眼儿童测量眼轴或许能更早地发现近视进展的"苗头"。

晶状体屈光力的变化（下降）补偿，主要是其前后表面曲率的变化造成的，然而遗憾的是，目前还没有合适的眼球生物测量设备能够精确测量活体眼球的晶状体前后表面曲率。这样就很难预测晶状体对屈光发育的影响。期望能研发这种测量设备，并能早日应用于临床，相信对近视发生发展的研究将会有很大的推动。

人不同的年龄屈光度数是会发生变化的，那就是：

1. 在 3 岁前出现角膜曲率平坦化和晶状体屈光力下降过度补偿眼轴的增长时（即眼轴的增长慢于角膜曲率平坦化和晶状体屈光力下降的速度）。这种情况在多数幼年动物（恒河猴）近视性离焦模型中都可看到：用正镜片造成近视性离焦会诱导这种远视化漂移（但在人没做过此类研究）。同样，对青少年或成年的恒河猴中，因为角膜曲率和晶状体屈光力已经稳定，正镜无法诱导远视化漂移。

2. 45 岁后屈光状态向远视化的自然漂移。对于为什么中老年后屈光状态向远视化漂移，我们理解为，45 岁后晶状体密度增加，而且是不均匀地从周边开始增加（比如年龄相关性白内障，是先从周边开始产生楔形混浊的），所以周边晶状体密度增加或膨胀就像一个撑子一样把中央晶状体的曲率拉平了（就像绣花用的环形撑子，医学上叫张力环，我们姑且称为"张力环作用"，图 7-1-9），这样中央晶状体的屈光力下降，向远视化漂移。

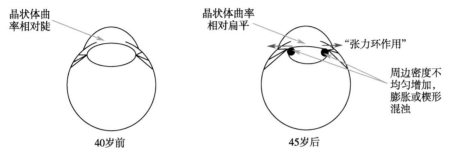

图 7-1-9　周边晶状体密度增加或膨胀产生的"张力环"作用

第二节　屈光发育档案建立方法与解读

　　家长最关心的就是怎样发现儿童"近视的苗头"。传统的做法是，当发现孩子出现视物喜近、头位异常（偏斜）、看电视眯眼现象时就怀疑近视了。然而当上述情况发生时，常常近视已经发生，甚至是高度近视了。临床上首次验光发现近视在 -6.00D 以上的高度近视屡见不鲜。而给儿童建立屈光发育档案则是最好的近视预警方法，应该从 3 岁开始就到正规机构为孩子建立眼屈光发育档案。因此，建立儿童屈光发育档案是儿童预防近视的重要手段。

一、什么是屈光发育档案

　　屈光发育档案就是连续跟踪、检查儿童眼球和身体的发育情况，与同龄儿童正常值对比，当相关的检查指标异常，向近视化发展时，能及时发出"预警"，以引起家长重视采取措施，避免或延后近视的发生；对已近视的儿童则采取措施减缓近视发展，避免发展为高度近视。

　　例如图 7-2-1 中，随着孩子年龄的增长（从 3 岁到 12 岁），其屈光度是不断变化的（从 +2.50D 向 -2.0D 变化）——从远视向近视变化。而这个过程中，视力在屈光度为 0 之前（远视）都表现为正常。而之后，如果眼轴继续增长，则会快速发生近视。就是说，如果只看视力的话，9 岁前都是一样的 1.0 视力，无法看出儿童的屈光发育进程。只有通过睫状肌麻痹验光后获得的屈光度，才能真实反映儿童的屈光发育状况。

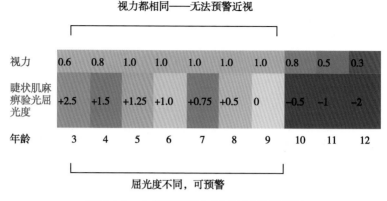

图 7-2-1 儿童裸眼视力相同而屈光度不同

以图 7-2-2 为例更好理解一些：

1. 如果只看视力（红色曲线），会发现近视在孩子 7～8 岁的时候"突然发生了"（视力由 1.0 突然下降到 0.4，红色曲线快速上升，斜率大）。

2. 而如果做屈光发育档案，一直连续记录了屈光度的发育情况（蓝色曲线），就会在 6 岁时（提前 1～2 年发现）发现孩子的屈光度已经比同龄儿童正常值（绿色曲线）偏"近视化了"，达到预警近视的目的（可对照同龄儿童相关指标的正常值，见表 7-1-1）。而此时的视力还是 1.0。所以对于"发现近视"来说，屈光度的变化远远比视力更敏感。

3. 眼轴、角膜曲率则是屈光发育的要素，同样形成近视的"预警防线"，必须同步记录。

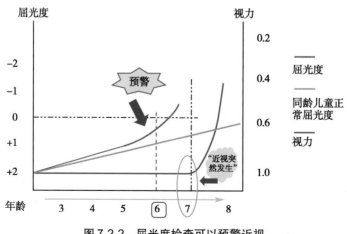

图 7-2-2 屈光度检查可以预警近视

二、屈光发育档案的建立方法

从 3 岁开始,每半年睫状肌麻痹验光一次,把验光度数记录保存。测量眼轴长度、角膜曲率半径、眼压和身高,记录并保存,可以参考表 7-2-1。

表 7-2-1　儿童屈光发育档案记录样表

日期	眼别	裸眼视力	矫正视力	睫状肌麻痹验光屈光度	眼压	眼轴	角膜曲率	身高	备注*
	左								
	右								
	左								
	右								
	左								
	右								

三、屈光发育档案的解读

定期建立屈光发育档案后就可以形成连续的曲线图,家长可以清晰地看到儿童各项屈光发育指标的变化。图 7-2-3 是我们的近视预防系统形成的曲线图,系统自动把每次检查获得的检查数据形成趋势图,家长可在手机移动端查看。各项检查指标的意义和解读如下:

(一)身高

近视的发展和儿童的身体发育(尤其身高)有相关性,身高增加的时候眼轴(近视)也常常增加,记录身高的增长可以参考近视的增长。如果儿童处于"身高快速发育期",可能眼轴也同时处于"快速发育期"也即"近视进展期",家长要密切注意。

(二)睫状肌麻痹验光

通过扩瞳验光获得,是一种对"远视储备"的检查,在"储备不足"或"刚好吃完储备"时及时发现"近视苗头",同时也获得了真实的屈光状态(度数)。

眼的正常生理发育是:随着眼球的发育,眼轴不断增长,屈光状态从远视向正视化发展。所以,儿童保持适量的远视状态是一种近视保护机制,是预防近视的必要储备。如果眼轴发育超前,提前"吃完"远视储备,虽然裸眼视力表达为正常(0.8 以上),但随着眼球的继续发育和眼轴增长,近视将不可避免。随着眼球的发育,眼轴的继续增长,孩子以后很有可能发生近视。虽然目前没有发生近视,但家长要立即重视起来,给孩子做好近视预防,比如充分的户外活动。

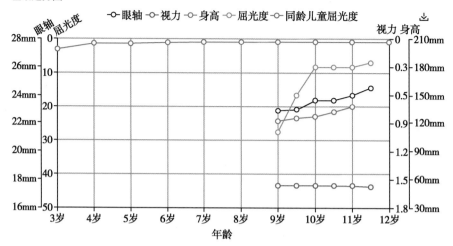

图 7-2-3　儿童屈光发育趋势图

（三）角膜曲率

反映的是角膜表面的形状，角膜曲率要定期测量和记录，并观察角膜曲率的变化。如果角膜曲率过大或变化过快则要考虑排除圆锥角膜。

角膜曲率的平坦 K 大于 46D 时建议优先选择 RGP 验配，如大于 46.4D 则要加做角膜地形图以排除圆锥角膜；如角膜曲率逐年加大或出现斜轴散光变化，更应警惕圆锥角膜。

角膜散光大于 2.5D 时也加做角膜地形图。

（四）眼轴

反映眼球的大小。眼轴越长越近视。眼轴超过 26.5mm 时，发生高度近视眼底病变的风险大幅增加。

眼轴是观察近视进展的客观指标。对于接受角膜塑形治疗的儿童尤其重要，因为角膜塑形后眼球的屈光变化被塑形作用掩盖了，眼轴测量是反映近视变化的一个客观参考指标。但应该注意，并不是一看到眼轴增加就认为近视增加了。即使正视儿童也会随生长发育眼轴增加，不同年龄儿童眼轴增加的速度不同。在第 16 届 IMC（international myopia conference，国际近视眼研究大会）上，Ohio 州视光学院的 Mutti 团队的研究报告，眼轴增长与近视增加的关系与年龄高度相关。他们的研究中，在 8 岁时眼轴每增长 0.33mm 带来 −0.50D 的近视（即 1mm 对应 1.5D 近视），而在 14 岁时眼轴每增长 0.20mm 就可以带来 −0.50D 的近视了（即 1mm 对应 2.5D 近视）。也就是说，年龄越小，每 1mm 的眼轴改变带来的近视增长越少；随年龄增长，每 1mm 的眼轴改变带来的近视增长会变多，最终接近眼轴每增长 1mm 对应近视增加 275 度。所以看儿童眼轴的变化还需要考虑年龄因素，年龄小的儿童看到眼轴增加快的，不一定近视进展就很快。

（五）从眼轴和角膜曲率的组合了解近视的构成

屈光不正是眼轴和角膜曲率"不符合正常比例"的不同组合造成的，比如：

1. 短眼轴与高角膜曲率组合形成的近视。

举例：女，9 岁。

验光：OD−2.50DS——1.0；OS−2.50DS——1.0。

这里我们看到双眼表现为低度近视。

眼轴：OD：22.3mm；OS：22.2mm。

眼轴测量提示短眼轴，应该是远视，与实际的近视情况矛盾。

角膜曲率：OD：49.5D OS：49.5D

角膜曲率过陡峭，不仅吃掉了短眼轴形成的远视储备，还形成了 −2.50D 的近视。

结论：短眼轴 + 高角膜曲率形成的近视，需要排除圆锥角膜，定期复查角膜地形图。

2. 长眼轴与低角膜曲率组合的近视。

举例：男，11 岁。

验光：OD−2.75DS——1.0；OS−2.50DS——1.0。

这里我们同样看到双眼表现为低度近视。

眼轴：OD：27mm；OS：27mm。

眼轴测量提示长眼轴，比正常眼轴长了 3mm 左右，按正常计算应该是 −8.00～−9.00D 的近视，但验光结果表现为低度近视。

角膜曲率：OD：38.5D OS：38D

角膜曲率过平坦，与正常 43D 的角膜曲率相差约 5D，会抵消因眼轴带来的轴性近视，所以验光结果表现为 −2.75D 近视。

进一步眼底检查发现高度近视眼底改变。嘱平时避免剧烈运动，定期跟踪眼底变化，防止高度近视眼底并发症，如视网膜周边格栅样变性、裂孔等。

结论：长眼轴 + 低角膜曲率形成的低度近视，验光不能发现其高度近视眼底的问题。由于过平坦的角膜曲率掩盖了高度近视的表象，使之表面上看是低度近视，却与高度近视患者一样存在视网膜并发症的风险。

3. 从眼轴和角膜曲率的组合发现调节痉挛的情况。

举例：女，11 岁，近视 3 年，近 3 个月视力下降明显。

验光：OD：−8.00DS——1.0；OS：−8.25DS——1.0。

眼轴：OD：25.5mm；OS：25.5mm。

眼轴较正常稍长，比正常长 1.5mm 左右，应该带来 −4.00～−4.50D 近视。

角膜曲率：OD：44.5D@180　45D@90　OS：44D@180 44.5D@90

角膜曲率比正常 43～44 多 0.5～1D，应该带来 −0.50～−1.00D 近视

把角膜曲率和眼轴的检查数据大概组合测算后，发现近视应该在 −5.50D 左右，但实际结果却相差 2.50D 近视。

充分睫状肌麻痹验光，结果为：OD：−6.00DS——1.0；OS：−6.25DS——1.0。

结论：影响近视的眼球形态因素除了角膜曲率和眼轴，另一个重要因素就是晶状体。角膜曲率和眼轴检查数据的组合可以大概判断验光结果，当按眼轴和角膜曲率检查结果推算的屈光度与验光结果有较大差异时，需要排除晶状体调节因素对屈光状态的影响。

（六）眼压

眼压是眼健康的基本检查，如果眼压高需要密切观察，甚至需要进一步排除青光眼。

（七）发现视力"正常"，但屈光异常的情况

如果仅做视力检查，而不做屈光检查，会遗漏很多"视力好"，而其实是需要戴眼镜的情况，比如：

1. 散光　一些低度散光眼，可以通过"眯眼"的方法提高裸眼视力。−3.00D 的散光眼也可以通过"眯眼"视力达到 0.8，而正常睁大眼看的情况却仅 0.4。

2. 远视眼和视疲劳　远视眼可以通过晶状体的调节代偿，所以一般视力检查常常发现不了。但中度的远视却常常伴有视疲劳表现，通过规范的验光检查能发现和处理这些远视的情况。

3. 圆锥角膜　是一种角膜疾病，青少年好发。简单的视力检查或验光发现不了，常常造成贻误病情的情况，但在建立屈光发育档案的过程中通过发

现异常角膜曲率,进行角膜地形图检查而早诊断、早治疗。

四、小结

建立儿童屈光发育档案是近视的监控机制。

定期进行睫状肌麻痹验光,测量眼轴、角膜曲率很重要。

建立屈光发育档案时做睫状肌麻痹验光不是为了验配眼镜,只是为了记录眼球的屈光发育状态。

第三节　屈光发育档案的大数据分析

屈光发育档案不仅对个体有近视预防预警的作用,而且对群体档案的大数据分析也有非常高的价值。

传统的视力普查或眼科相关流行病学调查中,调查数据结果的分类分析方法一般有2种。一种是按"眼"分类。比如《全国学生体质健康状况调查研究工作手册》中,对视力低下的分类标准是:4.9(0.8)为轻度视力低下,4.6～4.8(0.4～0.6)为中度视力低下,低于4.5(0.3)为重度视力低下。这种分类是对单眼而言的。

另一种是按"人"分类,是按任一眼裸眼视力低于某一标准,如1.0(国内多数是1.0,国际上多数是0.5)为视力不良者的检出标准进行分类。这种方法把调查对象分为两大类:双眼裸眼视力都大于等于1.0的视力正常人群和任一眼裸眼视力低于1.0的视力不良人群。虽然是以"人"来分类的,但简单地把裸眼视力低于1.0的庞大人群定为一类了。

现多数文献都是以"眼"的视力区间进行分类,没有对患视力低下眼的"人"进行视力区间的细分。比如:仅报告视力在某区间的有多少"眼",而不报告在不同视力区间有多少"人"。然而上述2种分类方法在实际工作中却都不容易定位到视力有问题的个体。如果对屈光发育档案的群体数据按以下方法重新分类,则可以把低于1.0视力的人群进一步细分,从而做更细致的分析研究。

以双眼中裸眼视力较差眼(以下称为差眼)的视力来分类,把视力普查结果按"人"分类,把低于1.0视力的人群进一步细分。比如按如下标准分为5组:

1组:差眼视力在0.1以下。

2组:差眼视力在0.1～0.25区间。

3组:差眼视力在0.3～0.5区间。

4组:差眼视力在0.6～0.8区间。

5组:双眼视力均在1.0或以上。

差眼视力在不同区间的人群，在近视防控的处理强度和方法方式上有差异，按"人"细分可以对不同情况的人群提出更有针对性的处理、防控方式，更具临床指导意义。当然，这种分类方法也适用于屈光度区间范围的分类或筛选。比如：按双眼中屈光度较高眼的屈光度（可称为差眼屈光度）在 −3D 以内、−3～−6D、−6.25～−9D、−9.25D 以上分组。可以定位到不同程度的近视个体，并有针对性地提出不同强度的近视预防或控制干预方案。也可以用于低视力调查分类。比如 WHO 2003 年制定的新的盲与低视力的分级标准，按双眼中好眼（差眼改为好眼）日常生活视力分类：轻度或无视力损害（0 级）：视力≥0.3；中度视力损害（1 级）：0.1～0.3；重度视力损害（2 级）：0.05～0.1；盲3：0.02～0.05；盲4：LP～0.02；盲5：NLP。

按这种以"人"来做的分类，可让我们从屈光发育档案的大数据中，重点关注或研究那些裸眼视力差而未戴镜及可能由于眼镜验配不当或器质性病变而戴镜视力不好的对象，更具临床指导意义。

以下是我们常用的一些分析表结构（表 7-3-1～表 7-3-4），供大家参考：

表 7-3-1　近视总览

	总体近视比例	戴镜人数	近视眼的戴镜比例	戴镜后差眼不达 1.0 人数	戴镜后差眼视力不达 1.0 的比例
幼儿园（3～6 岁）					
小学低年级（7～9 岁）					
小学高年级（10～12 岁）					
初中（13～15 岁）					
高中（16～18 岁）					
总体					

表 7-3-2　裸眼视力分布

	裸眼视力				
	双眼视力均在 1.0 或以上	差眼视力在 0.6～0.8 区间	差眼视力在 0.3～0.5 区间	差眼视力在 0.1～0.25 区间	差眼视力在 0.1 以下
幼儿园（3～6 岁）					
小学低年级（7～9 岁）					
小学高年级（10～12 岁）					
初中（13～15 岁）					
高中（16～18 岁）					
总体					

表7-3-3　屈光度分布

	差眼近视程度（睫状肌麻痹验光）-等效球镜度			
	差眼近视 <−3.00D	差眼近视 −3.00～−6.00D	差眼近视 −6.25～−9.00D	差眼近视 −9.25D 以上
幼儿园（3～6岁）				
小学低年级（7～9岁）				
小学高年级（10～12岁）				
初中（13～15岁）				
高中（16～18岁）				
总体				

表7-3-4　弱视筛查率

	双眼弱视初步筛查标准： 年龄≤3岁：双眼视力小于0.4（20/50） 年龄≥4岁：双眼视力小于0.5（20/40） 年龄≥5岁：双眼视力小于0.6	单眼弱视初步筛查标准： 双眼矫正视力之间的差别≥2行；视力差的眼为单眼弱视	弱视初步筛查总人数	初步筛查弱视筛出率
幼儿园（3～6岁）				
小学低年级（7～9岁）				
小学高年级（10～12岁）				
初中（13～15岁）				
高中（16～18岁）				
总体				

为了方便快速检索和统计，实际工作中我们使用自主开发的软件（醒目·青少年近视预测预警系统）来进行（图7-3-1）。

运用下来的确大幅度提高了统计效率。在软件中可按下述条件自行设置检索（图7-3-2）：

- 按完成筛查的时间段查询。
- 按年龄段查询：可以自定义，建议设置：幼儿园（3～6 岁）小学低年级（7～9 岁）；小学高年级（10～12 岁）；初中（13～15 岁）；高中（16～18 岁）。
- 按性别检索：可了解男女近视患病率、屈光发育规律是否不同。

通过上述条件设定，我们可以快速获得不同条件下、不同年龄组的下述数据分布（图 7-3-3），并形成构成比饼图（图 7-3-4），包括：

1. 差眼视力分布。
2. 戴镜比例，戴镜视力分布。
3. 屈光度分布。

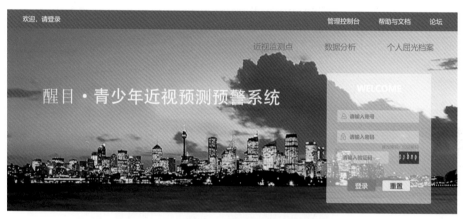

图 7-3-1　醒目·青少年近视预测预警系统

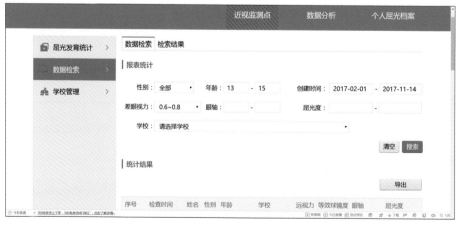

图 7-3-2　选择筛选条件

4．近视进展情况　眼轴增长过快（0.3mm/年）/屈光度增长过快（0.5D/年）者人数和占比。

5．弱视初筛查情况。

此外，国家卫生健康委办公厅、教育部办公厅、财政部办公厅2018年10月27日印发了《关于开展2018年儿童青少年近视调查工作的通知》，其中提到：近视筛查标准为：裸眼视力<5.0且非睫状肌麻痹下电脑验光等效球镜度数<-0.50D。软件设计也结合了国家近视筛查标准自动统计近视筛查率（图7-3-3）。

单位				总人数			
项目	分项	说明	人数	比例	男女比例	分布图	具体人群
筛查建档数		来监测点建档人数					明细
近视筛查率	裸眼视力<5.0(小数视力1.0)且等效球镜度数<-0.50D	非睫状肌麻痹下电脑验光					明细
裸眼视力	双眼1.0以上					图表	明细
	差眼0.6-0.8						明细
	差眼在0.3-0.5						明细
	差眼在0.1-0.25						明细
	差眼在0.1以下						明细
	视力不良率						明细
戴镜人群	总数	戴镜矫正视力				图表	明细
	双眼1.0以上						明细
	差眼0.6-0.8						明细
	差眼在0.3-0.5						明细
	差眼在0.1-0.25						明细
	差眼在0.1以下						明细
近视人群（睫状肌麻痹验光下等效球镜度）	差眼近视-0.75~-3.0D	差眼近视程度				图表	明细
	差眼近视-3.25~-6D	差眼近视程度					明细
	差眼近视-6.25~-9D	差眼近视程度					明细
	差眼近视-9.25D以上	差眼近视程度					明细
近视眼中戴镜情况	近视眼中的戴镜人数					图表	明细
	近视眼的戴镜人群中视力不达1.0人数						明细
近视进展程度过快	眼轴增长（>0.3mm）					图表	明细
	等效球镜度每年增长超过0.5D						明细
	等效球镜度每年增长1.0D						明细
弱视筛查	弱视初步筛查总人数					图表	明细
	双眼弱视初步筛查						明细
	单眼弱视初步筛查						明细

图7-3-3　屈光检查筛查汇总表

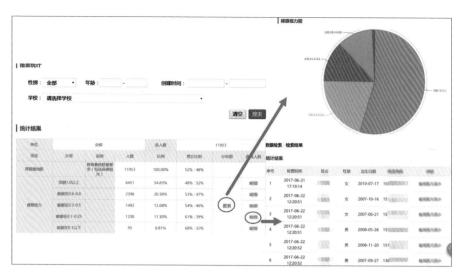

图 7-3-4 构成比饼图和查看明细

在实际工作中,通过上述分析,能提供给学校、社区等相关领导的一个屈光不正的"全景"分布图,为我们临床近视防控工作做细致的背景分析和近视防控效果分析。

第四节 儿童屈光发育档案记录示例

以下是我们设计的儿童屈光发育档案记录表(表 7-4-1～表 7-4-4),供参考。

表 7-4-1 基础信息

信息卡号:			来院方式:	
姓名:		性别:	出生年月:	
Email:			职业:	
方便联系时间:			联系电话:	
地址:			二维码:	

身高:_____ 体重:_____

表 7-4-2 屈光检查

视力 (小数视力)	裸眼远 视力	戴镜远 视力	针孔视力	裸眼近 视力	戴镜近视力
右					
左					

表 7-4-3　睫状肌麻痹验光

	睫状肌麻痹后电脑验光			睫状肌麻痹检影验光			
	球镜	柱镜	轴向	球镜	柱镜	轴向	矫正视力
右							
左							

表 7-4-4　眼压、眼轴、角膜曲率

			角膜曲率			
	眼轴（mm）	眼压（mmHg）	平坦曲率（K值）	轴向	陡峭曲率（K值）	轴向
右						
左						

第 八 章

||||||||||||||||||||||||||||

视功能检查

第一节　立体视觉检查

立体视觉是人类的一种高级视功能，是双眼观察景物能分辨物体远近形态的感觉，是感知物体立体形状及不同物体相互远近关系的能力。立体视觉检查对于双眼视功能异常、屈光不正、视疲劳等眼部疾病的诊断和治疗的评价极有作用。在我国，据不完全统计，立体盲的发生率超过 2%，立体视觉异常高达 30%，在临床上双眼视觉和立体视觉异常的患者比白内障、青光眼的患者总数还要多。

临床上立体视觉检查用于各种斜视、弱视、屈光参差、视疲劳等多种眼病的诊断检查和疗效评估，用于评价人工晶状体植入手术、角膜屈光手术及医学验光的质量；还可用于选拔飞行员、司机，高空作业、精密仪器制造、集成电路安装人员、显微手术医生、运动员、3D 视频从业人员和各种特种兵等的测评。

临床上常常使用人民卫生出版社出版的立体视觉检查图和 Titmus 立体视觉检查图谱检查。我们编写的操作方法如表 8-1-1、表 8-1-2，供参考。

注：人民卫生出版社出版的立体视觉检查图，是我国自主创新的独立知识产权的发明，该图谱的特点是：①去镜化：使用 3D 光栅，检查时不需要戴红绿或偏振眼镜；②大视野：强化了视差刺激，视差成倍增加，筛查图是一图多层图像，视差像素刺激强度成倍增加；③低噪声：将随机点图伪装像大幅弱化，降低了干扰刺激。图谱提高了立体盲诊断的准确性，比当今国际备受推崇的 TNO、Randot、Lang 和 Titmus 等经典版本领先。

表 8-1-1　立体视觉检查图的操作使用（人民卫生出版社）

立体视觉检查图（人民卫生出版社）
注意事项
检查在良好的自然光线下进行，距离为 40cm，凡有屈光不正或老视者，应同时戴屈光矫正眼镜

立体视觉检查图（人民卫生出版社）

检查步骤

将图平放在桌上或双手持图，注意力集中，双眼固视图的中央

必要时可用双手上下左右微微晃动图板，调整最佳方向

若高频率使用，为减少频频翻页，还可以将四块图板从金属套环中单独分离出来，快捷省时方便地进行检查

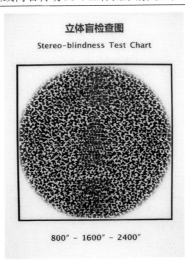

首先使用 800″～1600″ 立体盲检查图进行立体视觉定性测定

正常人对立体视觉反应时间存在个体差异，大多数正常人在 1 分钟内可见一清晰图形从背景上跃然而起，前后立体层次分明

当遮挡一眼或将图板从左或向右转动 90°，立体图形消失，即可确认具有立体视觉功能

续表

立体视觉检查图（人民卫生出版社）
可使用 800″～1600″～2400″ 立体盲检查图进一步验证 若多次重复检查均不能通过，应疑诊立体盲

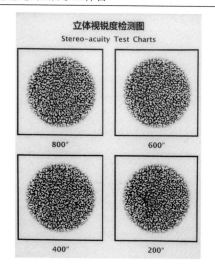

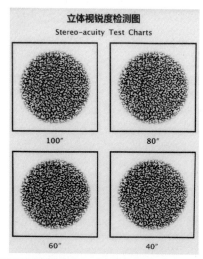

通过立体盲定性检查后，紧接着进行立体视觉定量测定

先从 800″ 开始，被检者可见一个清晰图形漂浮在背景之上

待确认通过后，再按视差大小顺序继续进行检查，随着视差递减，凸起高度越来越低

参考值

正常的立体视觉锐度是≤60″；80″～200″ 为黄斑立体视觉；300″～800″ 为周边立体视觉

目前国际尚无立体盲统一诊断标准，国内认同不能通过 800″ 者，视为无立体视觉即立体盲

表 8-1-2　Titmus 立体视觉检查图

Titmus 立体视觉检查图

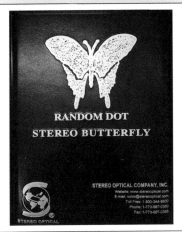

注意事项

检查在良好的自然光线下进行并避免反射在闪亮的表面上

检查距离为 40cm

凡有屈光不正或老视者，应同时戴屈光矫正眼镜

将图平放在桌上或双手持图，注意力集中，双眼注视图的中央

在不使用时，请将图册保存在阴凉干燥的地方，高温和潮湿会导致褪色

不要直接在测试或 3D 观看器上喷洒液体，如果需要清洁，使用柔软微湿的布

检查步骤

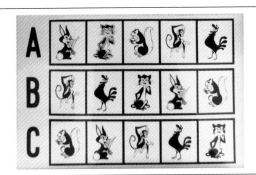

动物系列

动物系列有助于年幼儿童的测试：每一行有五只动物，其中有一只动物是背景上跃然而起，前后立体层次分明的，指导被试者选出这个有立体感的动物

检查方法

手指在测试的一排图片组问被试者："五只动物中是否有一只离你最近呢？"

如果他／她这一排没有找出，但在下一排看出了立体图案，请让他／她再次尝试上一排是否能看出立体的图案，以确定他／她是否能做到这一点立体辨别的能力，或者只是猜测出下一排的答案

续表

Titmus 立体视觉检查图

随机点立体视觉

随机点立体视觉也称为中央立体视觉,特别适用于幼儿检查,隐藏在随机点中的是蝴蝶图案,可被判断和识别

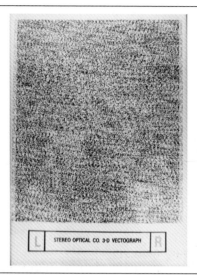

检查方法

指导被试者找出隐藏在随机点图中的蝴蝶图案

如果被试者没有判断出来要耐心,不要太快作出儿童没有立体融合功能的判断

可以给被试者研究探索一下,给他/她一些鼓励和建议

可能是由于沟通困难,而并非视觉问题不能判断,需要帮助被试者理解并鼓励指出,而不是仅仅依靠口头反应

参考值

这只蝴蝶展示了三个不同水平的立体视觉

顶部的翅膀上——2000 弧秒

底部的翅膀——1150 弧秒

腹部——700 弧秒

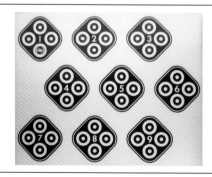

续表

Titmus 立体视觉检查图

立体测试圆：提供了测试的精细分级序列，是一个渐变系列，测试立体视觉的精细深度
每个方块内有四个圆圈，只有一个圈有一定程度的交叉视差，表现出程度不同的立体感

检查方法

从 1 号开始对被试者说："看看四个圆圈，告诉我哪个更靠近你，是上、下、右或左的圆圈?"继续下去直到被试者放弃，或者连续错误两次

如果被试者错误一次，然后下一个又正确了，可以让他 / 她再次尝试前面错误的一个图案，以确定是否可以达到这一水平的立体视觉，或只是猜测的

记录最后一个选择正确的图案得分，得分参照图谱背面的图表（表 8-1-3、表 8-1-4），记录立体视觉水平

立体视觉检查得分表（翻译对照见附录）

参考值

眼科临床立体视觉检查结果根据视差大小级别分为

<60″ 为中心凹立体视觉（正常值）

80″～200″ 为黄斑立体视觉

300″～3000″ 为周边立体视觉

目前国际尚无立体盲统一诊断标准，国内认同不能通过 800″ 者，视为无立体视觉即立体盲

附：Titmus 立体视觉检查得分表翻译对照

Butterfly stereotest

蝴蝶图立体视觉检查

This butterfly presents three different levels of gross stereopsis.

蝴蝶呈现出三种不同程度的立体视觉。

Top of upper wings——2000 seconds of arc

上翼视差大小为 2000"

Bottom of lower wings——1150 seconds of arc

下翼视差大小为 1150"

Tip of abdomen——700 second of arc

腹部尖端处视差大小为 700"

表 8-1-3 Stereotest-animals

其他动物的立体视觉检查

Stereotest-animals 动物系列立体视觉检查		Approximate scores 大致占比		
Test 检查图	Correct answer 正确答案	Angle of stereopsis at 16 inches 40cm 视差大小	Shepard percentage 谢巴德百分数	Verhoff distance 维霍夫距离
A	Cat 猫	400 seconds 400"	15%	.1
B	Rabbit 兔子	200 seconds 200"	30%	.2
C	Monkey 猴子	100 seconds 100"	50%	.3

表 8-1-4 Stereotest-circles

圆环立体视觉检查

Stereotest-circles 圆环立体视觉检查		Reference distance constant 15 minutes of arc 参考距离常数 15 分弧
Test 检查	Correct answer 正确答案	Angle of stereopsis at 16 inches 40cm 视差大小
1	Bottom 下面	800 seconds 800"
2	Left 左边	400 seconds 400"
3	Bottom 下面	200 seconds 200"
4	Top 上面	140 seconds 140"
5	Top 上面	100 seconds 100"
6	Left 左边	80 seconds 80"
7	Right 右边	60 seconds 60"
8	Left 左边	50 seconds 50"
9	Right 右边	40 seconds 40"

第二节 色 觉 检 查

色觉是视觉功能的一个基本而重要的组成部分，是人类视网膜锥细胞的特殊感觉功能。正常人视觉器官能辨识波长 380～780nm 的可见光，由紫、蓝、青、绿、黄、橙、红 7 色组成。当不同波长的光线入眼时，可引起敏感波长与之相符或相近的视锥细胞发生不同程度的兴奋，于是在大脑产生相应的色觉。

随着科学技术和生产力的发展，人们越来越重视颜色科学研究及应用，因此在选录人员和征兵、招工、招生时，有必要作色觉检查。如缺乏色觉或色觉不正常，就是色盲或色弱，通常由于遗传或后天眼病造成的对色觉感知功能低下。常用人民卫生出版社出版的《色盲检查图》(第 6 版)检查色觉异常，我们编写的检查方法见表 8-2-1，供参考。

注：人民卫生出版社出版的第 6 版《色盲检查图》，是我国自主创新的独立知识产权的发明，该图谱的特点是：①总结五十余年来的颜色视觉研究和经验，结合现代技术运用编绘；②符合国防部(征兵)、国家教委(招生)及各类技术培训前的体格检查标准；③征求和满足了最多量的使用者的意见和愿望，在保留了 5 版图谱所有功能的基础上，对图谱作了新编排：快速、准确、易掌握和诊断标准化，并且通用性强；④按 GIE 国际标准给定了单色图组中的单色标准。

表 8-2-1　色盲检查图(人民卫生出版社，2017 年第 6 版)**检查方法**

检查图依据功能分划为四组：①通用图组(01～30 号图，判别色觉异常程度)；②单色图组(31～35 号图，判别单色功能)；③功能图组(37～43 号图，判别色觉异常性质)；④后天性图组(44～48 号图)

注意事项

1. 在明亮的自然弥散光下(避免日光直接照射图面)进行色觉检查
2. 被检者双眼距离图面 60～80cm，也可酌情予以增加或缩短，但不能超过 40～100cm 的范围。检查中不得使用有色眼镜和有色的角膜接触镜

检查步骤

1. 一般先用"示教图" 01 号图教以正确读法。如被检者已知读法，就可以正式开始检查
2. 每一被检者在 02～30 号图内，随机、快速(每张在 5 秒之内)判读不少于 5 张，如能全部顺利准确读出，可判为色觉正常者而予通过；若遇判读迟疑、错读(读不出)和怀疑背诵者，则须再按下列第 3 项进行详细检查

续表

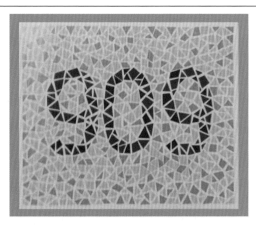

01 号图

3. 对以上可疑色觉异常者,再从 02～30 号图通用图组内抽选不少于 10 张图,让被检者以每张 5～10 秒的速度再读,予记录并分析,作出色觉功能程度的诊断:对于通过率 ≤20% 为色盲(Ⅰ级);≤40% 为色盲(Ⅱ);≤60% 为色弱(Ⅲ);≤80% 为色弱(Ⅳ);对于错读 1 张者,可能是读图能力较低或是极轻度的色觉异常,往往不影响学习与工作,原则可视为正常通过

注:

(1) 对已诊断为色觉异常者,还需使用功能图(37～43 号图)和(或)29、30 号图进行色觉异常性质的检查,作出红绿色盲、红、绿色盲(色弱)或其他诊断(详见图表说明)。一些体检标准不要求对色觉异常性质作出诊断,则本项可以省略

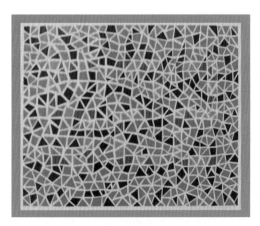

37 号图

(2) 对已诊断为色盲(≥Ⅱ级),可依据体检标准,再使用全部单色图组(31～35 号图)进行单色功能检查。检查者任指一色块,令被检者(已检查出是色盲者)辨读出是什么颜色。如能全部正确辨读出红、黄、绿、蓝、紫等五单色图,则判为单色检查通过,即单色正常;有任一单色未能正确读出,则判别为单色异常

续表

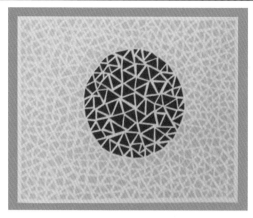

31号图

注意事项

1. 对颜色分辨能力要求高的专业可采用适当增多图幅来做精细色觉检查
2. 不推荐在人工照明条件下检查。但实践中，用此检查图在日光灯下检查和自然光下检查进行比对，其结果无明显差异
3. 此检查图中绝大部图页可以颠倒（旋转180°）使用，使图幅有效增加近一倍
4. 色盲者如戴了适当的有色眼镜（滤色片），如棕色或红色镜片的眼镜，也可正确地读出许多检查图，但不能读出全部图
5. 对怀疑疾病性色觉异常者，必须还要作裂隙灯、眼底等眼科检查，以明确疾病性质和程度

检查须知：检查者在检查前，必须熟悉所采用的色觉检查图的性质和使用方法，仔细阅读说明书，了解各个图的用法及意义。这样会使检查工作进行得又快又准确。注意不要对被检者随意提出过高的要求，应该参照被检者的年龄、文化程度和反应灵敏度及有否作假来作出诊断。为防记忆背诵，检查图可随机颠倒（旋转180°）进行检查或重复检查

第三节　Worth 4 dot 检查

表 8-3-1 是我们编写的 Worth 4 dot 检查的评分表，供参考。

表 8-3-1　Worth 4 dot 检查评分表

Worth 4 dot 检查	分数（90分合格）
准备工作	**15**
（1）被检者配戴惯用眼镜	5
（2）被检者配戴红绿眼镜，红色镜片置于右眼，绿色镜片置于左眼	5

Worth 4 dot 检查	分数（90 分合格）
（3）检查者打开 Worth 4 点视标，进行远距检查。把 Worth 4 点灯放置在近处（40cm）检查可以发现中心抑制点 	5
检查患者远、近处的平面融像	
操作步骤	**40**
（1）投放 Worth 4 点视标，其中红点在上、白点在下	5
（2）询问患者看到几个光点	5
（3）如果患者说看到 4 个光点，提示患者有正常平面融像	5
（4）如果患者说看到 2 个红色光点，提示患者只用右眼注视，左眼抑制	5
（5）如果患者说看到 3 个绿色光点，提示患者只用左眼注视，右眼抑制	5
（6）如果患者说看到 5 个光点，继续询问患者绿点的位置方位，是在红点的右边、左边、上方还是下方	5
（7）根据患者反馈，判断患者双眼视轴关系。如果红点在绿点右边，提示患者眼睛内斜。如果红点在绿点左边，提示患者眼睛外斜。如果红点在绿点上方，提示患者左眼上斜。如果红点在绿点下方，提示患者右眼上斜	10
测试中心抑制（患者在 40cm 有正常平面融像时才做）	
操作步骤	**35**
（1）举着 Worth 4 点灯距离患者 40cm 远，其中红点在上、白点在下	5
（2）引导患者继续注视 Worth 4 点灯，当看到的 4 个光点变成 2 个或者 3 个立刻报告检查者	5
（3）慢慢使视标远离患者。告知患者当看到光点数量变化时则立刻报告检查者	5
（4）当患者报告光点数目有变时，稍停并测量此时的距离。如果在3m 患者依旧看见 4 个光点，则停止检查，记录 3m，无抑制	10

续表

Worth 4 dot 检查	分数（90分合格）
（5）判断受抑制的眼睛。遮住患者未抑制眼，询问抑制点是否再出现，如果出现，则抑制点只发生在双眼视时。如果抑制点没有出现，则患者有单侧性抑制点	10
结果记录	**10**
（1）记录检查距离，记录是否出现复视或抑制，如有复视需记录斜视类型，如有抑制需记录眼别 如：Worth 4 点灯：5m 融像正常；40cm 融像正常 Worth 4 点灯：5m 融像正常；40cm 左眼抑制 Worth 4 点灯：40cm 复视，内斜伴右眼上斜	5
（2）记录抑制发生距离、抑制的眼别，当未抑制眼被遮盖时，记录抑制点是否再现 如：Worth 4 点灯：40cm 融像正常，3m 无抑制 Worth 4 点灯：40cm 融像正常，2m 左眼抑制，当遮盖右眼（未抑制眼）时，抑制点出现	5
合计	**/100**
	考官签名：_____

第四节　调　节　检　查

临床上常用的调节检查包括：调节幅度（推进法 / 负镜片法）、调节灵活度、负 / 正相对性调节、融合性交叉柱镜检查。下面各表（表 8-4-1～表 8-4-5）是我们编写的检查操作标准，供参考。

表 8-4-1　推进法测量调节幅度测量

推进法测量调节幅度（单眼 / 双眼）	分数（90分合格）
准备工作	**20**
（1）调整综合验光仪的屈光度为被检者视远矫正屈光度	5
（2）将综合验光仪调到视近的状态	5
（3）将视近卡置于40cm 处	5
（4）充足照明，注意光线不要投射到被检者的眼睛	5
操作步骤	**75**
（1）遮盖被检者的左眼，检查右眼的调节幅度	5
（2）让被检者注视视近卡上最佳矫正近视力上一行视标并保持视标清晰	10

续表

推进法测量调节幅度（单眼/双眼）	分数（90分合格）
（3）慢慢将近视力表向被检者移近，并要求被检者一旦发现视标稍有模糊时立即报告，再鼓励被检者尽量使视标变清晰，直至被检者报告视标变模糊后不能回复清晰为止，退回到清晰临界点 	10
（4）记录近视力表与眼镜平面的垂直距离，即为调节近点。线性距离的倒数即为屈光力，即代表被检眼的调节幅度	10
（5）遮盖被检者右眼，并重复第（2）～（4）步骤检查其左眼的调节幅度	30
（6）对于调节很强的受试者，在综合验光仪上即使把近视力表推到尽头，受试者仍然能看清视标，这时需要用调节尺测量器 	10
结果记录	**5**
记录所用的方法和所测得的调节幅度（分别记录左、右眼） 如：调节幅度（AMP）OD：7D OS：7D（推进法） 正常值　最小调节幅度：15-0.25×年龄（单眼）	5
合计	**/100**
	考官签名：_____

表 8-4-2　负镜片法测量调节幅度测量

负镜片法测量调节幅度（单眼/双眼）	分数（90分合格）
准备工作	**20**
（1）调整综合验光仪的屈光度为被检者视远矫正屈光度	5
（2）将综合验光仪调到视近的状态	5
（3）将视近卡置于40cm处	5
（4）充足照明，注意光线不要直接投射到被检者的眼睛	5
操作步骤	**75**
（1）遮盖被检者的左眼，检查右眼的调节幅度	5
（2）嘱被检者注视视近卡上最佳矫正近视力上一行视标并保持视标清晰	5
（3）跟被检者的解释工作："请你看着这一行的字母，可以看得清楚吗？我会在你眼前加一些镜片，如果你还能看得清楚，请说'清楚'；如果开始变模糊，请说'模糊'"	10
（4）逐步在右眼前加负镜，每次0.25D。每次加镜都要询问，清楚才继续加；每次需要给被检者2～5秒看清视标，继续增加负镜直至被检者不能看清视标并且视标持续模糊，退回上一个能看清的镜片，记录屈光度作为终点	10
（5）所增加的负镜片总数（取绝对值）加上工作距离的屈光度（-2.50D）作为调节幅度的量	10
（6）遮盖被检者右眼，并重复第（2）～（5）步检查其左眼的调节幅度	35
结果记录	**5**
记录所用的方法和所测得的调节幅度（分别记录左、右眼）	5
合计	**/100**
	考官签名：_____

表 8-4-3　调节灵活度测量

调节灵活度检查	分数（90分合格）
准备工作	**20**
（1）被检者配戴矫正眼镜，或者用试镜架代替	10
（2）在充足照明下，让被检者将阅读材料拿到眼前40cm处	10
操作步骤	**75**
（1）跟被检者的解释工作："请你看着卡上面的字母/文字，可以看得清吗？我会在你眼前加一块镜片，一开始可能会有些模糊，当字体变清楚，就像现在这么清晰的时候，请你读出来，注意一定要完全清楚了才读"	10

续表

调节灵活度检查	分数（90分合格）
（2）给被检者试做：先将反转拍 +2.00D 的一面加在被检者眼前，问被检者可否看得清，当被检者说看清了，让被检者读出第一格字母；然后将反转拍 −2.00D 的一面加在被检者眼前，问被检者可否看得清，当被检者说看清了，让被检者读出第二格字母 	10
（3）跟被检者的解释工作："请依次地读下去，我会计时 1 分钟"	5
（4）将反转拍的 +2.00D 面于被检者双眼前，同时开始计时	5
（5）到达 1 分钟后停止，检查被检者读到第几格，其数值的一半即为 1 分钟内反转拍翻转的循环数（一个循环＝翻转 2 次）	5
（6）记录 1 分钟内共有多少个循环（测试过程若发现一眼无法看到阅读物，则说明存在单眼抑制，作好记录；如果被检者 60 秒内可以翻转 8 周或以上，记录实际的完整翻转周数）	5
（7）拿开阅读片	5
（8）遮盖被检者左眼，按上述步骤检查右眼，1 分钟时间结束，记录 1 分钟内共有多少个循环数	15
（9）遮盖被检者右眼，按上述步骤检查左眼，1 分钟时间结束，记录 1 分钟内共有多少个循环数	15
结果记录	**5**
记录单、双眼 1 分钟内的循环数，记录视物有困难的球镜，如果双眼调节灵活度检查时存在单眼抑制，记录被抑制的眼别	5
如：调节灵活度 OU：4cpm（正镜通过困难）OD：12cpm OS：11cpm 调节灵活度 OU：3cpm（负镜通过困难）OD：4cpm（负镜通过困难）OS：3cpm（负镜通过困难） 正常值：双眼：8cpm 单眼：11cpm 单眼检查时，两眼的检查结果相差不超过 4cpm	
合计	**/100**
	考官签名：_____

表 8-4-4　负 / 正相对性调节检查

正相对调节和负相对调节检查	分数（90 分合格）
准备工作	**15**
（1）在综合验光仪上调好被检者的屈光不正度，如是老视者则应加上近附加	5
（2）在明亮照明下将近视力表放在视近杆的 40cm 处	5
（3）将综合验光仪调到视近状态，并保证双眼同时打开	5
操作步骤	**70**
（1）指引被检者注视近视力表上最佳视力的上 1～2 行视标（由于检查的终点判断是视标变模糊，所以要确保在检查开始时视标是清晰的。如果检查开始时视标看不清晰，则以每次 +0.25D 的速度增加正球镜，直至被检者报告视标变清晰，如果增加正镜后视标仍看不清晰，那该项检查就不再进行下去了）	10
（2）先检查 NRA：双眼同时增加正镜片（以 +0.25D 为增率）直至患者首次报告视标持续模糊（"首次"是指被检者注意到视标变模糊但仍能阅读出来），也就是当被检者努力看都不能看清，或一会儿清一会儿模糊的时候，退回上一组能看清的镜片，以此屈光度作为终点	10
（3）记录在视远度数或近附加度数的基础上所加的正球镜的总和	10
（4）将综合验光仪的度数重新调整到起始度数	10
（5）再次确保被检者能将眼前的视标看清晰	10
（6）开始做 PRA，双眼同时增加负镜片（以 −0.25D 为增率）直至被检者首次报告视标持续模糊（"首次"是指被检者注意到视标变模糊但仍能阅读出来），也就是当被检者努力看都不能看清，或一会儿清一会儿模糊的时候，退回上一组能看清的镜片，以此屈光度作为终点	10
（7）记录在视远度数或近附加度数的基础上所加的负球镜的总和	10
结果记录	**15**
（1）记录所用的初始近附加度数	5
（2）记录所测得的负相对调节所用的正球镜和正相对调节所用的负球镜	10
如：NRA：+2.25D；PRA：−2.50D，视远屈光度 NRA：+1.00D；PRA：−1.00D，近附加度数：+1.25D 正常值： 正常非老视者：NRA：+2.00D±0.50D　PRA：−2.50D±1.00D 老视者：变化较大，但是近附加和 NRA 的总量不超过 +2.50D，当老视近附加合适时，NRA 和 PRA 的绝对值应该是相等的	
合计	**/100**
	考官签名：_____

表 8-4-5　融合性交叉柱镜检查

融合性交叉柱镜（FCC）检查	分数（90 分合格）
准备工作	**30**
（1）调整综合验光仪的屈光度为被检者远用矫正屈光度	5
（2）将综合验光仪调至视近的状态	5
（3）双眼内置辅镜调整为 ±0.50D 交叉圆柱透镜	5
（4）将 FCC 视标置于视近杆 40cm 处，照明光线调暗	10
（5）注意在整个检查过程中被检者保持双眼都打开	5
操作步骤	**60**
（1）请被检者看着前面的横线和竖线，比较一下横线清楚还是竖线清楚，还是差不多	10
（2）如果被检者报告竖线比横线清，则减低照明，减低照明后被检者报告横线比竖线清或两组一样清，直接进入步骤（4）	10
（3）如果减低照明后被检者仍然报告竖线清，翻转 FCC 后比较：如果被检者仍然报告竖线清，则诊断其为"垂直嗜好"；如果此时被检者报告横线清，则诊断其为"调节超前"	20
（4）如果一开始被检者就报告横线较清晰，则在被检者双眼前同时以 +0.25D 的级率增加镜片度数，直至患者报告横线和竖线一样清晰，继续在被检者双眼前同时以 +0.25D 的级率增加镜片度数，直至被检者报告竖线清晰，然后双眼再同时减少正度数（双眼同时退回一格），直至被检者报告横线和竖线一样清，如果没有报告一样清，则保留横线清时的最正度数作为终点；如果一开始被检者就报告两组线条一样清晰，则在被检者双眼前同时以 +0.25D 的级率增加镜片度数，直至被检者报告竖线清晰，然后双眼再同时减少正度数（双眼同时退回一格），直至被检者报告横线和竖线一样清，如果没有报告一样清，则保留横线清时的最正度数作为终点	20
结果记录	**10**
记录检查终点的屈光度减去视远矫正屈光度所得的正镜度数，即可得到 FCC 的结果；根据检查情况记录"竖线倾向"或"调节超前" 如：FCC=+1.00D　　FCC：调节超前 正常值（非老视患者）BCC：+0.25～+0.75D	10
合计	**/100**
	考官签名：_____

第五节　聚 散 检 查

临床上常用的聚散检查包括：Von Graefe 法测量远 / 近隐斜（水平 / 垂直）、AC/A 检查、集合近点测量、聚散范围检查。下面各表（表 8-5-1～表 8-5-5）是我们编写的检查操作标准，供参考。

表 8-5-1　Von Graefe 法测量远 / 近隐斜与 AC/A 检查

Von Graefe 法测量远 / 近隐斜与 AC/A 检查	分数（90 分合格）
远距水平隐斜	
准备工作	**6**
（1）正常光线	1
（2）调整综合验光仪的瞳距与被检者的远用瞳距相一致，屈光度为被检者的视远度数	2
（3）选择被检者双眼中较差一眼最佳矫正视力上一行单个视标为注视视标	1
（4）将 Risley 棱镜摆到被检者的注视孔前，调整棱镜时请被检者将双眼闭上，右眼前放置 12△BI（测量镜），左眼前放置 6△BU（分离镜）	2
操作步骤	**16**
（1）请被检者将双眼睁开，问他看到几个视标，它们的相互位置关系，此时被检者应该看到两个视标：右上方和左下方，如果不是，予以调整	2
（2）让被检者注视左下方的视标，并保持视标清晰	3
（3）在注视左下方视标的同时用余光注视右上方的视标，并告诉被检者，一会儿医生会调整将右上方的视标与下方的视标在垂直方向上对齐，并要求被检者在上下视标对直时报告	2

续表

Von Graefe 法测量远 / 近隐斜与 AC/A 检查	分数（90 分合格）
(4)检查者以 $2^{\triangle}$ / 秒的速度减少右眼棱镜度，直至被检者报告两个视标在垂直方向上对齐，并记住此时的棱镜底方向和度数	2
(5)同时不要停顿，继续同方向转动棱镜直至患者又看到两个视标：一个在右下方一个在左上方	3
(6)然后反方向转动棱镜直至被检者报告两个视标再一次在垂直方向上对齐，记录此时棱镜底方向和度数	2
(7)结果取第(4)步和第(6)步的平均值(如果两次测量的结果相差小于 $3^{\triangle}$，取测量平均值作为最终结果；如果测量结果相差大于 $3^{\triangle}$，重复测量)	2
结果记录	**3**
(1)记录检查距离(视远或视近)	1
(2)记录棱镜度和偏斜的类型以及作出结果判断 如： 　　水平方向隐斜度(视远)：正位(ortho) 　　水平方向隐斜度(视远)：$2^{\triangle}$exo 　　水平方向隐斜度(视远)：$4^{\triangle}$eso 正常值：$-1^{\triangle}\pm2^{\triangle}$	2
合计	**/25**
	考官签名：_____
近距水平隐斜	
准备工作	**6**
(1)充足光线，综合验光仪调到视近位置	1
(2)将视近杆放下，视近卡置于 40cm 处，选择被检者双眼中较差一眼最佳矫正近视力上一行单个视标为注视视标	2
(3)非老视者，用视远屈光度进行测量；老视者，用视近屈光度进行测量	1
(4)将 Risley 棱镜摆到被检者的注视孔前，调整棱镜时请被检者将双眼闭上，右眼前放置 $12^{\triangle}$BI(测量镜)，左眼前放置 $6^{\triangle}$BU(分离镜)	2
操作步骤	**16**
(1)请被检者将双眼睁开，问他看到几个视标，它们的相互位置关系，此时应该看到两个视标：右上方和左下方，如果不是，予以调整	1
(2)让被检者注视左下方的视标，并保持视标清晰	2

续表

Von Graefe 法测量远 / 近隐斜与 AC/A 检查	分数（90 分合格）
（3）在注视左下方视标的同时用余光注视右上方的视标，并告诉他，一会医生会调整将上方的视标与下方的视标在垂直方向上对齐，并要求被检者在上下视标对直时报告	2
（4）检查者以 2△/ 秒的速度减少右眼棱镜度，直至被检者报告两个视标在垂直方向上对齐，并记住此时的棱镜底方向和度数	2
（5）同时不要停顿，继续同方向转动棱镜直至患者又看到两个视标：一个在右下方，一个在左上方	1
（6）然后反方向转动棱镜直至被检者报告两个视标再一次在垂直方向上对齐，记录此时棱镜底方向和度数	2
（7）结果取第（4）步和第（6）步的平均值（如果两次测量的结果相差小于 3△，取测量平均值作为最终结果；如果测量结果相差大于 3△，重复测量	2
（8）用该方法同时测量 AC/A，将 +1.00D 或 −1.00D 放在被检者的远矫正度数前，隐斜的度数会发生变化，变化的量即为 AC/A	4
结果记录	**3**
（1）记录检查距离	1
（2）记录棱镜度和偏斜的类型，对于 AC/A，记录放置的度数（+1.00D 或 −1.00D），记录隐斜度数，两个隐斜度数差的量 AC/A 以及作出结果判断 如：水平方向隐斜度（视近）：正位（ortho） 　　水平方向隐斜度（视近）：2△exo，−1.00　2△eso，AC/A　4/1 　　水平方向隐斜度（视近）：4△eso，+1.00　3△exo，AC/A 7/1 正常值：非老视者：−3△±3△ 老视者：−8△±3△；AC/A：（3～5）：1	2
合计	**/25**
	考官签名：_____
远距垂直隐斜	
准备工作	**6**
（1）正常光线	1
（2）调整综合验光仪的瞳距与被检者的远用瞳距相一致，屈光度为被检者的视远度数	2
（3）选择被检者双眼中较差一眼最佳矫正视力上一行单个视标为注视视标	1
（4）将 Risley 棱镜摆到被检者的注视孔前，调整棱镜时请被检者将双眼闭上，右眼前放置 12△BI（分离镜），左眼前放置 6△BU（测量镜）	2

续表

Von Graefe 法测量远 / 近隐斜与 AC/A 检查	分数（90分合格）
操作步骤	**16**
（1）请被检者将双眼睁开，问他看到几个视标，它们的相互位置关系，此时应该看到两个视标：右上方和左下方，如果不是，予以调整	2
（2）让被检者注视右上方的视标，并保持视标清晰	3
（3）在注视右上方视标的同时用余光注视左下方的视标，并告诉被检者，一会儿医生会调整将左边的视标与右边的视标在水平方向上对齐 注视该视标　移动该视标 被检者右侧　初始位置　被检者左侧　对齐位置	2
（4）检查者以 2△/ 秒的速度减少左眼棱镜度，直至被检者报告两个视标在水平方向上对齐，并记住此时的棱镜底方向和度数	2
（5）同时不要停顿，继续同方向转动棱镜直至患者又看到两个视标：一个在右下方一个在左上方	3
（6）然后反方向转动棱镜直至被检者报告两个视标再次在水平方向上对齐，记录此时棱镜底方向和度数	2
（7）结果取第（4）步和第（6）步的平均值（如果两次测量的结果相差小于 2△，取测量平均值作为最终结果；如果测量结果相差大于 2△，重复测量）	2
结果记录	**3**
（1）记录检查距离	1
（2）记录棱镜度和偏斜的类型以及作出结果判断 如：垂直方向隐斜度（远距）：正位（ortho） 　　垂直方向隐斜度（远距）：2△右上隐斜 　　垂直方向隐斜度（远距）：1△左上隐斜，通常我们只记录上隐斜的眼别 正常值：无垂直隐斜	2
合计	**/25**
	考官签名：_____

续表

Von Graefe 法测量远 / 近隐斜与 AC/A 检查	分数（90 分合格）
近距垂直隐斜	
准备工作	**6**
（1）充足光线，综合验光仪调到视近位置	1
（2）将视近杆放下，视近卡置于 40cm 处，选择被检者双眼中较差一眼最佳矫正近视力上一行单个视标为注视视标	2
（3）非老视者，用视远屈光度进行测量；老视者，用视近屈光度进行测量	1
（4）将 Risley 棱镜摆到被检者的注视孔前，调整棱镜时请被检者将双眼闭上，右眼前放置 12△BI（分离镜），左眼前放置 6△BU（测量镜）	2
操作步骤	**16**
（1）请被检者将双眼睁开，问他看到几个视标，它们的相互位置关系，此时应该看到两个视标：右上方和左下方，如果不是，予以调整	2
（2）让被检者注视右上方的视标，并保持视标清晰	3
（3）在注视右上方视标的同时用余光注视左下方的视标，并告诉他，一会医生会调整将左边的视标与右边的视标在水平方向上对齐	2
（4）检查者以 2△/ 秒的速度减少左眼棱镜度，直至被检者报告两个视标在水平方向上对齐，并记住此时的棱镜底方向和度数	2
（5）同时不要停顿，继续同方向转动棱镜直至患者又看到两个视标：一个在右下方一个在左上方	3
（6）然后反方向转动棱镜直至被检者报告两个视标再次在水平方向上对齐，记录此时棱镜底方向和度数	2
（7）结果取第（4）步和第（6）步的平均值（如果两次测量的结果相差小于 2△，取测量平均值作为最终结果；如果测量结果相差大于 2△，重复测量）	2
结果记录	**3**
（1）记录检查距离	1
（2）记录棱镜度和偏斜的类型以及作出结果判断	2
如 垂直方向隐斜度（近距）：正位（ortho） 　 垂直方向隐斜度（近距）：2△右上隐斜 　 垂直方向隐斜度（近距）：1△左上隐斜，通常我们只记录上隐斜的眼别 正常值：无垂直隐斜	
合计	**/25**
总分	**/100**
	考官签名：_____

表 8-5-2　集合近点测量

集合近点测量	分数（90分合格）
准备工作	**20**
（1）被检者戴上常用眼镜	5
（2）充足照明	5
（3）检查者将视标卡移动到调节尺上40cm处，选择单个调节性视标作为注视视标	10
操作步骤	**70**
（1）指导被检者注视视标，问他看到几个视标，此时应该看到一个清晰的视标，如果被检者看到两个视标，则适当增加注视距离，直到视标变为一个	10
（2）指导被检者："请注视这个视标，我会将这个视标逐渐移近，你要集中注意力看，如果这个视标分开变成两个你就告诉我"	10
	10
（3）以大约2cm/s的速度逐渐向着被检查者方向移动视标，同时注意观察被检者的眼睛，当被检者报告视标变成两个时或者被检查者没有报告视标变成两个但发现被检者的一只眼睛已经不能注视视标时，测量被检者眼镜平面到视标的垂直距离，记录该距离为集合破裂点	10
（4）跟被检者说："我会将视标移远，如果变回一个你就告诉我"	10
（5）逐渐将视标移远，同时注意观察被检者的眼睛，当被检者报告视标由两个变成一个时，或发现被检者的眼睛恢复双眼注视时，测量被检者眼镜平面到视标的垂直距离，记录该距离为集合恢复点	10
（6）重复检查3～5次，记录每次所测得的破裂点和恢复点	20
记录结果	**10**
（1）记录NPC及视力矫正情况（裸眼或戴镜）	2
（2）记录使用的视标	2
（3）记录客观或主观的破裂点和恢复点	2
（4）如果被检者报告看见两个视标，则记录为复视。如果被检者没有报告看见两个物体而检查者观察到"破裂"的话则记录为抑制	2

续表

集合近点测量	分数（90分合格）
（5）如果检查者将视标移到被检者的鼻梁时被检者仍然保持双眼注视，则记录为"TTN"（to the nose）	2
如：NPC sc TTN NPC sc 10cm/12cm 左眼向外，抑制 RG 15cm/20cm 左眼向外，抑制 RG（使用红色滤片的笔） Accomm.8cm/10cm 左眼向外，抑制 Accomm（调节视标） 正常值： 破裂点：3cm±4cm 恢复点：5cm±5cm	
总分	/100
	考官签名：_____

表 8-5-3　聚散范围检查

聚散范围检查	分数（90分合格）
远距水平聚散范围	
准备工作	6
（1）正常光线	1
（2）调整综合验光仪的瞳距与被检者的远用瞳距相一致，屈光度为被检者的视远度数	2
（3）选择被检者双眼中较差一眼最佳矫正视力上一行单个视标或单列视标为注视视标	1
（4）将 Risley 旋转棱镜分别置于被检者双眼前，初始棱镜度均为 0，零位于垂直方向上	2
操作步骤	15
（1）指导被检者睁开双眼，问他看见什么。此时应该看到一个清晰的视标，如果看到两个视标，结束该检测，诊断为"复视"	1

续表

聚散范围检查	分数（90分合格）
(2)指导被检者注视视标时尽量保持视标清晰，当视标变模糊或者分开成两个或者视标移向左边或右边的时候报告（视标移向左边或右边，这时说明一只眼睛被抑制，通过询问视标朝哪一个方向移动就可以判断哪一眼被抑制。视标会移向非抑制眼前的棱镜顶的方向，例如：如果检测 BO 聚散时，被检者报告视标移向左边，说明右眼在注视，左眼被抑制）	2
(3)先做 BI 检测再做 BO 检测，在双眼前增加等量的 BI 棱镜度，约 $1^{\triangle}$/秒	2
(4)一边增加棱镜度，一边询问被检者能够看得清，有没有变模糊或分开	1
(5)当被检者报告视标变模糊，记住此时两侧棱镜分别指的度数，继续向着 BI 方向匀速转动，并询问被检者有无分开	2
(6)当被检者报告分开（不管之前有没有模糊点），记住此时两侧棱镜分别指的度数。要继续向相同方向增加一定的棱镜量，然后向相反方向（BO 方向）转动棱镜，约 $1^{\triangle}$/秒，告知被检者当视标变回一个时报告检查者	2
(7)当被检者报告变回一个，停止转动，让被检者闭眼休息。记住此时两侧棱镜分别指的度数和底方向	2
(8)将双眼的棱镜转回零位，让被检者继续看着前方的视标，在双眼前同步地、匀速地加 BO 的棱镜，重复步骤(2)～(7)，测量 BO 的聚散度并记录	3
结果记录	**4**
(1)注明视远，记录所加棱镜的基底方向（BI/BO）和相应的棱镜度	1
(2)每个结果应包含 3 个数值：模糊点、破裂点、恢复点的棱镜度	1
(3)如果没有模糊点，用 X 表示；如果大于 $40^{\triangle}$，记录 40+	1
(4)如果恢复点的棱镜基底方向与预期相反，如 BO 检查，恢复点在 BI，则记录为负值	1
如：水平方向聚散度（视远）：BI X/10/4 BO 12/18/8 正常值：水平方向聚散度（视远） BI: X/7±3/4±2 BO: 9±4/19±8/10±4	
合计	**/25**
	考官签名：_____
近距水平聚散范围	
准备工作	**6**
(1)充足光线	1
(2)将视近杆放下，视近卡置于 40cm 处，选择被检者双眼中较差一眼最佳矫正近视力上一行单列视标为注视视标	2

聚散范围检查	分数（90分合格）
（3）综合验光仪调到视近位置，非老视者，用视远屈光度进行测量；老视者，用视近屈光度进行测量	1
（4）将 Risley 旋转棱镜分别置于被检者双眼前，初始棱镜度均为 0，零位于垂直方向上	2
操作步骤	**15**
（1）指导被检者睁开双眼，问他看见什么。此时应该看到一列清晰的视标，如果看到两列视标，结束该检测，诊断为"复视"	1
（2）指导被检者注视视标时尽量保持视标清晰，当视标变模糊或者分开成两列或者视标移向左边或右边的时候报告（视标移向左边或右边，这时说明一只眼睛被抑制，通过询问视标朝哪一个方向移动就可以判断哪一眼被抑制。视标会移向非抑制眼前的棱镜顶的方向，例如：如果检测 BO 聚散时，被检者报告视标移向左边，说明右眼在注视，左眼被抑制）	2
（3）先做 BI 检测再做 BO 检测，在双眼前增加等量的 BI 棱镜度，约 $1^\triangle /$ 秒	2
（4）一边增加棱镜度，一边询问被检者能够看得清，有没有变模糊或分开	1
（5）当被检者报告视标变模糊，记住此时两侧棱镜分别指的度数，继续向着 BI 方向匀速转动，并询问被检者有无分开	2
（6）当被检者报告分开（不管之前有没有模糊点），记住此时两侧棱镜分别指的度数。要继续向相同方向增加一定的棱镜量，然后向相反方向（BO 方向）转动棱镜，约 $1^\triangle /$ 秒，告知被检者当视标变回一个时报告检查者	2
（7）当被检者报告变回一列，停止转动，让被检者闭眼休息。记住此时两侧棱镜分别指的度数和底方向	2
（8）将双眼的棱镜转回零位，让被检者继续看着前方的视标，在双眼前同步地、匀速地加 BO 的棱镜，重复步骤（2）～（7），测量 BO 的聚散度并记录	3
结果记录	**4**
（1）注明视近，记录所加棱镜的基底方向（BI/BO）和相应的棱镜度	1
（2）每个结果应包含 3 个数值：模糊点、破裂点、恢复点的棱镜度	1
（3）如果没有模糊点，用 X 表示；如果大于 $40^\triangle$，记录 40+	1
（4）如果恢复点的棱镜基底方向与预期相反，如 BO 检查，恢复点在 BI，则记录为负值	1
如：水平方向聚散度（视近）：BI X/10/4 BO 12/18/8 正常值：水平方向聚散度（视近） BI：13±4/21±4/13±5 BO：17±5/21±6/11±7	
合计	**/25**
	考官签名：＿＿＿＿

续表

聚散范围检查	分数（90分合格）
远距垂直聚散范围	
准备工作	**6**
（1）正常光线	1
（2）调整综合验光仪的瞳距与被检者的远用瞳距一致，屈光度为被检者的视远度数	2
（3）选择被检者双眼中较差一眼最佳矫正视力上一行单个视标或单行视标为注视视标	1
（4）将 Risley 旋转棱镜置于被检者双眼前，初始棱镜度均为 0，零位于水平方向上	2
操作步骤	**15**
（1）指导被检者睁开双眼，问他看见什么。此时应该看到一个清晰的视标	1
（2）指导被检者注视视标，当视标分开变成两个的时候报告检查者	2
（3）在右眼前增加 BU 棱镜度，约 1△/秒	2
（4）在转动棱镜的过程中，不断询问被检者有无分开	1
（5）当被检者报告分开了（垂直方向上无模糊点），此时的刻度为破裂点，记住刻度	2
（6）继续向相同方向增加一定的棱镜量（2△～3△），然后向相反方向（BD 方向）转动棱镜，约 1△/秒，告知被检者当视标变回一个时报告检查者	2
（7）当被检者报告变回一个，停在该位置，此时的刻度为恢复点，让被检者闭眼休息。记住刻度	2
（8）将棱镜转回零位，重复步骤（1）～（7），向 BD 的方向转动棱镜，测量并记录 BD 的破裂点和恢复点	3
结果记录	**4**
（1）记录检查方法和检查距离（视远/视近）	1
（2）记录加棱镜的眼别	1
（3）记录棱镜基底方向（BU 和 BD）和相应的破裂点和恢复点	1
（4）如果恢复点的棱镜基底方向与预期相反，如 BU 检查，恢复点在 BD，则记录为负值	1
如：垂直方向聚散度（视远）：右眼 BU 6/4 BD 3/1 正常值： 破裂点：3△ to 4△ 恢复点：1.5△ to 2△	
合计	**/25**
	考官签名：_____

续表

聚散范围检查	分数（90 分合格）
近距垂直聚散范围	
准备工作	**6**
（1）充足光线	1
（2）将视近杆放下，视近卡置于 40cm 处，选择被检者双眼中较差一眼最佳近视力上一行单行视标为注视视标	2
（3）综合验光仪调到视近位置，非老视者，用视远屈光度进行测量；老视者，用视近屈光度进行测量	1
（4）将 Risley 旋转棱镜分别置于被检者双眼前，初始棱镜度均为 0，零位于水平方向上	2
操作步骤	**15**
（1）指导被检者睁开双眼，问他看见什么。此时应该看到一行清晰的视标	1
（2）指导被检者注视视标，当视标分开变成两行的时候报告检查者	2
（3）在右眼前增加 BU 棱镜度，约 $1^{\triangle}$/秒	2
（4）在转动棱镜的过程中，不断询问被检者有无分开	1
（5）当被检者报告分开了（垂直方向上无模糊点），此时的刻度为破裂点，记住刻度	2
（6）继续向相同方向增加一定的棱镜量（$2^{\triangle}$～$3^{\triangle}$），然后向相反方向（BD 方向）转动棱镜，约 $1^{\triangle}$/秒，告知被检者当视标变回一行时报告检查者	2
（7）当被检者报告变回一行，停在该位置，此时的刻度为恢复点，让被检者闭眼休息。记住刻度	2
（8）将棱镜转回零位,,重复步骤（1）～（7），向 BD 的方向转动棱镜，测量并记录 BD 的破裂点和恢复点	3
结果记录	**4**
（1）记录检查方法和检查距离（视远 / 视近）	1
（2）记录加棱镜的眼别	1
（3）记录棱镜基底方向（BU 和 BD）和相应的破裂点和恢复点	1
（4）如果恢复点的棱镜基底方向与预期相反，如 BU 检查,恢复点在 BD，则记录为负值	1
如：垂直方向聚散度（视近）：右眼 BU 6/4 BD 3/1 正常值： 破裂点：$3^{\triangle}$ to $4^{\triangle}$ 恢复点：$1.5^{\triangle}$ to $2^{\triangle}$	
合计	**/25**
总分	**/100**
	考官签名：

表8-5-4　索林顿法测量眼位（Thorington test）检查

索林顿法测量眼位（Thorington test）检查	分数
准备工作	**30**
测量远处眼位时，将索林顿远用卡片放在距离患者3m处，测量近处眼位时，将索林顿近用卡片放在距离患者40cm处 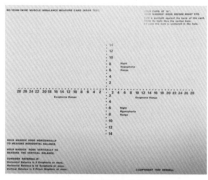 索林顿近用卡片 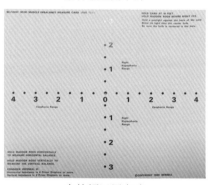 索林顿远用卡片	10
（1）配戴旧镜或者远用矫正眼镜，右眼加上红色马氏杆。先将马氏杆片的槽置于水平方向，测量水平方向隐斜；再将槽置于垂直方向，测量垂直方向隐斜度 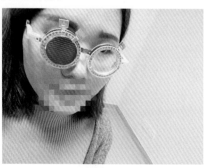 水平放置马氏杆	

续表

索林顿法测量眼位（Thorington test）检查	分数
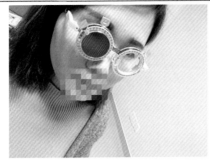 垂直放置马氏杆	10
（2）将笔灯放在卡后，患者注视卡片中央小孔的笔灯光源 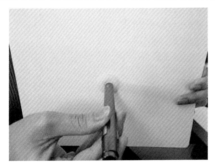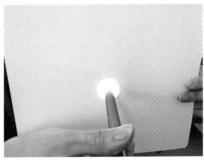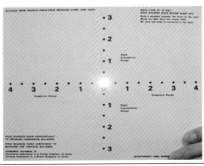	10

续表

索林顿法测量眼位（Thorington test）检查	分数
操作步骤	**60**
测量水平方向隐斜度 （1）将右眼马氏杆片置于水平方向	10
（2）让被检者注视测量卡中央的光源，询问可否看到一条垂直方向的红色光线和一个光点，询问红色光线相对于点光源的位置，如果光线正好通过光点，则无水平方向隐斜。如果光线正好在光点的左侧，则为外隐斜，在右侧则为内隐斜	10
（3）让被检者读出垂直方向光线通过水平方向刻度的数值，为水平方向隐斜度	10
测量垂直方向隐斜度 （1）将右眼马氏杆片置于垂直方向	10
（2）让被检者注视测量卡中央的光源，询问可否看到一条水平方向的红色光线和一个光点，询问红色光线相对于点光源的位置，如果光线正好通过光点，则无垂直方向隐斜。如果光线正好在光点的上方，则左眼上隐斜；如果在下方即为右眼上隐斜	10
（3）让被检者读出水平方向光线通过垂直方向刻度的数值，为垂直方向隐斜度	10
结果记录	**10**
记录方法、检查距离、隐斜方向和大小	5
正常值： 远处3m: $1^{\triangle}$exo（$\pm2^{\triangle}$），无垂直隐斜 近处40cm: $3^{\triangle}$exo（$\pm3^{\triangle}$），无垂直隐斜	5
合计	**100**
	考官签名：_____

表 8-5-5　近用聚散灵活度测量

近用聚散灵活度测量	分数（90分合格）
准备工作	**40**
（1）$3^{\triangle}$BI/$12^{\triangle}$BO 棱镜反转拍 	10

续表

近用聚散灵活度测量	分数（90分合格）
（2）配戴惯用眼镜	10
（3）照明，计时器（秒表）	10
（4）40cm近用视标：最佳视力上一行的单列视标或者单个视标	10
操作步骤	**40**
（1）让被检者双眼注视视标，询问视标是否清晰 （2）告知被检者，会在眼前加镜片，可能会看到模糊或者重影，如恢复一个且清晰时，报告检查者 （3）给被检者试验性加上BO和BI的棱镜，让被检者熟悉 开始计时，给患者先加12BO，视标恢复一个且清晰时迅速翻转到3BI棱镜，如此反复。记录1分钟翻转的循环次数 	10 10 20
结果记录	**20**
记录1分钟翻转的循环次数、融像有困难的棱镜 例如：4cpm，BO困难	10
正常值：15cpm±3cpm	10
合计	**100**
	考官签名：_____

第六节　视功能检查的档案示例

表8-6-1～表8-6-8是我们用的视功能检查的档案示例，供参考。

表8-6-1　Worth 4 dot检查

Worth 4 dot 40cm	Worth 4 dot 5m
○ 2个红色的灯 ○ 3个绿色的灯 ○ 4个灯（1个红、2个绿和一个混合红绿的灯） ○ 5个灯（2个红色的和3个绿的）	○ 2个红色的灯 ○ 3个绿色的灯 ○ 4个灯（1个红、2个绿和1个混合红绿的灯） ○ 5个灯（2个红色的和3个绿的）

表 8-6-2　调节功能检查

	右眼	左眼	双眼
负相对调节 NRA	\	\	
调节反应 BCC			
正相对调节 PRA	\	\	
调节灵敏度	（）周期 / 分 ○正镜困难 ○负镜困难 ○正负镜都困难	（）周期 / 分 ○正镜困难 ○负镜困难 ○正负镜都困难	（）周期 / 分 ○正镜困难 ○负镜困难 ○正负镜都困难
调节幅度 AMP ○推进法 ○负镜片法	_____D	_____D	_____D

表 8-6-3　水平隐斜检查

水平隐斜检查	○马氏杆检查法 ○ Von Graefe 法	负融像性聚散 NFV	正融像性聚散 PFV
5m	BI: BO:	____/____/____	____/____/____
40cm	BI: BO:	____/____/____	____/____/____
40cm+1.00D	BI: BO:	_____	_____

表 8-6-4　集合近点检查

集合近点检查（NPC）	破裂点:_____cm 恢复点:_____cm　○ TTN
AC/A	计算性:_____ 梯度性:_____

表 8-6-5　正常参考值

远距离水平隐斜：$-1^\triangle \pm 2^\triangle$	近距离水平隐斜：$-3^\triangle \pm 3^\triangle$	AC/A：（3～5）：1
NRA：+2.00D±0.50D	BCC：+0.25D～+0.75D	PRA：−2.50D±1.00D
恢复点：5cm±5cm	调节幅度：15−0.25 ＊年龄	破裂点：3cm±4cm
调节灵活度： 8～10 岁：双眼 5cpm　单眼 7cpm 13～30 岁：双眼 10cpm　单眼 11cpm		
远用水平融像范围： BI：X/7±3/4±2　　　BO：9±4/19±8/10±4		
近用水平融像范围： BI：13±4/21±4/13±5　　BO：17±5/21±6/11±7		

表 8-6-6　色觉检查

色觉检查
○正常 ○其他＿＿＿＿＿＿＿＿＿＿＿＿＿＿＿＿＿＿＿＿＿＿＿＿＿＿＿＿

表 8-6-7　立体视觉

○ Titmus stereo test 立体视觉检测图 ○颜少明随机点立体视觉检查图 ○同视机 ○ TNO 随机点立体图 ○立体视觉检查图(人民卫生出版社,第3版) ○其他 检查结果:＿＿＿＿＿＿＿＿＿＿＿＿＿＿＿＿＿＿＿＿＿＿＿＿＿＿

表 8-6-8　结论

□正常 □立体视觉异常　□色觉检查异常 □调节过度　□调节不足　□调节灵活度差　□调节超前　□调节滞后　□调节不持久 □集合不足　□集合过度　□散开不足　□散开过度 □融像运动障碍

其他:＿＿＿＿＿＿＿＿＿＿＿＿＿＿＿＿＿＿＿＿＿＿＿＿＿＿＿＿＿＿＿＿

处理方案:□无特殊　□ 其他:＿＿＿＿＿＿＿＿＿＿＿＿＿＿＿＿＿＿＿＿＿＿

第 九 章

|||||||||||||||||||||||

结论与处理方案

第一节　儿童配镜处方原则

第七章第一节"人眼屈光发育规律"中介绍过从出生至 3 岁是一生中屈光度数变化最快的时期，初生婴儿中，大部分为 +1.50～+2.00D 的低度远视，伴随着成长，角膜曲率逐渐平坦，眼轴逐渐延长，至学龄期逐步完成正视化的过程，期间部分儿童开始出现近视并逐渐加深。因此，0～3 岁是视觉发育最关键的时期，3～12 岁则为敏感期，对敏感期的儿童进行科学的屈光检查，并及早、准确矫正屈光不正，定期随访非常重要。按 2017 年中华医学会眼科学分会眼视光学组的儿童屈光矫正专家共识，对儿童配镜处方原则整理为表 9-1-1，供读者查阅。

表 9-1-2 是我们整理的 20 个日常工作中的案例，供参考。其中的配镜原则都依据表 9-1-1 中的儿童配镜处方原则。

表 9-1-1　儿童配镜处方原则

屈光状态					戴镜指征
	1 岁以内	2 岁以内	3 岁以内	3～12 岁	
近视伴 2.50D 以下屈光参差	≤-5.00	≤-4.00	≤-3.00	≤-1.00D	>-1.00, 有近视症状
近视伴 2.50D 以上屈光参差	≤-2.50	≤-2.50	≤-2.00		同隐性外斜视或者有较大外隐斜
随访	每 6 个月随访，度数改变≥0.50D 或瞳距变化 2mm，需要新的处方。但如果度数只改变 0.25D，矫正后视力即可明显提高者，也可给予新处方				
	1 岁以内	2 岁以内	3 岁以内	3～10 岁	
远视伴 2.50D 以下屈光参差	≥+6.00	≥+5.00	≥+4.50	≥+3.00D	<3.00D, 伴视力下降或双眼视功能障碍（如高 ACA, 内隐斜） 10 岁以上： <3.00D, 伴视力下降或双眼视功能障碍（如高 ACA, 内隐斜） >+3.00D, 处方通常为全矫远视度数的 1/2～2/3；结合眼位
远视伴 2.50D 以上屈光参差	≥+2.50	≥+2.00	≥+1.50		
随访	每 6 个月随访，如伴随斜视或弱视，建议每 3 个月随访，重度弱视建议每月随访				
	1 岁以内	2 岁以内	3 岁以内	3～12 岁	
散光伴 2.50D 以下屈光参差	≥3.00	≥2.50	≥2.00	>1.50D 的顺规及逆规散光, >1.00D 的斜轴散光	需要配镜的远视或近视伴散光, 散光≥0.50D, 需同时矫正散光
散光伴 2.50D 以上屈光参差	≥2.50	≥2.00	≥2.00		初诊 2.00D 以上散光或随访时散光变化较大者，查角膜地形图排除圆锥角膜
随访	每 6 个月随访，如伴随斜视或弱视，建议每 3 个月随访，重度弱视建议每月随访				

注：对近视屈光度按代数值（不是绝对值）描述，比如这个儿童是 -5.00D 近视，则 -5.00＜-4.00，符合戴镜指征，需要戴镜。如果表中提到 2 岁以内近视≤-4.00，意思是：如果一个 2 岁儿童是 -3.00D 近视，则 -3.00＞-4.00，不需要戴镜；如果这个儿童是 -5.00D 近视，则 -5.00＜-4.00，符合戴镜指征，需要戴镜。

表9-1-2　儿童配镜案例

序号	年龄（周岁）	眼别	裸眼视力	睫状肌麻痹后验光	复光	眼位、AC/A和其他检查	按《儿童配镜处方原则》分析	配镜处方
1	6	OD	0.3	+3.50DS-3.75DC×170(1.0)	+2.50DS-3.75DC×170(1.0)	正常	右眼远视量达到配镜标准。双眼远视光均大于1.50D，需要配镜，右眼顺规散光略大，试戴时患儿诉不适，按柱镜减少0.25D给配镜；散光超过200度，查角膜地形图了解角膜散光形态	+2.50DS-3.50DC×170(1.0)
		OS	0.6	+2.75DS-1.75DC×180(1.0)	+1.75DS-1.75DC×180(1.0)			+1.75DS-1.75DC×180(1.0)
2	7	OD	0.6	-2.50DC×170(1.0)	-2.50DC×170(1.0)	正常	对于"E"视力表，散光患者"猜"对"的可能性是50%，所以散光患者的视力常常是被高估的，临床常见-3.00D的散光患者可以看到0.8以上。本案虽然裸眼视力不太差，但双眼散光均大于1.50D，需要配镜；散光超过200度，查角膜地形图了解角膜散光形态	-2.50DC×170(1.0)
		OS	0.8	-3.00DC×10(1.0)	-3.00DC×10(1.0)			-3.00DC×10(1.0)
3	6	OD	0.6	+0.25DS-2.00DC×170(1.0)	-2.00DC×170(1.0)	正常	左眼可以不用配镜，但右眼散光大，需要配镜；配镜时左眼不是给平光，而是按复光的结果给处方，因为矫正视力能提高	-2.00DC×170(1.0)
		OS	0.8	-0.75DC×180(1.0)	-0.75DC×180(1.0)			-0.75DC×180(1.0)
4	5	OD	1.0-	+0.75DS-1.25DC×163(1.0)	裸眼视力正常，散光在1.50D以下，不需要复光，不需要配镜	正常		
		OS	1.0-	+1.25DS-1.25DC×14(1.0)				

续表

序号	年龄（周岁）	眼别	裸眼视力	睫状肌麻痹后验光	复光	眼位、AC/A 和其他检查	按《儿童配镜处方原则》分析	配镜处方
5	9	OD	0.6	-0.50DS（1.0）	-0.50DS（1.0）	正常	虽然近视度数在 100 度以内，但是裸眼视力不佳（有症状），矫正后能明显提高视力，需要配镜。《儿童配镜处方原则》中：需要配镜的远视或近视伴散光，散光≥0.50D，需同时矫正散光	-0.50DS（1.0）
		OS	0.8	-0.50DC×175 （1.0）	-0.50DC×175（1.0）			-0.50DC×175（1.0）
6	8	OD	0.8	-0.50DS（1.0）	-0.50DS（1.0）	遮盖试验发现明显外隐斜	虽然近视度数在 100 度以内，裸眼视力也不算差，但是外隐斜明显，需要配镜。进一步斜视定量检查	-0.50DS（1.0）
		OS	0.8	-0.50DS （1.0）	-0.50DS（1.0）			-0.50DS（1.0）
7	10	OD	1.0	-1.25DC×180（1.0）	-1.25DC×180（1.0）	正常	右眼散光小于 150 度不要配镜，但左眼是斜轴散光且大于 100 度，需要配镜。右眼散光还是给上柱镜处方，可获得更好的视觉质量	-1.25DC×180（1.0）
		OS	0.5	-1.25DC×35（1.0）	-1.25DC×35（1.0）			-1.25DC×35（1.0）
8	2.5	OD	不配	+4.25DS	按儿童配镜处方原则不用配镜，不用复光	正常		
		OS	合	+3.75DS				
9	2.5	OD	不配	+4.25DS	右眼远视在 450 度以内，但屈光参差量 2.75D，有配镜指征，需要配镜	正常	双眼各保留 1.50D 生理性远视配镜	+2.75DS
		OS	合	+1.50DS				PL

续表

序号	年龄（周岁）	眼别	裸眼视力	睫状肌麻痹后验光	复光	眼位、AC/A和其他检查	按《儿童配镜处方原则》分析	配镜处方
10	1.8	OD	不配	-3.75DS	按儿童配镜处方原则不用配镜，不用复光	正常		
		OS	合	-3.50DS				
11	2	OD	不配	-5.00DS	近视大于400度，需要配镜	正常	调节正常，给足矫正配镜	-5.00DS
		OS	合	-5.25DS				-5.25DS
12	2	OD	不配	-3.75DS	虽然右眼近视小于400度，但双眼屈光参差大于250度，需要配镜	正常	调节正常，给足矫正配镜	-3.75DS
		OS	合	-1.00DS				-1.00DS
13	2	OD	不配	-2.25DC×180	2岁，散光250度以内，不配镜	正常		
		OS	合	-2.00DC×180				
14	6	OD	0.4	+6.00DS-3.50DC×173 (0.6)	+4.00DS-3.50DC×175 (0.6)	正常	双眼远视量达到配镜标准，同时双眼散光大，要配镜。查角膜地形图了解角膜散光形态	+4.00DS-3.50DC×175 (0.6)
		OS	0.5	+5.75DS-3.00DC×180 (0.8)	+3.75DS-3.00DC×180 (0.8)			+3.75DS-3.00DC×180 (0.8)
15	8	OD	0.8	+3.00DS (0.8)	PL (0.8)	遮盖试验发现明显内隐斜，近距隐斜 8△eso，AC/A 8/1	虽然远视度数未超过300度，但高AC/A，即使戴正度数后矫正视力没有提高，仍然需要坚持戴镜	+3.00DS (0.8)
		OS	0.8	+3.00DS (0.8)	PL (0.8)			+3.00DS (0.8)

续表

序号	年龄（周岁）	眼别	裸眼视力	睫状肌麻痹后验光	复光	眼位、AC/A和其他检查	按《儿童配镜处方原则》分析	配镜处方
16	12	OD	0.3	未做睫状肌麻痹验光，直接主观验光	-1.75DS (1.0)	NRA/PRA正常，戴镜已2年，原镜双眼均为-1.50DS (1.0-)	双眼光度变化未超过50度，瞳距未变化，不用换镜，继续戴原镜	
		OS	0.3		-1.25DS-0.75DC×10 (1.0)			
17	6	OD	0.6	-0.75DS (1.0)	-0.75DS (1.0)	正常	双眼近视在100度以内，但有近视症状，需要配镜	-0.75DS (1.0)
		OS	0.6	-0.50DS (1.0)	-0.50DS (1.0)			-0.50DS (1.0)
18	8	OD	1.0-	-0.50DS (1.0)	-0.50DS (1.2)	正常	双眼近视在100度以内，且裸眼视力可，不需要配镜	
		OS	1.0-	-0.50DS (1.0)	-0.50DS (1.2)			
19	7	OD	1.0-	+1.50DS-1.25DC×170 (1.0)	双眼散光小于150度，不复光，不用配镜	正常		
		OS	1.0-	+1.50DS-0.75DC×180 (1.0)				
20	6	OD	1.0	+1.50DS (1.0)	PL (1.0)	正常	左眼远视量大，屈光参差，且左眼斜轴散光，足矫配镜，每6个月复诊	PL (1.0)
		OS	0.1	+6.00DS-1.50DC×45 (1.0)	+4.25DS-1.50DC×45 (1.0)			+4.25DS-1.50DC×45 (1.0)

第二节　儿童近视防控方案

儿童近视防控非常重要，不仅专业人员需要掌握，同时更需要普通家长了解学习，所以本节以科普的形式介绍儿童近视防控的方案和策略。

一、青少年儿童的近视和高度近视现状

最新的调查研究结果，全世界的青少年近视患病率都在不断攀升，而东亚的青少年儿童患病率最高。我国近 15 年来近视的年增长率超过 60%。目前全球约 1.63 亿人高度近视，占总人口的 2.7%，预计到 2050 年，将增长到 9.38 亿人，占总人口的 9.8%，而亚裔的近视患病率远远高于非亚裔人群。

高度近视通常指近视超过 −6.00D 的情况，常伴眼部病理性改变，引起视觉损害甚至致盲。我国高度近视患病率大约为 5%，并有逐渐攀升趋势。高度近视眼需常规进行眼底检查并定期随访，以及时发现、治疗并发症，防止视功能不可逆损害。进行眼轴、角膜曲率、视野、视觉电生理、眼底照相和眼底荧光造影等检查有助于全面了解高度近视病理性变化程度。

视网膜脱离、黄斑出血和脉络膜新生血管等并发症是导致高度近视眼视力下降的主要原因，需要早发现、早治疗。目前国内外权威临床指南推荐抗新生血管（抗 VEGF）药物作为一线疗法治疗高度近视引起的脉络膜新生血管，可有效保护患者视力，且发现越早治疗效果越好。后巩膜扩张是高度近视眼轴增长、度数加深和眼底病变的关键因素，通过手术干预后巩膜扩张有可能控制高度近视病程进展，值得进一步开展循证医学研究。

高度近视患者必须避免、减少眼部碰撞和激烈运动。遇到眼前有明显闪光感时，须尽快就医，检查是否有视网膜脱离或裂孔。如遇高度近视家族史、远视储备少、用眼负荷大或双眼视功能不正常的儿童，需重点关注，全面检查。

单纯性的近视可能只是带来生活上的不便，但高度近视还会带来很多影响眼健康的问题。按医学研究的结论，−4.00D 以上近视并发视网膜病变风险较正视眼增高 5%，−8.00D 以上近视并发视网膜病变风险则大幅增高 40%。高度近视的并发症主要是眼底病变如：视网膜脱离、视网膜脉络膜萎缩、黄斑出血、黄斑裂孔等，这些病变会严重影响视力和视觉质量。在最近的一个调查研究中，近视 −6.00D 以上视网膜脱离的发病率高达 3.2%，所以近年来高度近视已成为我国盲和低视力的主要原因之一。近视还不可怕，只是会带来生活上的不便，但高度近视并发症多，需要重视和防治。

患者常常会问，现在不是可以做近视手术吗，那就可以治愈近视了吗？

注意这样的理解是错误的，屈光手术是对近视做"矫正"而不是"治愈"，矫正就如同戴眼镜一样不能改变近视眼的本质，不会减少近视眼风险。比如激光近视眼手术，就是用不同形式的激光手术方式把近视眼患者的角膜"雕刻"成角膜接触镜的形状，相当于患者戴了一个用自己角膜制作的近视接触镜，就不用每天摘镜戴镜了，但本质上近视眼是没有被治愈的。

所以，我们对儿童青少年近视防控的要点是：未发生近视的要积极预防；已经近视的要控制近视进展以避免发展为高度近视；而已经是高度近视的患者要密切复查，避免出现损坏眼睛健康的并发症。

二、近视预防策略

（一）合理的近距用眼模式

近视是生物适应的结果。在狩猎采集时代，人们必须要站得高看得远，才能打到猎物、采到果子、避开猛兽、生存下来，所以眼睛是以看远为主的正视眼，而近视的个体很容易被淘汰掉。今天信息化时代，需要通过学习、阅读获取更多的知识，而这些更多是通过近距离用眼做到的。而眼睛也形成了看近更省力的近视模式。近视眼看近不使用调节就能看清楚，也就是说，近视的人看近距离比正视者更省力。现代人，尤其是学生，近距阅读的压力很大，看近的时间比看远处还多，可能每天有 10 小时以上在看近（读书、写字、手机），而看远就 2～3 小时。所以，看近多，就容易发展成适合看近的近视眼。

调整合理的用眼模式能在不影响学习的情况下而避免近视。动物实验和临床实验都证明，间歇性的近距离用眼能有效避免近视发生。所以，连续近距离阅读 30～40 分钟，休息远眺 10 分钟，就能有效避免近视发生，或减缓近视进展速度。

同时，保持合理坐姿、阅读和握笔方式也重要，就是我们常说的："一尺一寸一拳"是指看书时眼睛距离书本一尺，握笔距笔尖一寸，身体离桌子一拳，坐姿端正。

家长常常问，孩子玩手机、玩 iPad、看电视会不会促进近视？

如果每天都长时间（比如说每天连续 10 小时以上）盯着手机、iPad、电脑等电子视频终端（比如软件工程师），这些电子设备发出的短波长电磁波（蓝光）可能会对视网膜造成一些损害。所以一些需要长期、长时间盯着电子屏幕的人可以在使用这些设备时配戴过滤有害光波的镜片。如果只是适中的使用电子产品（每天有间隔的、非持续性的几小时），对眼睛是没有伤害的。

孩子一般不会每天 10 多个小时对着手机的，所以，手机、iPad 产生的不良作用和近距离阅读（读书、写字）是一样的。所以，连续使用手机、iPad 等电子终端设备 30～40 分钟，休息远眺 10 分钟，就能有效避免近视发生，或减缓近视进展速度。年龄越小，持续使用电子终端设备的时间就应该越短。一般电视机距眼睛的距离都在 2.5～3m 以上，已经不算近距用眼了，所以对近视进展的影响是不大的，但看电视 40 分钟，远眺 10 分钟还是必要的。所以，我们认为不必完全禁止孩子使用手机、iPad、用电脑、看电视，只要间歇性地远眺就可以，毕竟电子设备也带来了高效信息传递的好处。

（二）足量的户外活动

2008 在澳大利亚悉尼和新加坡的调查发现，在悉尼 3% 的华人近视，而在新加坡 29% 的华人近视。同样是华人，他们的遗传背景、基因相同，为什么悉尼的华人近视患病率比新加坡的华人近视患病率低很多？为什么新加坡出生的儿童，移民到了悉尼后，近视的发病率就会下降？

原来在悉尼，儿童每周平均有 13.75 小时在户外，而在新加坡，每周只有 3.05 小时在户外。进一步的研究发现，每周 19 小时的户外暴露能抵消高强度的视近活动带来的不良影响；即使父母双方都近视，每周 10 小时户外暴露仍有保护作用，能预防近视发生。户外时间少、近距离工作时间长的孩子近视发生率是户外时间多、近距离工作时间短孩子的 2.3 倍。

结论是：每天 2 小时的户外活动可以有效预防近视的发生。图 9-2-1 中所示，即使儿童近距离用眼强度很大，但只要有足够多的户外活动，也可以抵消因为近距用眼（包括使用手机、iPad、电脑等）带来的近视。

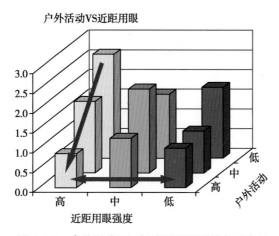

图 9-2-1　户外活动可以抵消近距用眼的负面作用

很多家长会问，每天要求 2 小时在户外还是很难的，没有时间怎么办？其实我们所说的户外活动是累积 2 小时 / 天在户外，不要求是连续在户外。而且，动物研究和临床研究都表明，间歇性的待在户外的近视预防效果比连续待在户外的效果更好。

在台湾对 571 名 7～11 岁学生的研究，要求课间休息都强迫到户外去，即间歇到户外，20 分钟 ×4 次 / 天。观察 1 年，结果近视的累积发病率 8.4%；而没有执行这个策略的儿童近视的累积发病率 17.65%。

在广州对 1903 名一年级学生的研究，每天增加 40 分钟户外活动，即持续到户外，观察 3 年，结果近视累积发病率 30.4%，而没有增加户外活动的学生的累积发病率 39.5%。

所以间歇暴露在户外的近视预防效果是优于连续 2 小时户外暴露的。增加户外活动的频率的方法包括：增加课外活动；户外做作业；在户外上课；课间休息待在户外；上学和放学步行等，而这些时间累积在一起很容易超过 2 小时。

需要特别注意的是：户外活动对未发生近视的儿童有效；对已经近视的孩子则作用非常有限。所以户外活动有近视预防作用，而无控制作用。家长一定要抓住孩子还没近视时进行足够的户外活动。

（三）建立屈光发育档案

第七章有详细介绍，本节不再赘述。

三、近视控制的方法和策略

目前我国的"近视控制"市场比较混乱，各种没有科学依据的控制近视方法充斥市场、层出不穷，而家长也无法辨别什么是有效的、科学的方法。一个靠谱的给家长鉴别该方法是否科学的方法就是访问科技期刊数据库（比如万方医学网或 PubMed）。这并不是说要家长去看晦涩难懂的科技论文，而只是录入关键词进行搜索。科学的近视防控的方法才会有科学家 / 医生和研究者做研究并把结果发表于学术期刊，在越权威的期刊、评分越高的期刊上的文章，可信度越高。如果某种近视防控方法在科技期刊数据库中搜索不到，则说明该方法可能是伪科学，没有人去研究；搜索到的相关文章很多，则说明该方法是有效的、有前景的，所以研究者很多。

有效的近视控制方法，都是要经过严谨的科学实验验证的。目前能有效控制近视的方法包括以下几种：

（一）科学配镜

验配符合个人用眼需求、符合个人视功能情况（调节、集合功能）、符合个人屈光状态处方原则的眼镜。

验配眼镜是不能仅看屈光度数"一刀切"的。我们还需要检查眼位（有无内、外隐斜）、调节力、屈光状态（有无屈光参差，有无过高的散光）等，这些因素都会影响配镜处方。比如同样是 300 度（-3.00D 矫正到 1.0，-3.25D 矫正到 1.2）左右近视的两个儿童，假设 300 度是准确的屈光检查结果。但其配镜处方却不同：一个孩子因为内隐斜大需要用275度（-2.75D）的眼镜，而另外一个孩子因为外隐斜很大需要用325度（-3.25D矫正到1.2）的眼镜。此外，个人用眼环境、用眼需求等都会影响配镜处方。所以配镜"合适"比"准确"更重要。

使用符合标准的镜片同样重要。比如一片标示200度的近视眼镜片，好的镜片一整片镜片在光学区内的任何点测量都是200度；而质量不好的镜片，可能镜片中央是200度，而周边却是225度。当孩子戴镜做作业时，是从下方的镜片区域看出去，这样的话相当于用的是225度的镜片，这就形成了近视过矫正，可能会促进近视进展了。

还有，眼镜的准确配装也非常重要。我们要求眼睛向正前方注视时瞳孔的中心要与镜片的光学中心一致，要求测量准确、配装准确。如果镜片的中心安装得与双眼的瞳距不一致，戴镜时镜片产生的光学效果会逼迫眼睛一眼向左看，一眼向右看，逼迫眼睛做"斗鸡眼"的动作；如果镜片安装得一边高一边低，戴镜时镜片会逼迫眼睛一眼向上看、一眼向下看。

如果镜架的倾斜角太大，还会带来额外的近视度数和散光等。戴这些配装不合格的眼镜，就很容易出现视疲劳、歪头斜颈视物、近视进展加快等问题了。

科学配镜还包括正确的配戴方法：眼镜是要随时戴还是摘摘戴戴？这需要根据眼位、近视程度等具体的检查结果由视光医生给出专业的判断，否则错误的戴镜方式也容易加速近视发展。

（二）角膜塑形

角膜塑形镜是一种夜间过夜配戴的角膜接触镜，每天睡觉时戴上，早晨醒来后摘下，这样可以暂时地消除或减少近视度数，日间就可以获得正常、良好的裸眼视力。戴角膜塑形镜是目前国际学术研究一致认为的，有效地减缓儿童近视发展的临床干预方法。目前的主流研究认为角膜塑形镜对眼轴增长的减缓作用为40%～60%。就是说，如果戴框架眼镜每年增加100度近视的话，戴角膜塑形镜每年只增加40度，即控制了60度，控制率60%。

目前主流的观点认为，戴了角膜塑形镜后视网膜成像能使周边的物像也成像在视网膜上，而其他矫正方式则会使得周边的物像成像在视网膜后，而导致发育中的眼球向后生长以补偿在后方的焦点，这就会造成眼球变长，近视增加（图9-2-2）。

角膜塑形镜虽然很有效，但它是接触镜，有一定的风险，还是需要到专业的有医疗资质的机构做验配。目前的研究认为戴软性接触镜的微生物感染风险为13.3/10 000～19.5/10 000，儿童戴角膜塑形镜的风险为13.9/10 000，与软性接触镜接近。临床研究发现这些感染主要和配戴者缺乏培训和教育、不正确的配戴方式、护理不当和随访不及时相关，而且多是轻度感染。严重感染的案例临床少见，定期复查和严遵医嘱能有效避免感染发生。

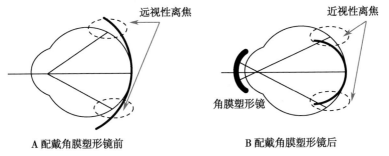

A 配戴角膜塑形镜前　　　　　　　　B 配戴角膜塑形镜后

图 9-2-2　角膜塑形控制近视原理概念图

还有一些类似角膜塑形近视控制原理的接触镜和框架镜也有一定的临床疗效。比如多焦软性接触镜，戴镜后模拟了角膜塑形镜后的状态，临床研究也有近视控制效果但需要日间戴镜。类似的还有多焦 RGP，是一种硬性的接触镜，适合高度数的近视患者。

如不能接受或无法配戴角膜塑形镜的近视儿童，还可以选择用框架镜模拟塑形镜效果的镜片（减少周边远视性离焦镜），但由于框架镜不能随眼球转动而转动，其近视控制效果不如角膜塑形镜。

这些光学工具有近视控制效果，但都有临床适应证，需要经过检查后才能确认是否适合配戴，以及如何配戴。

（三）低浓度阿托品

使用低浓度的阿托品滴眼液（浓度 0.01%）控制近视进展是近年来视光学中药物控制近视研究的热点，而且已有大量的临床研究证实了其对儿童近视控制的有效性，使得我们离安全控制近视进展、高度近视以及病理性近视更近一步。前期研究发现如果低浓度阿托品滴眼液与角膜塑形镜联合应用会取得 1+1>2 的效果，所以其前景看好。但是目前国家食品药品监督管理总局（CFDA）没有批准生产用于儿童近视控制的低浓度阿托品滴眼液。所以，目前没有任何渠道能购买到用于儿童近视控制的 0.01% 阿托品滴眼液药品。国内有一些医疗机构在自己配制 0.01% 阿托品滴眼液做临床研究用，这是要求签售知情同意书，在医生的密切监控下使用的临床研究。作为一个新药，而且还在临床研究阶段，对于阿托品的临床使用还有一些争议。

临床上阿托品滴眼液是用于睫状肌麻痹、扩大瞳孔检查等，目前认为阿托品并非通过放松调节的机制控制近视，所以其控制近视的机制与扩瞳、睫状肌麻痹无关，而是通过直接作用于视网膜和巩膜来达到延缓近视进展的。

如果使用低浓度的阿托品滴眼液（或凝胶）作为近视控制使用，要求儿童长期（1～2 年）使用，可能还会有一些并发症，比如过敏、睑板腺功能障碍、干眼等问题。此外，有的儿童本身调节力弱而且还对低浓度阿托品的睫状肌麻痹作用敏感，用药后调节进一步下降还有可能会促进近视进展。

我国 CFDA 暂未批准使用低浓度阿托品作为儿童近视控制的手段。

四、小结

（一）预防近视的三种方法

1. 良好的近距用眼卫生，用眼模式：每近距离用眼 30～40 分钟，远眺 10 分钟。

2. 在户外的时间越多越能减轻近视的发展，每天户外活动 2 小时能有效预防近视，但对已经近视的儿童效果不好，所以户外活动要趁早。

3. 建立屈光发育档案，不是为了验配眼镜，而是为了监测眼球的发育，预测预警近视，及时干预近视发展。

（二）控制近视的三种方法

1. 高质量的验光配镜很重要，包括：根据检查结果给合适的处方、合格的镜片、准确的眼镜配装和正确的眼镜使用方法。

2. 一些特制的眼镜、接触镜和角膜塑形镜，可以有效减缓近视发展，但需要在医疗机构，在医生指导下使用。

3. 0.01% 的低浓度阿托品滴眼液能降低近视进展，但需要进一步研究，目前还未能应用于临床。

第三节　成人配镜的处方原则和框架镜的选择

一、成人配镜的处方原则

（一）近视的配镜原则

近视配镜的一般性原则：近视需要光学矫正，包括框架镜和接触镜，角膜屈光手术实质上也是一种光学矫正的方式。

假性近视眼：解除调节痉挛，不需要配镜，可以采用调节放松训练，也可辅予睫状肌麻痹剂治疗。

真性近视眼：应及时配镜纠正视网膜离焦，最佳矫正视力的最低负镜度进行矫正（MPMVA 原则）。一般 3 岁左右就可以配戴眼镜。儿童需要早配镜的情况包括：屈光度数高者、明显散光、屈光参差、弱视、斜视、眼外肌功能异常等。

高度近视眼初次配镜常不能接受全部矫正,可分期分批矫正,每次增加的光度不宜超过 −3.00D,有条件的可选 RGP 矫正。

对于 −3.00D 以上近视合并老视的患者,无论是看远看近,均应该进行矫正,可以配多焦点或双光眼镜。

由于近视矫正是以远视力矫正为基础的,如果近视眼镜用于长期看近的话,会造成看近时的眼睛的调节负荷增加,所以对于需要长期看近的中度以上的近视眼可适量欠矫正。

(二)远视的配镜原则

远视眼处方的基本原则是选用使患者获得最佳矫正视力的最高度数正镜片(同样是 MPMVA 原则)。当远视度数较低时,患者可以利用其调节力来增加眼球的屈光力代偿远视,从而获得清晰的视力;但频繁并过度使用调节,会导致远视者视疲劳症状较正常人和近视眼明显。前面的章节中介绍过,按是否睫状肌麻痹验光把远视分为显性远视和隐性远视,显性远视是可以通过小瞳验光发现的远视;隐性远视是小瞳验光发现不了的远视。

轻度远视如无症状不需要矫正,如有视疲劳、较大内隐斜或内斜视,即使远视度数低也要戴镜。

中度远视或中年以上远视者应该随时戴镜矫正视力,消除视疲劳及防止内斜视的发生。

大于 45 岁的远视者宜经常戴镜,而且视远需完全矫正,视近要加老视度数,可验配视远和视近两副眼镜,也可以验配双焦点或渐变焦点眼镜。

(三)散光的配镜原则

戴柱镜框架镜时,由于不同子午线方向的放大率不同,会造成物像扭曲变形。如果新配眼镜中柱镜发生变化,或第一次配镜就给中、高度的柱镜,则会造成不同程度的物像扭曲变形,适应起来就相对困难。柱镜的改变会在短时间内引起患者对物体的距离、大小、形状等的感觉变化,严重的会感觉物体倾斜、视觉空间的变形,甚至出现走路不稳、头痛、恶心等不适。如果给予一段时间的适应,多数人都会适应新的处方并克服刚刚配戴时的不适。这种短时间适应是正常的生理反应,关键问题是适应的速度。

另外值得注意的是:高度散光患者通常会由于视网膜已经习惯存在已久的散光而影响接下来的检查结果,比如主觉验光过程中表现为不接受客观验光、检影中发现的散光等,客观验光发现散光,但给散光反而视力不好。当验光师遇到这种主觉验光和客观验光结果冲突的现象时,要仔细分析,尊重客观验光的结果,同时也要复核是否验光差错。验光未足矫正时也会影响双眼视检查结果,因而对这类患者要注意区别是否真存在双眼视异常,还是检查结果受到影响的情况。解决的方案就是先配镜,戴镜 1 个月后再复查双眼视检查。

在验配框架眼镜的时候,"舒适"和"清晰"常常是矛盾、难以调和的,在散光框架眼镜配镜上这种矛盾表现得更明显。清晰是需要适应的,而舒适却不一定是清晰的,比如不戴镜是最舒适的,但肯定不清晰。所以,对成人和儿童的配镜原则是不同的。

1. 对成年人来说,配镜处方的第一原则是"舒适",所以不论近视、远视还是散光,都应该尽量采取"保守"原则:如果新处方与原眼镜度数相差太大,在原处方基础上新处方作出的变动要尽量小,而且患者年龄越大,越要倾向保守。如果患者原来的眼镜处方可以继续使用,新的眼镜就不轻易改变原处方;但如果患者原来的处方不合适使用,则分段、分次给予合适的新处方。对患者配镜处方的处理要把握正确、适度、适当的原则,我们也不要害怕改变处方。

2. 对处于视觉发育期的儿童来说,配镜处方的第一原则是"清晰",清晰的成像有助于儿童的视觉发育,儿童的适应性很强,所以可以少考虑"舒适",因为"不舒适"会很快适应。

(四)屈光参差的配镜原则

由于接触镜的放大率比框架镜小很多,所以屈光参差患者应该优先选择接触镜验配,减少双眼像不等。如因为各种原因不能选择接触镜而需要框架镜时,配镜原则是:

1. 儿童尽量足矫,以防弱视、斜视。

2. 成人尽量减少双眼镜片的光度参差,若高屈光度一眼矫正视力很差,可以放弃足矫正仅做平衡配镜。

3. 中老年采用"单眼视"一只眼看远,一只眼看近的方法验配。

二、框架眼镜的选择

框架眼镜的种类也很丰富,除了常规的单光眼镜外还包括双光镜、渐变多焦点镜等功能性框架镜。我们应该熟知不同设计的框架镜的特点和适应证,推荐合适的产品给患者使用。

(一)单光镜片

1. 单光球面镜片　适用于屈光度数较小、角膜曲率正常或较陡者。

2. 单光非球面镜片　适用于屈光度数较大、角膜曲率正常或平坦者。非球面镜片周边的近视光度变低,正好与周边曲率平坦的角膜对应,可以减少周边视网膜像的离焦而获得更好的视觉质量和近视控制。

3. 变色镜片　适用于对比敏感度差或早中期的白内障患者。

4. 减少旁中心远视性离焦镜片　在提供清晰中心视力的同时,也改善周边视网膜成像品质，减少周边远视性离焦，从而延缓近视进展。适用于轴性近视、近视度数增长较快的儿童。一般不适用于病理性近视、近视伴有高度外隐斜者。

（二）双光镜和渐变多焦点镜

1. 一般适用于老视者。

2. 远视眼患者看近时需要付出更多的调节力，也适合配渐变镜（或双光镜）。

3. AC/A 高的患者看近时容易集合过度，戴渐变镜（或双光镜）通过减少看近时的调节刺激以减少过度的集合，缓解视疲劳。

4. 如儿童近视患者需要使用渐变镜（双光镜）做近视控制时要遵循以下原则：

（1）内隐斜儿童适合配戴渐变镜（或双光镜），外隐斜患者配戴渐变镜（或双光镜）会加重外隐斜程度。

（2）眼轴及角膜曲率正常的儿童。如眼轴及角膜曲率不正常，如曲率过平坦或陡峭等，说明可能伴有先天性、病理性近视因素，通过渐变镜（或双光镜）近视控制效果不会好。

（3）先天性、病理性近视儿童不适合使用渐变镜（或双光镜）控制近视。

（4）儿童渐变镜（或双光镜）验配后每半年要复查一次视功能，通过检查结果决定是否可以继续配戴。

（5）一般在 18 岁前会改成戴单光镜片。

（三）三棱镜

适合在有眼位问题而且通过视觉训练无效时选择。也可用于减少眼球震颤，处理代偿头位。三棱镜的具体使用说明和案例可参考我们出版的《视光医生门诊笔记》一书。

（四）光学助视器

助视器是改善或提高低视力患者视觉及活动能力的任何一种装置或设备。50%～70% 低视力患者可依靠助视器提高视力，适用于低视力患者。

第四节　高度近视眼的配镜处方原则

临床上把近视度数在 −6.00D 以上的屈光不正状态称为高度近视。最新的研究数据表明我国青少年的高度近视患病率在 6.69%～38.4% 之间，而且呈现出逐年年轻化的趋势。高度近视由于眼轴延长，常伴有眼部病理性改变，导致不同程度的视功能损害，甚至致盲。在澳大利亚，52.4% 超过 −9.0D 的近视者有视网膜病变，而在中国，89.6% 超过 −10.0D 的近视患者有视网膜病变。高度近视常常导致永久性视力损害，甚至失明，目前已成为我国第二大致盲原因。

中华医学会眼科学分会眼视光学组撰写了《重视高度近视防控的专家共识（2017）》，对高度近视的现状、定义、症状、体征、检查、诊断、并发症、处理方案、预防控制等做了综合全面的介绍，附文于后，本章主要介绍与高度近视相关的验光和配镜处方原则。

一、高度近视眼验光时应注意的细节

（一）镜眼距离变化对配镜的影响

试戴时我们常常使用"一组镜片组合"来进行试戴，比如患者的处方是 −8.25DS/−1.25DC×180——1.0，那试戴镜至少需要 −8.00DS、−0.25DS 和 −1.25DC 这 3 个镜片组合。镜片本身是有厚度和重量的，这个镜片组合的镜眼距离就不会是 10～12mm（很可能会超出 12mm）。

当使用的镜片组合多（比如 3 片镜片的组合）、重，患者戴试镜架时还容易向远侧、下方"下坠"，导致镜眼距离进一步增加。

如果使用的试戴镜架质量不好，也会造成镜架在鼻梁上向远端"下滑"，镜眼距离增加。

由于负透镜对眼的有效屈光度，视其到眼的距离增加而减少，到眼的距离减少而增加。在这个组合中的不同的镜片光度不一致，这些镜片在试戴镜上的摆放顺序会造成实际的有效屈光度不同。在对高度屈光不正验光时，光度高的试戴镜应该放置在靠角膜的一侧，光度低的试戴镜和柱镜片应该放置在远离角膜的一侧，同时镜眼距离应该尽量减小。否则会因为这种试戴镜片摆放位置的问题造成过矫正。具体推理分析过程和案例详见《视光医生门诊笔记》第三章第十二节"试戴镜片摆放位置对高度近视配镜的影响"。

（二）避免选用倾斜角过大的镜架

图 9-4-1 中是一 −6.00D 的镜片，在将镜片倾斜的过程中，通过镜片看到的像"变扁了"，这是引入了轴向在水平方向的柱镜效果。

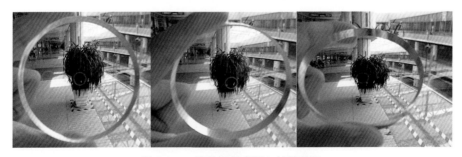

图 9-4-1　镜片倾斜会引入柱镜效果

　　框架镜倾斜角是指镜片的平面线与垂直线的夹角。一般适合黄种人的眼镜倾斜角在8°～10°之间（图9-4-2）。

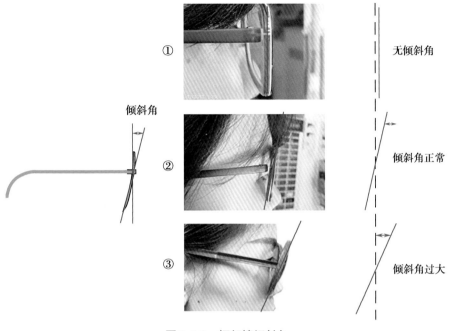

图9-4-2　框架镜倾斜角

　　当倾斜角增加时，镜片的位置改变了，镜片对眼球产生的屈光效果也会改变。图9-4-2中，的眼镜，如果球镜是 −8.00D，在①、②、③这三种戴镜方式下，产生的光学效果就不一样了。

　　我们平时所说的光学镜片的光度，是指在光学中心上，镜片平面垂直于视轴时的屈光效果。这里有两个条件：①视轴通过光学中心；②镜片平面垂直于视轴。

　　实际上我们的框架镜是有一定的倾斜角的，而倾斜角的变化会影响配戴框架镜产生的光学效果。倾斜角越大，产生的额外的光学效果会越多。这种变化可以通过马丁公式（Martin formula）计算出来，说明如下：

　　马丁公式（Martin formula）的表述是：镜片倾斜后产生的光学效果：

　　新的球镜 New Sphere = D（power @ 90）×（1 +（sin（θ））2 / 2n）

　　新的柱镜 New Cylinder = D（power @ 90）×（tan（θ））2

　　θ是指和垂直方向的夹角，即倾斜角

　　D（power @ 90）：90度轴向上的屈光力

　　Axis is always @ 180　在垂直方向上变化倾斜角度，即倾斜角，新产生的

柱镜轴向是180度

N：镜片材料的折射率

现在假设我们有一片折射率是1.66的−8.00D的镜片，在倾斜角分别是0°、10°、20°时（对应图9-4-2中的①、②、③三种戴镜方式），镜片倾斜后产生的实际光学效果如图9-4-3所示。

倾斜角为0°，无倾斜：等效屈光度是−8.00D

倾斜角为10°，代入马丁公式（Martin formula）计算：

新的球镜 New Sphere = D（power @ 90）×（1 +（sin（θ））2 / 2n）=（−8）×（1+（sin（10°））2 / 2×1.66）=−8.07D

新的柱镜 New Cylinder = D（power @ 90）×（tan（θ））2 =（−8）×（tan（10））2 =−0.25D

倾斜角为20°，代入马丁公式（Martin formula）计算：

新的球镜 New Sphere = D（power @ 90）×（1 +（sin（θ））2 / 2n）=（−8）×（1+（sin（20°））2 / 2×1.66）=−8.28D

新的柱镜 New Cylinder = D（power @ 90）×（tan（θ））2 =（−8）×（tan（20））2 =−1.06D

这里多增加了0.28D的球镜和1.06D的柱镜，已经不少了。

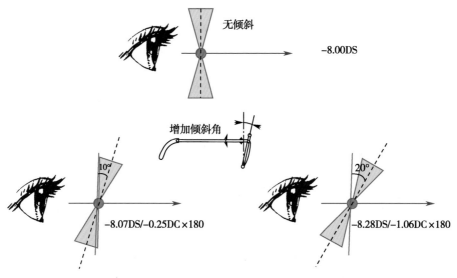

图9-4-3　镜片倾斜后产生的实际光学效果

可见：对于近视眼镜来说，倾斜角增加，会同时增加球镜和轴在180度的柱镜效果。倾斜角越大，镜片光度越大，这种效应越明显。所以，高度近视患者应避免选择倾斜角过大的镜架。

此外，高度近视患者还要避免使用过大面弯的镜架；瞳距瞳高要测量准确，配装错误会造成较大的额外棱镜效果，会造成眼位异常和视疲劳。

二、高度近视的视力矫正目标

高度近视眼常常有伴眼底病变、晶状体混浊等器质性问题，所以其视力矫正的目标与眼睛的健康状况相关，最佳视力常常不能达到 1.0 或以上。即使能矫正到"正常"视力，也需要更高的屈光度，而高屈光度的框架镜片会带来更多的像差、更差的视觉质量、更厚重的镜片外观。

比如表 9-4-1 中的患者，发生黄斑病变后，给 -12.00DS 足矫正与给 -7.00DS 大幅欠矫正的差别不会太大（矫正视力仅提高 1 行），而相差了 5D 的两种近视镜片无论重量、厚度、成像质量、放大率、色散等都会有较大的差异，显然患者配戴 -12.00DS 的镜片时镜片更厚重，物像缩小更明显，色散更明显，配戴时更不舒适。

表 9-4-1　一高度近视患者发生黄斑病变前后的视力矫正情况

黄斑病变前		黄斑病变后	
矫正镜片光度	矫正视力	矫正镜片光度	矫正视力
-5.00DS	0.2	-5.00DS	0.2
-6.00DS	0.2	-6.00DS	0.2
-7.00DS	0.3	-7.00DS	0.3
-8.00DS	0.4	-8.00DS	0.3
-9.00DS	0.5	-9.00DS	0.3
-10.00DS	0.6	-10.00DS	0.3
-11.00DS	0.8	-11.00DS	0.4
-12.00DS	1.0⁻	-12.00DS	0.4（更亮一点）

同时，对于高度近视眼来说，度数变化 1～2D 对视力的提高远远不如中低度近视明显，所以给足光度带来的"更清晰"的收益不明显，反而会增加不适。所以"看得清晰"和"看得舒适、看得持久"无法兼得，验配时需要在"清晰"和"舒适"间找一个适合患者的平衡点。

也就是说，对于高度近视来说，给框架镜配镜处方时的视力矫正目标并不一定非得是 1.0，而是患者对"清晰"和"舒适"平衡的光度，是按照患者日常用眼需求，根据试镜结果"试"出来的，是有个体差异的。比如，同样是 -10.00D 的无明显眼底病变的高度近视，一个 16 岁的学生可能给足矫处方 -10.00DS——0.8；一个 28 岁的软件工程师可能给略欠矫正的处方 -9.00DS——0.6；一个从未戴过镜的 60 岁退休老人给欠矫正但配戴舒适的处

方 -6.00DS——0.3。

例：男，50岁。高度近视多年，一直戴框架眼镜，近期自觉视物不清，2周前重做了验光配镜，但配戴不适，检查：

裸眼远视力：右眼 0.02 左眼 0.02。

裸眼近视力：右眼 0.05/25cm 左眼 0.05/25cm。

原镜光度（多年一直戴的眼镜）：

右眼：-14.00DS——0.1。

左眼：-14.00DS——0.1。

新配镜：

右眼：-22.00DS——0.3。

左眼：-22.00DS——0.3。

主觉验光：

右眼：-23.50DS——0.3。

左眼：-22.50DS——0.3。

眼底豹纹状、高度近视眼底改变，视盘巨大近视弧斑，黄斑区色素紊乱。

通过沟通解释，不断试镜调整最终给处方：

右眼：-17.00DS——0.2。

左眼：-17.00DS——0.2。

试戴后感觉配戴舒适能接受。

此患者病理性近视，原来的眼镜明显低矫正，长期配戴已经习惯了低矫正处方和低矫正视力 0.1。病理性近视眼底不好，最佳矫正视力只能达到 0.3，虽然足矫到 -23.00D 可以提高一些视力，但镜片厚重，像差大，镜片放大率（视物缩小）明显，带来了适应性的问题。

对于高度近视眼，或高度近视眼初次配镜，要注意对高度近视框架镜的适应性问题。本例中患者 50 岁，这种年龄适应性本就差一些。另外，高度近视戴框架眼镜后视物明显缩小，所以在试戴新镜时很难耐受足矫镜片。处理方法是将矫正度数降低，待其适应一段时间后再逐渐增加度数提高视力。至于具体要降低多少要考虑顾客的年龄、适应能力、用眼需求等多方面因素考虑，在"舒适"与"矫正视力"间平衡。

三、散光矫正对高度近视的影响

高度近视，尤其是病理性近视，常常也伴随较高的散光。散光对于框架镜的成像质量影响非常大，散光超过 2.00D 后，患者常常会感到不适。所以高度近视者给散光时，如散光对矫正的影响不大则可以考虑尽量减少散光。

表 9-4-2 中的 38 岁患者，足矫（-10.00DS/-3.50DC×180）时视力矫正到

1.0⁻，而球镜、柱镜同时欠矫（−9.00DS/−2.00DC×180）时，视力矫正到 0.8⁻，足矫时多给的 1.00D 球镜和 1.00D 柱镜带来的视力矫正提高的收益并不大，所以按 −9.00DS/−2.00DC×180——0.8⁻ 给处方。

表 9-4-2　高度近视散光足矫散光与欠矫散光的视力矫正情况

矫正镜片光度	矫正视力
−10.00DS/−3.50DC×180	1.0⁻
−10.00DS/−2.50DC×180	0.8⁺
−10.00DS/−2.00DC×180	0.8
−9.00DS/−3.50DC×180	0.8⁺
−9.00DS/−2.50DC×180	0.8
−9.00DS/−2.00DC×180	0.8⁻

四、高度近视戴框架镜和接触镜的调节变化

人眼在看近物时需要调节才能看清，但看清近物的调节需求在戴框架镜和戴接触镜时是有差异的。戴框架镜时对近物的调节计算公式为：

$$A_g = \frac{1}{S(1-2dp)}$$

式中，A_g——戴框架镜时对近物的调节；

S——近物到角膜顶点的距离；

d——镜眼距离；

P——框架镜屈光力。

举例：一近视眼，戴 −6.00D 框镜（镜眼距离 12mm）看距离镜片 25cm 前的物体。按上述公式计算是：

$$A_g = \frac{1}{S(1-2dp)} = \frac{1}{(0.012+0.25)(1-2\times0.012\times(-6.00))} = 3.336$$

即，使用 3.34D 的调节；而戴接触镜时产生的调节量基本和正视相同，接近 1/2.5（25cm）=4.0D。二者的调节需求相差 4−3.34=0.66D。

但如果是 −12.00D 的近视患者，用上述公式计算则是：

$$A_g = \frac{1}{S(1-2dp)} = \frac{1}{(0.012+0.25)(1-2\times0.012\times(-12.00))} = 2.963$$

二者的调节需求相差 4−2.96=1.04D，这就比较大了。

也就是说，近视眼配戴框架镜后调节需求比戴接触镜减少，而且这种效应随近视度数增高而越明显。反过来说，近视者如果是长期戴框架镜的，框

架镜会给患者"省"调节，度数越高"节省"得越多，如果改用接触镜矫正，这种框架镜的"节省调节"作用就会突然消失，而高度近视患者常常调节力弱，这就可能会表现为看近的调节不足，而导致患者投诉。

所以，给高度近视患者验配接触镜时要测量好患者的调节幅度，确认患者改用接触镜近距离用眼时调节足够。一个比较实用的方式就是在给配镜处方试戴时测近视力，常常会暴露这一类问题。

对调节不足的患者，要做好充分的沟通，对年轻患者可做增加调节力的训练，对中老年人则适当欠矫正。

五、高度近视戴框架镜和接触镜的集合变化

戴接触镜时，镜片随眼球转动而转动，所以看近物时的集合需求与正视眼相同，戴框架镜时，看近眼球内转实现向内偏离眼镜光学中心，产生棱镜效果，从而改变了集合需求（图9-4-4）。

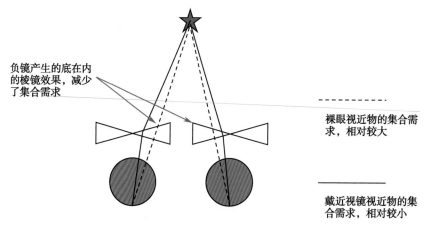

图9-4-4 高度近视戴框架镜时集合需求变小

看近时产生的棱镜效果的计算公式为：

$$L_T = \frac{ie(P_l+P_r)}{2S}$$

式中，L_T——看近物时通过框架镜产生的棱镜效应；

i——瞳距，以厘米为单位；

e——眼镜至眼球转动中心的距离，以米为单位；

P_l——左眼镜片的屈光力；

P_r——右眼镜片的屈光力；

S——近物到框架镜的距离。

例如，双眼都戴 −4.00DS 的框架镜，近物距离眼镜 330mm，镜面到眼球转动中心距离为 27mm，瞳距为 60mm，代入上述公式计算，总的棱镜效果是 $L_T=-1.964^{\triangle}$（负值为底在内）。此时框架镜使得集合需求减少了 $1.964^{\triangle}$。所以，近视眼戴框架镜时，集合需求会变小，而且度数越高，集合需求越小。

如果长期戴框架镜的高度近视患者，突然改为戴接触镜时，集合需求会增加，建议验配前检查其集合功能是否足够，以避免戴接触镜后不适。

六、高度近视的接触镜矫正

与框架眼镜相比，角膜接触镜在屈光不正的光学矫正上有独特的优势，包括：视野真实；棱镜效应小；对双眼集合的影响小；无眩光；放大率小、视物真实；运动时安全、方便，等。针对高度近视眼，上述优势会更加明显。

高度近视的角膜接触镜与高度近视的框架镜一样，都是中间薄而周边很厚，度数越高，周边越厚。戴软性角膜接触镜时，镜片会吸收泪液中的蛋白质、代谢废物等污物，镜片越厚吸收得越多，而且水分也吸收得多。戴软镜容易眼睛干涩不适，镜片吸收的污物也容易引起过敏和感染。同时，软性角膜接触镜直径大，在角膜表面几乎无活动，泪液交换差。

而硬性高透气性接触镜（RGP）几乎不含水，也不会吸收泪液中的蛋白质、代谢废物等污物，所以容易清洁护理。而且 RGP 镜片直径小，活动度好，泪液交换好，泪液可以不断交换、冲洗、置换镜片和角膜间的泪液，配戴更安全。

所以对条件合适的高度近视患者，推荐用 RGP 作为首选的光学矫正工具。

七、老年高度近视患者的配镜处方原则

老年人调节力非常弱，适应性差，高度近视患者并发眼底疾患的概率更高，视力矫正不良，有的还行过白内障摘除 + 人工晶状体植入术。对这一群体验配框架镜的原则更要提倡"舒适优先"的策略，所以要特别注意，仔细检查和耐心沟通，否则很容易造成投诉。

例：女，67 岁，双眼自幼高度近视，从未戴过眼镜，右眼 1 年前行白内障摘除 + 人工晶状体植入术。1 个月前在外地配镜后戴镜不适，参数为：

右眼：−2.00DS/−2.50DC×70——0.4。

左眼：−16.00DS——0.2。

检查：右眼瞳孔欠圆，人工晶状体向下方偏位，透过上方瞳孔缘可见人工晶状体上缘。左眼晶状体轻混浊。双眼高度近视眼底改变，视盘巨大近视弧斑，黄斑区色素紊乱。

主觉验光足矫如下：

右眼：−2.00DS/−3.50DC×70——0.5⁻

左眼：−18.50DS——0.5⁻

本案特点是：

1. 年龄大，双眼高度近视，而且原来未戴过镜，适应性会很差。

2. 在外地配的眼镜参差很大，不但双眼镜片放大率相差巨大，而且镜片厚重。

3. 右眼散光给得相对高了，对于原来从未戴过镜的老人来说很难适应，会配戴不适。

4. 右眼是高度斜轴散光。

5. 足矫矫正视力不好，双眼屈光参差明显。

6. 右眼人工晶状体偏位是造成右眼较大散光的可能原因。

按本文所提的原则，给处方如下：

右眼：−2.00DS/−1.50DC×75——0.4。

左眼：−2.75DS——0.08。

这个处方的特点是：

1. 以右眼视力矫正为主，散光以尽量小的、患者能耐受的光度给，轴向尽量靠向 90°方向以提高戴镜适应度。

2. 为避免屈光参差带来的戴镜不适，牺牲了对左眼的矫正，按右眼等效球镜度给处方，仅仅保证双眼成像、镜片外观平衡一致。

患者试戴后患者舒适满意，验配后 2 个月电话回访无特殊。

此外，即使对高度近视患者的足矫光度欠矫 2.00D（或更多），常常不会大幅影响其矫正视力，而这欠矫的 2D 就可以作为看近时的"近附加"了，也就是说，对高度近视欠矫，既不会太影响矫正视力，还解决了看近的问题。所以高度近视的老年人不适合配渐变多焦点镜，一定要验配的话，镜片的像差会非常大，像差区也非常大、通道窄，配戴非常不舒适，遭投诉概率非常高。

第五节　软性接触镜处方、产品参数选择和评估

一、软性接触镜处方

（一）判断能否用球面软性接触镜进行矫正

球面软性接触镜可以矫正一定程度的角膜散光，并非散光被真正矫正，而是患者可以耐受。当球面屈光不正度越高，散光可被耐受的程度越高，耐受的程度与配戴者需要矫正的散光绝对值，散光与总屈光不正量之间的相对

值，以及配戴者对矫正视力的需求都有关系。

软性球面接触镜的光学质量优于所有的环曲面软镜，对于既可选择球面软镜又可选择环曲面软镜的患者应优先选择球面软镜。以下是软性球面接触镜矫正散光的一般指征：

1. 若散光≤0.75D，球镜度：柱镜度≥3∶1，软性球面接触镜的视觉矫正质量较好。

2. 若散光≥1.00D，球镜度：柱镜度≥4∶1，软性球面接触镜的视觉矫正质量较好。

3. 若散光>2.00D，则谨慎使用软性球面接触镜进行矫正视力。

4. 不能使用软性球面接触镜进行矫正的散光，考虑使用散光接触镜或硬性接触镜来进行矫正。

5. 具体情况视顾客需求而定。

案例：验光结果为 −2.00DS/−0.75DC×180，请预估用软性球面接触镜矫正的效果。

分析：当球镜度为散光度 3 倍以上，散光可被耐受。但该顾客散光度 −0.75D，球镜度 −2.00D，达不到散光 3 倍的要求，预估用软性球面接触镜矫正散光的效果不佳。可通过试镜来确认矫正效果是否能被患者接受。

案例：顾客验光结果为 −6.25DS/−1.50DC×180，请预估用软性球面接触镜矫正的效果。

分析：散光≥1.00D，且球镜度为散光度 4 倍以上，散光可被耐受。该顾客散光 −1.50D，球镜度 −6.25D，超过散光度 4 倍以上，预估用软性球面接触镜矫正散光效果尚可。

（二）对散光度数进行等效球镜换算

当符合以上矫正散光原则情况下，运用最小弥散环原理按等效球镜度的光度做软性接触镜矫正。验光处方的球镜度数加柱镜一半度数，该度数称为等效球镜度数，计算公式为：D=DS+1/2DC（D 为等效球镜；DS 为验光处方的球镜度数；DC 为验光处方的柱镜度数）

例：−2.00DS/−0.50DC×180，等效球镜 D=−2.00+1/2（−0.50）=−2.25D。

−5.50DS/−1.00DC×180，等效球镜度数 D=−5.50+1/2（−1.00）=−6.00D。

（三）进行顶点屈光度换算

框架眼镜与接触镜后顶点，至眼主点的距离不同，导致其有效光度发生改变。因此在配戴眼屈光不正度不变的前提下，远视眼配戴接触镜的屈光度，要比配戴框架眼镜的大；近视眼配戴接触镜的屈光度，要比配戴框架眼镜的小。其度数的确定需要进行顶点光度换算。临床常用经验法来换算，经验法即根据对顶点光度换算结果的归纳，制成了便于记忆的经验表格（表9-5-1）。

表 9-5-1　经验法顶点光度换算表

验光度数（D）	换算差值（D）	验光度数（D）	换算差值（D）
<4.00	0	9.25～10.00	±1.00
4.00～5.00	±0.25	10.25～11.00	±1.25
5.25～7.00	±0.50	11.25～12.00	±1.50
7.25～9.00	±0.75	12.25～13.00	±1.75

二、软性接触镜的产品参数选择

顾客在购买软性接触镜时常常只关注镜片的光度，实际上同样光度的软性接触眼镜，可能有多种不同的产品技术参数，不同的参数对配戴者的影响也不同。这些产品技术参数一般都会印刷在包装上，主要包括：基弧、透氧性、氧传导性、含水量、中心厚度、直径、使用周期等。

（一）基弧

基弧是指镜片内表面中心弧度。基弧半径值越大，镜片越平，配戴后较松，移动度较大；基弧半径值越小，镜片越弯，配戴后较紧，移动度较小。在实际应用时，镜片基弧应比角膜曲率略大 10%，以利于镜片下的代谢产物和泪液排出。

镜片基弧的选择可根据角膜曲率值计算为：BC=1/2（HB+VB）×1.1（BC为镜片基弧；HB 为角膜水平曲率；VB 为角膜垂直曲率）。即是，平均角膜曲率半径 ×1.1。临床上根据这个公式算出来的结果选择相近的镜片基弧。

基弧与接触镜的配适状态有关。由于软性接触镜镜片柔软，可以自然贴合角膜，所以软性接触镜与硬性接触镜不同，基弧的选择在一定范围内都是合适的。亚洲人的基弧在 8.4～8.6mm 之间，基弧选择的原则是宁大勿小。比如按上述计算需要选择的基弧是 8.4mm，那么戴基弧 8.4～8.8mm 之间的接触镜都可以。但注意如果基弧比角膜曲率大太多，镜片容易在角膜上滑动；如果基弧比角膜曲率小太多，容易造成配适过紧，泪液交换不畅。对于角膜曲率过平（如角膜屈光手术后）或过陡（如早期圆锥角膜）的配戴者，则需要验配根据眼部参数特殊定制的接触镜，如硬性高透氧性角膜接触镜（RGP）。

（二）透氧性

透氧性是指镜片材料容许氧气通过的性能，通常用 DK 值衡量。氧气要通过某种材料，氧分子必须先溶解于这种材料中，然后通过这种材料。DK 值中的 D 表示氧在接触镜材料中的弥散系数，K 表示氧在接触镜材料中的溶解系数，DK 的乘积为该材料的透氧系数。接触镜材料的 DK 值是材料的一个内在特性,对于一定材料的镜片,DK 值是一个常数,DK 值的测量方法有多种,不同的测量方法所得出的数据可以不同,因此在比较材料 DK 值时,应以同一种方法测得的数据进行比较。

(三)氧传导性

氧传导性是指氧气通过一定中心厚度的镜片的传导能力。镜片氧传导性(常用 DK/L 表示)=镜片材料的透氧性(DK)/镜片的中心厚度(L)。氧传导性是保证镜片健康配戴的基础。安全日戴的最低透氧指标是 DK/L≥24。镜片的透氧性与镜片的含水量成正比,与镜片中心厚度成反比。硅水凝胶的透氧率是普通接触镜(水凝胶)的 5~6 倍。即便睡觉时也能确保角膜充分供氧。硬性高透氧性角膜接触镜(RGP)透氧率也很高,有的甚至可以持续戴7~30 天。

(四)等效氧性能

等效氧性能是反映配戴镜片时测量实际到达角膜氧气量的指标。透氧性和氧传导性都是在实验室或离体条件下测得的数据,不能很好地说明镜片戴到角膜上的情况,而等效氧性能更接近实际。角膜从大气中获得的最大氧气量为 21%(大气的氧含量),所以如果镜片的等效氧性能为 21%,则它对氧可以完全通透,如果为 10.5%,则只允许大气含氧量的一半到达角膜。

(五)含水量

含水量是指特定条件下,镜片材料中含有水分的重量与镜片总重量的比值。软镜的含水量一般在 30%~80% 之间。对于水凝胶材料的镜片,含水量越高,透氧性越好;但是对于硅水凝胶材料的镜片,硅含量越高透氧性越好。所以软镜的透氧性与含水量关系密切,通常根据软镜的含水量可以将软镜分成两类:低含水量(含水量<50%)和高含水量(含水量>50%),两者各有优缺点。高含水量镜片较柔软,配戴后异物感小,但抗沉淀差,易附着沉淀物,强度较差不耐用,易破损,在配戴过程中,干燥感逐渐明显,镜片移动度较小,容易与角膜附着过紧。低含水量镜片沉淀物较少,较耐用,镜片移动度适度,但舒适度较差。此外含水量的选择与个体的泪液分泌情况有关,泪液分泌正常或偏多的人适合选择含水量高的产品,可以增加透氧性及配戴的湿润感;而泪液分泌少的人则适合选择含水量低的产品,避免镜片和眼睛争夺水分,造成眼干。

(六)中心厚度

中心厚度是指镜片中心点的垂直厚度。对于高度近视,镜片本身比较厚,建议选择超薄镜片,可以增加透氧率和配戴舒适度;而低度近视镜片不厚,不宜选择超薄镜片,因为镜片成形性差,不易操作,易干燥,操作不当还容易粘连、破损,需要小心护理,选择标准厚度即可。

（七）直径

镜片边缘两对应点之间最大的直线距离称为直径，以毫米（mm）为单位。镜片直径是根据角膜直径而定的，也会影响到镜片配适的松紧度。软性接触镜的直径一般是比角膜直径大 2～2.5mm，完全覆盖角膜。但对于角膜直径过大及过小的情况就要根据角膜直径定制相适应的镜片才能达到理想的配适。

镜片直径根据配戴眼角膜和睑裂的尺寸进行选择，软性接触镜应能完全覆盖角膜，并超出角膜周边 0.5mm 以上。目前市场上的软性接触镜直径一般比角膜直径大 2～2.5mm，完全覆盖角膜。软性接触镜的直径过小，则不能很好地覆盖角膜，容易偏位；直径过大，则不美观。可参照角膜直径与软性接触镜直径对照表（表 9-5-2）来进行选取。

表 9-5-2　角膜直径与软性接触镜直径对照表

角膜直径（mm）	软性接触镜直径（mm）
<11.0	13.5
11.0～11.5	14.0
>11.5	14.5

（八）使用周期

镜片自启用至抛弃的时限称为镜片的使用周期。传统式镜片的使用周期超过 3 个月；定期更换式镜片的使用周期为 1 周至 3 个月；每次取下镜片即抛弃的是抛弃式镜片。

传统式镜片往往由于长期的蛋白质沉淀而导致视力模糊，使用护理液也无法完全清除蛋白质及其他沉淀物，大大增加了眼科并发症的几率。更换型镜片（配戴周期 3 个月以下的），经常更换全新镜片，配戴更舒适也更健康。抛弃式镜片常较薄，操作性较差，不适用于初戴者，可根据实际情况选用定期更换式镜片。

三、软性接触镜的评估与调整

软性接触镜取片后也需要评估来确认镜片与角膜的匹配度，才能达到最好的配戴效果。一般来说，镜片戴入眼睛后需要 15～20 分钟才能达到稳定状态，高含水量的镜片需要的时间会更长些，当稳定时意味着戴镜所引起的反射性泪液分泌已停止，镜片处在相对稳定的位置。镜片评估要参考以下几方面：

（一）舒适程度

镜片初戴时，因护理液及镜的刺激产生轻度的干涩感和镜片存在感，均属正常。此时较容易评估配戴者角膜的敏感程度以及判断有无不良反应。

如有明显的异物感则考虑是否镜片的表面有问题或配适偏松，毫无异物感常常提示配适偏紧。

由护理产品问题、镜片变形缺损、异物、污染和配适不良等问题引起的不适感包括：干燥感、异物感、烧灼感、痒感、刺激、疼痛和畏光等，临床应注意鉴别。

（二）矫正视力

当软性接触镜验配正确合适，配戴者的矫正视力应能达到框架眼镜的矫正视力。矫正视力应查远视力和近视力。远视力应不低于验光试片的结果。如远视力显著低于框架试戴镜结果，则为接触镜光度有误所致。近视眼应防止过度矫正引发的调节，以防产生疲劳。近视力筛查有助于发现是否产生视近困难症状。

配适正常时视力会比较稳定。配适过松的镜片会出现眨眼前视力佳，眨眼后镜片移位而视力下降的情况；配适过紧的镜片则可能出现眨眼前视力差，眨眼后因镜片的光学中心接触角膜而视力佳的情况。

（三）镜片与角膜的匹配关系

镜片与角膜的匹配关系从以下五方面进行检查：

1. 角膜覆盖　指镜片覆盖角膜的程度（图 9-5-1）。镜片应完全覆盖角膜，若镜片覆盖不完全，将导致矫正视力不良、暴露区角膜干燥、配戴眼产生异物感。镜片覆盖不全，是镜片过松导致，所选的镜片直径过小或基弧过大了。

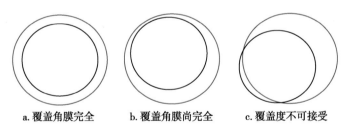

a.覆盖角膜完全　　　b.覆盖角膜尚完全　　　c.覆盖度不可接受

图 9-5-1　软性接触镜的角膜覆盖度

2. 角膜缘结膜充血　观察镜片边缘有否压迫结膜血管而导致充血的情形，尤其是拉开上眼睑来进行观察。当出现充血状态，说明镜片过紧，需要放松配适。

3. 中心定位　指对镜片与角膜同心的评估（图 9-5-2）。正常情况下镜片的几何中心应与角膜的瞳孔中心重合。镜片的定位不良可导致矫正视力不良与异物感。镜片中心定位不良常常因为镜片配适过松导致，比如所选的镜片直径过小或基弧过大。镜片偏位量在 0.5mm 为可接受的偏位，大于 0.75mm 则不可接受。

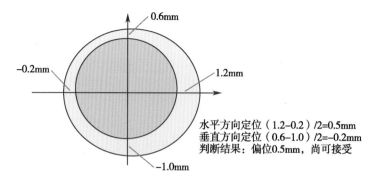

水平方向定位（1.2-0.2）/2=0.5mm
垂直方向定位（0.6-1.0）/2=-0.2mm
判断结果：偏位0.5mm，尚可接受

图 9-5-2　软性接触镜的中心定位示意图

4. 移动度　指眼睑力导致的镜片相对位置变化的程度。令戴镜者正视前方，轻轻拉开下眼睑，让戴镜者缓慢瞬目，可见镜片受上眼睑牵拉向上方移动，然后恢复至原位。记录镜片下边缘向上移动的量（图9-5-3）。

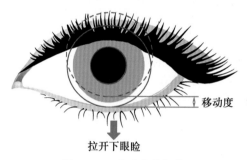

移动度

拉开下眼睑

图 9-5-3　移动度的评估

移动度也和镜片的生产工艺有关，比如：切削工艺，中心厚度>0.9mm 的球面镜片适当的移动度为 1.0～1.5mm，模压工艺镜片适当的移动度为 0.2～0.6mm，旋转成形工艺制作的厚度极薄的非球面镜片移动度可低于 0.2mm。

使用周期长的镜片移动度大些，有利于镜片后的代谢产物及时排出。超薄镜片容易贴附角膜，移动度比标准厚度镜片的移动度小。一般情况下，镜片移动度过大，可能为镜片直径过小或基弧过大所导致，可导致异物感，并因眨眼后镜片移位而发生视力模糊，不眨眼时视力好转。镜片移动度过小，可能为镜片直径过大或基弧过小所致，在不眨眼时镜片中心翘离角膜面而致视力模糊，在眨眼后因镜片中心贴近角膜，视力好转。

长时间配戴过紧，移动度过小的镜片，镜片下泪液循环下降，代谢产物积聚引发角膜上皮毒性反应及角膜缺氧，甚至出现紧镜综合征。由于镜片移动都过小在早期并无不适症状而不易被发现，应引起高度重视。

5. 上视镜片滞后　也称为下垂度，指眼睛向上看时镜片受上眼睑的阻力和镜片自身的重量向下移动的距离（图9-5-4），它的主要目的是判断上眼睑的松紧程度。对移动度正常但仍引起不适感的镜片，可用该方法加以判断。一般下垂度为0.2～0.4mm。

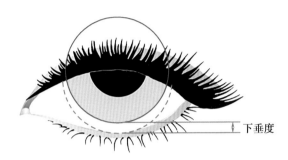

图9-5-4　上视镜片滞后，眼睛向上看时镜片向下移动的距离

6. 上推试验　利用推移的方法评估镜片与角膜配合的松紧程度。有些可塑性强的非球面超薄镜片由于无法用瞬目的方法评估其移动度，可以采用这种方法评估。

嘱患者向上注视，拇指靠下眼睑边缘推动镜片的下边缘，观察测定镜片下边缘上移的量及复位的速度（图9-5-5），以镜片的下边缘与角膜下边缘之间的距离记作100%，若上推时镜片的下边缘不移动记为0，适度的松紧度为40%～60%。镜片复位的速度很快提示镜片过松，镜片复位的速度很慢则说明镜片过紧。

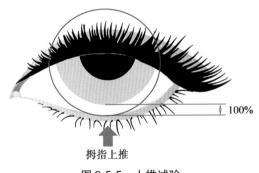

图9-5-5　上推试验

（四）镜片配适调整

根据评估的情况对试戴片的基弧做相对的调整，对于配适偏松的镜片，则可以减少基弧或增加直径或两者同时调整，如配适偏紧，则可以增加基弧或减少直径或两者同时调整。

软性接触镜配适良好、过松、过紧的标准汇总于表9-5-3。

表 9-5-3　软性接触镜配适标准汇总

	配适良好	配适过松	配适过紧
舒适度	好 开始有异物感	不好,提示配适过松	很好
矫正视力	视力稳定	眨眼前清晰,眨眼后立即模糊	眨眼前模糊,眨眼后立即清晰
角膜覆盖程度	完全	不完全	完全
中心定位	良好	不良	良好
移动度	0.1～0.4mm	移动过大	小于 0.1mm
松紧度	镜片易移动 很快复位	镜片移动过度,不易回复原位	镜片移动迟缓或不完全,复位迟缓

第六节　弱视诊断与治疗临床指南

2017 年 11 月 AAO(American Academy of Ophthalmology)(美国眼科学会)发布的弱视临床指南(preferred practice pattern,PPP)内容很全面,对临床工作很有帮助,本节对该指南做总结分享如下。有兴趣的同学可以在 AAO 的网站上下载到 PDF 全文(图 9-6-1、图 9-6-2)。

注:因为原文是全英文,如有纰漏或不容易理解的,可以查看原文对照。同时由于原文内容非常多,本文选择了和临床密切相关、最重要的内容做了翻译和精简总结,并不是原文的一一对应翻译。

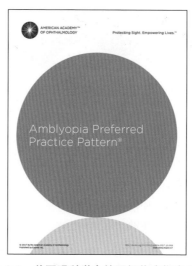

图 9-6-1　美国眼科学会的弱视临床指南 2017

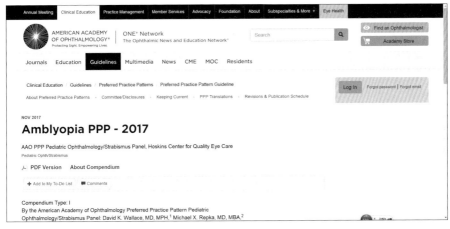

图 9-6-2　2017 年的弱视临床指南 PPP

一、弱视的定义和分类

弱视是单眼（在少见情况下为双眼）的最佳矫正视力下降，这种情况发生于其他方面均正常的眼中，或有累及眼部或视路的结构性异常，但视力的下降不能只归因于结构异常的作用。弱视眼也会伴有对比敏感度和调节缺陷。对侧眼常常也不正常，但只有细微的缺陷。

弱视是由于生命早期的异常视觉经验而引起的，传统上依据对引起弱视的疾病或多种疾病的联合而进行如下分类：

（一）斜视性弱视

持续性、非交替性斜视（内斜视最典型）最有可能引起弱视。斜视性弱视被认为是来自于双眼输送非融合信号的神经元之间竞争或抑制的相互作用结果，这种情况会导致注视眼的皮层视觉中枢占优势地位，而非注视眼的输入信号反应呈慢性下降。

（二）屈光性（包括屈光参差性和双侧高度屈光不正性）弱视

弱视是因为未矫正的单眼或双眼屈光不正而发生。当双眼屈光参差明显时，引起一只眼的视网膜影像相较对侧眼发生长期的光学离焦，而导致屈光参差性弱视。这种类型的弱视可以联合斜视发生。单纯的屈光不正性弱视被认为部分是由于受累眼的视觉影像模糊对视力发育的直接作用所导致，部分是由于双眼间的竞争和抑制性作用而造成的，这种情况与斜视性弱视发生的情况类似。

较大的屈光参差和散光导致弱视发生的危险和严重程度增加。

双侧屈光性弱视是屈光性弱视中的一种少见的类型，会导致幼儿双眼视力均下降。其发生机制只涉及模糊的视网膜像作用。在幼儿中未矫正的双眼散光可以导致对于持续模糊的子午线的分辨能力丧失（子午线性弱视、散光性弱视）。

（三）形觉剥夺性弱视

形觉剥夺性弱视是由于屈光间质被完全或部分阻挡，导致视网膜像模糊而引起。最常见的原因是先天性或早年获得性白内障，但是角膜混浊、感染性或非感染性眼内炎症、玻璃体积血以及上睑下垂也与形觉剥夺性弱视相关。形觉剥夺性弱视虽然不常见，但是常常比较严重，也很难治疗。由单眼瞳孔区的阻挡所导致的弱视性视力丢失的倾向要比同等程度的双眼剥夺性弱视所产生的视力损失更大。对于威胁视力的单眼白内障的新生儿，如能在 1～2 个月时摘除白内障和进行光学矫正，则预后较好。

在小于 6 岁的儿童中，还需要考虑到位于晶状体中央 3mm 或更大范围的致密先天性白内障有可能引起严重的弱视。在 6 岁以后获得性的晶状体混浊所产生的伤害一般较小。

（四）遮盖性弱视（可逆性弱视）

遮盖性弱视（occlusion amblyopia，又称可逆性弱视，reversible amblyopia）是在弱视治疗中被遮盖眼或使用睫状肌麻痹剂药物压抑眼产生的一种特殊的形觉剥夺性弱视。有 1% 每天遮盖超过 6 小时的儿童，和 9% 每天用阿托品药物压抑治疗的儿童，在连续治疗 6 个月后视力下降 2 行或更多。被遮盖或药物压抑眼在停止治疗后视力都会恢复到最初的水平。在减少遮盖 / 药物压抑剂量的研究中，遮盖性弱视（可逆性弱视）的发生率也随之降低。

二、弱视诊治的临床目标

1. 发现可能发生弱视的高危儿童。

2. 尽可能早地检查和诊断弱视或确定发生弱视的危险因素。

3. 在恰当的时候，向患者和家长 / 监护人以及初级保健提供者告知诊断、治疗选择、治疗计划和预后。

4. 治疗弱视的婴幼儿和儿童，以便提高他们的视功能，减少发生视觉相关失能的可能性。

5. 再次评估患者，如有必要调整治疗计划。

三、弱视的患病率和危险因素

根据以 6～71 月龄儿童（6 月龄至 6 岁）为基础的研究和所用的对弱视的定义，估计弱视的患病率在 0.7%～1.9%；而对于学龄或更大年龄儿童的弱视患病率更高，为 1.0%～5.5%（研究的群体和弱视标准不同）。在 50% 的病例中为单眼弱视并与斜视相关联，较少比例的患者伴有屈光参差。

通常，大约50%的内斜视患者在其初次诊断时有弱视，在早产儿、胎龄较短的儿童中，或者在第一级亲属中有弱视的婴幼儿中，弱视患病率至少比一般儿童高4倍。在发育迟缓的婴儿中弱视患病率是健康足月婴儿的6倍多。

环境因素中包括妊娠期间吸烟、应用毒品或酒精都与发生弱视或斜视相关。

四、弱视的自然病史

除了极少数病例之外，如果在幼儿期对弱视未进行治疗或治疗不充分，则会导致终生的视觉丧失。虽然近来的研究表明在大龄儿童进行弱视治疗也能够提高视力，但是在幼年期对弱视进行成功治疗的可能性更大。在出生后头3个月内明显的屈光间质混浊所发生的剥夺性弱视可产生高对比度视力明显和永久下降，通常受累眼的视力为0.1或更差。

幼年的形觉剥夺只需要很短的时间就能引起弱视，早期的形觉剥夺与发生双眼知觉性眼球震颤以及患者发生单眼或双眼斜视有很强的相关性。

在年龄为30个月至8岁之间出现的形觉剥夺的不同点在于其视力下降速度较慢，对以后的治疗反应也较好。

在未经治疗的屈光性或斜视性弱视儿童中也可看到类似的但不太严重的视力下降。在这些病例中，出生后第4个月至第6个月时出现的单眼或双眼视力下降很明显。在3岁以后发生光学离焦或斜视时，发生弱视的风险就会减少。

弱视是发生斜视和降低双眼视的危险因素，斜视是发生弱视的危险因素。在年幼的儿童中，弱视治疗可以减少视觉缺陷，有利于重建双眼视。

五、弱视治疗的好处

弱视治疗能提高视力和双眼视，还能减少将来健眼因为患病或外伤损失视力的风险。研究表明弱视儿童注视困难，阅读跳行，导致阅读速度变慢。弱视患者健眼视觉损伤的风险会增加1倍，而且其中1/2健眼的损伤是导致完全视力丧失的。随年龄增加，弱视患者健眼视觉损伤还包括视网膜异常如视网膜血管阻塞、年龄相关性黄斑病变和其他黄斑疾病。

弱视还会影响患者的职业生涯，有些职业对视力和双眼视有要求，如军人、律师、航海人员、外科医生等。

六、弱视的检查

包括双眼红光反射（Bruckner）试验、双眼视/立体视觉检查、注视类型和视力评估、眼位和眼球运动、瞳孔检查、外眼检查、眼前节检查、睫状肌麻痹下检影验光、眼底检查等。注视能力及特征等行为学检查作为视力的定性评估主要用于婴幼儿。只要儿童能够进行基于视标的视力检查（定量），就避免使用定性的视力评估。

关于睫状肌麻痹剂的使用，1% 盐酸环喷托酯滴眼液睫状肌麻痹效果与1% 阿托品接近而且起效快、恢复快，通常可以在大于 6 个月的婴儿中应用。盐酸环喷托酯滴眼液的剂量应当根据儿童的体重、虹膜的颜色和散瞳的历史来确定。对于婴儿和深色虹膜者，滴用 1 滴 0.2% 盐酸环喷托酯和 1% 苯福林（去氧肾上腺素）的联合制剂是安全和有效的。

注意拥挤现象。在检查弱视患者中，以单个视标进行视力检查有可能高估视力。以成行的视标来呈现或在要检查的单个视标周围围绕拥挤的棒状图案，可以获得更为准确的单眼视力的评估。

七、弱视的诊断标准

弱视的诊断需要发现视力低下（表 9-6-1）和确定其可能的原因。在缺少斜视、双眼屈光参差、屈光间质混浊或结构异常的情况下是极少发生弱视的。如果没有明显的原因，应仔细地寻找与视力丧失相关的其他原因。

表 9-6-1　弱视的诊断标准

	标准	发现
单眼弱视	对单眼遮盖的反应	弱视眼对遮盖的反应与健眼不同
	注视	不能注视或维持注视
	观看偏好	双眼间≥2 个倍频的差别 *
	最佳矫正视力	双眼之间视力差别≥2 行
双眼弱视	最佳矫正视力	年龄≤3 岁：双眼视力小于 0.4（20/50）
		年龄≥4 岁：双眼视力小于 0.5（20/40）
		年龄≥5 岁：双眼视力小于 0.6（20/30）

* 2 个倍频之差是指在一套 Teller 视力卡中 4 个卡片之差，相当于视角乘以或除以 4

八、弱视的预防

已有的共识是较早期进行筛查对于预防和治疗弱视非常重要。临床上明显的屈光不正和斜视治疗得越早，预防弱视发生的可能性就越大（表 9-6-2）。研究发现，远视患者屈光参差为 4.0D 者和近视患者屈光参差为 6.0D 者，100%会出现弱视，而远视和患者屈光参差为 2.5D 者和近视患者屈光参差为 4.0D者，50% 会出现弱视。当有弱视时，虽然有理由期望在较大儿童中视力也能有提高,但在幼儿中成功治疗的可能性更大。治疗中度斜视和(或)屈光参差性弱视的研究显示在开始治疗后6个月,大约3/4小于7岁的儿童中弱视眼的视力提高到0.7或以上。

表9-6-2　婴儿和幼童中屈光矫正的指南(表中所述情况需要戴镜屈光矫正)

有无屈光参差	状态	屈光度		
		年龄 <1 岁	年龄 1~2 岁	年龄 2~3 岁
双眼屈光不正度数相近	近视眼	−5.00 或以上	−4.00 或以上	−3.00 或以上
	远视眼(无明显偏斜)	+6.00 或以上	+5.00 或以上	+4.50 或以上
	远视眼伴内斜视	+2.50 或以上	+2.00 或以上	+1.50 或以上
	散光眼	3.00 或以上	2.50 或以上	2.00 或以上
屈光参差(无斜视)	近视眼	−4.00 或以上	−3.00 或以上	−3.00 或以上
	远视眼	+2.50 或以上	+2.00 或以上	+1.50 或以上
	散光眼	2.50 或以上	2.00 或以上	2.00 或以上

注:上述数值是以共识而制定的,仅以专业经验和临床印象为依据,尚无严格科学的出版数据

具有弱视危险因素的儿童除了每年进行筛查外,还应当接受综合的眼部检查。

危险因素包括葡萄膜炎、上睑下垂并有屈光参差性散光、小于30周胎龄、出生时体重小于1500g的早产儿,不明原因的视觉或神经系统的延迟成熟、脑瘫、儿童白内障或儿童青光眼。

从长期的角度来看,减少或防止危险因素如早产,以及胎儿期有害的环境(如一些药物滥用和吸烟),能促进弱视发病率的降低。

九、弱视的治疗

弱视治疗的成功率随着患者年龄增加而下降。然而,无论患者的年龄大小,都应当尽量尝试治疗。弱视的治疗效果和预后决定于许多因素,包括弱视源性刺激的开始时间,弱视的原因、严重程度和持续时间;以往治疗史;对治疗建议的依从性以及并发症出现的情况。

在处理弱视中,医师通过下述的一种或多种策略来努力提高视力:

第一种策略是消除形觉剥夺的原因。

第二种是矫正在视觉上有意义的屈光不正。

第三种是通过遮盖对侧眼(健眼)来促使使用弱视眼。

下列疗法已经用于治疗弱视眼,其治疗效果、使用现状、临床证据各不相同,后文将一一叙述:

1. 光学矫正。

2. 遮盖。

3. 药物性压抑疗法。

4. 光学的压抑疗法。

5. Bangerter 滤镜。

6. 手术治疗弱视的原因(解除形觉剥夺)。

7. 其他 视觉治疗(视觉训练)、双眼视训练、针灸、液晶眼镜。

(一)光学矫正

单独治疗屈光不正 18 个月,可以至少对 2/3 的 3～7 岁未治疗的屈光参差性弱视眼提高视力 2 行或以上。

一项在 7～17 岁较大年龄儿童的研究发现,单用光学矫正可以在 1/4 左右的患者中提高弱视眼的视力 2 行或以上。

在一项研究中,在屈光矫正之后患有双眼屈光性弱视的儿童视力产生实质性提高。即使有斜视的儿童在单用光学矫正后弱视眼的视力也有实质性提高。

通常,儿童是能够很好地耐受眼镜的,特别当有视力提高时。准确地配戴和维持适当的调整有利于患者接受眼镜。

儿童专用的眼镜有利于患儿更加容易接受戴镜,包括用带子固定的眼镜;用绳索系紧眼镜的镜腿和弹性铰链来戴好眼镜;这些辅助措施对活跃的幼童很有帮助。

聚碳酸酯镜片具有较大的安全性,对于儿童特别是弱视儿童更适用。

(二)遮盖

在弱视的婴儿和幼儿中遮盖疗法可以提高视力,也可能在一些儿童中改善斜视。遮盖最好应用不透明的粘贴眼罩直接粘在对侧眼的周围皮肤。在遮盖后可以戴上所给的处方眼镜。在眼镜框上装上布套来遮盖不理想,因为这样患儿很容易通过布套周围的缝隙偷看。

近来的随机临床试验表明在治疗 7 岁以下重度弱视(视力为 0.16～0.2)儿童中,每天给予 6 小时的部分时间遮盖可以产生与全时间遮盖疗法相似程度的视力提高效果;在中度弱视(视力为 0.25～0.5)的儿童中,每天给予 2 小时的遮盖可以产生与每天 6 小时遮盖相似程度的视力提高效果。

虽然在儿童中遮盖疗法所获得的治疗效果是有效的、稳定的,但也应当考虑到遮盖疗法的一些缺点:

- 10 岁前的儿童施行遮盖治疗,可能在以前看得较为清楚的眼(健眼)发生可逆性弱视或斜视。
- 由于眼罩的粘贴会产生轻度的皮肤刺激(6% 患儿中发生中度或严重

的皮肤刺激），可以通过变换不同的遮盖部位或在儿童不进行遮盖时将润滑剂涂于刺激的区域来尽量减少刺激性。

- 同时应告知家长／监护人仔细地监查戴着遮盖布罩的儿童，以免发生意外。

（三）药物压抑疗法

药物压抑疗法可用于治疗非弱视眼是远视的弱视。应用睫状肌麻痹剂做药物性压抑，大多数常用 1% 阿托品滴眼液来对非弱视眼进行药物性压抑，产生光学离焦来治疗。这种技术可以考虑在中度弱视、遮盖性眼球震颤、遮盖失败或需要维持治疗的儿童中应用。

在 3～10 岁的儿童中对非弱视眼或对侧眼滴用 1% 阿托品滴眼液是治疗轻度至中度弱视的有效方法。

压抑疗法也有多种给对侧眼用药的方案。近年研究发现，对于中度弱视，2 天内连续给 1% 阿托品与每天给予 1% 阿托品 1 次，持续 4 周同样有效。已有报告对于严重的弱视儿童每周 2 次给药，视力能得到中度提高（提高 4.5 行）。

对弱视眼的药物压抑疗法也有一些值得考虑的不良反应：

- 药物治疗与非弱视眼的视力暂时性下降相关联。已有报告在弱视处理中，对侧眼视力的暂时下降在以阿托品治疗时要比遮盖更常发生，所以必须监查在治疗中患儿每只眼的视力。当停用阿托品至少 1 周后，才能够更为准确地评估对侧眼的视力，以防止可逆性弱视的发生。

- 此外，阿托品还有一些副作用：有报告滴用 1% 阿托品滴眼液可使 18% 的儿童出现畏光，4% 的儿童出现结膜刺激。畏光会限制其在阳光强的区域应用。全身不良反应包括口腔和皮肤干燥、发热、谵妄和心动过速。应用 1% 阿托品治疗 3 岁以下的弱视儿童还没有采用临床试验进行研究，而这一年龄组（低龄）儿童更容易发生上述毒性作用。

- 当应用阿托品和其他睫状肌麻痹剂时，要用手指直接压迫泪囊和泪小点 20～30 秒，可以减少全身吸收和毒性作用。在 1 岁以内的幼儿应用 1% 阿托品应谨慎，因为更有可能发生全身不良反应。

（四）光学压抑疗法

也有用改变对侧眼的屈光度数，改变光学矫正引起视物模糊治疗弱视的。一般是在健眼的远用光度上增加 +1.00～+3.00D（使其形成一个近视状态），然而这种方法的有效性有相当大变异，也没有经过随机的临床试验所验证。

（五）Bangerter 滤光镜

Bangerter 滤光镜是处理轻度弱视的一种选择。将半透明的 Bangerter 滤光镜放在对侧眼的眼镜片上以起到光学压抑的作用。Bangerter 滤光镜常用于遮盖或阿托品的初始治疗后的维持治疗。平均来说，对于治疗中度弱视，遮盖与 Bangerter 滤光镜组对提高视力具有相似的作用。

（六）手术

当弱视是由于屈光间质混浊造成的，如白内障、没有清除的玻璃体混浊、角膜混浊或上睑下垂等，其严重程度已到了不手术就会阻碍弱视治疗时，就应当建议手术治疗。

尽管在一些病例中斜视手术可能会促进弱视治疗，但这并不能取代弱视治疗。

由于出血或炎性碎屑所引起的眼后段混浊也可能会产生形觉剥夺性弱视，可能需要施行玻璃体切除术，而玻璃体切除术具有较高的白内障发生率，因此在这些患者中需要密切地监查视力和晶状体的透明性。如果发生晶状体半脱位引起明显的光学离焦，这种情况是不能用眼镜或接触镜来解决的，就必须施行晶状体切除术。

屈光手术在治疗屈光参差性弱视中的作用是有争论的。有研究表明，在治疗依从性差的屈光参差性弱视的儿童中，屈光手术可发挥作用。

（七）其他

1. 针灸 已有两个临床试验研究中应用针灸来治疗弱视。第一个研究发现在 88 名 7～12 岁的屈光参差性弱视儿童中应用针灸治疗 15 周，其效果与遮盖一样有效。在这一随机对照试验中，儿童的最佳矫正视力为 0.16～0.5，而且没有斜视。第二个研究对 83 名 3～7 岁的未治疗的屈光参差性弱视儿童（视力为 0.1～0.5）采用屈光矫正加针灸治疗。在 15 周时，以屈光矫正加针灸治疗与单纯屈光矫正相比较，视力提高更多。

针灸治疗弱视需要进一步研究，包括成本效益比的评估。

针灸治疗弱视的作用机制尚不清楚。

针灸对斜视性弱视的作用尚未进行研究。

2. 视觉疗法（视觉训练） 也有用眼球运动和视觉训练来作为遮盖的辅助疗法治疗弱视的，包括电脑软件程序的弱视训练、棱镜、滤光片、集合训练、节拍器、调节训练、消除抑制、手眼协调等训练方式。常常是在训练室有专门的视觉训练师指导下，结合家用训练做补充来进行的。然而，目前还没有足够的队列研究或随机临床试验结果对弱视的视觉疗法效果做评价。

3. 双眼视训练 双眼视训练常用于无斜视或微小角度斜视的儿童。在弱视眼前给高对比度影像而在健眼前给低对比度影像。比如用 iPad 上的"落石游戏"做训练，用红绿眼镜让双眼看到的影像分离。前期研究发现这种治疗效果还不错，但最近的研究发现每天 1 小时训练不比每天遮盖 2 小时的效果更好,所以仍然需要进一步研究。

4. 液晶眼镜　用可以调节透光量的液晶眼镜做遮盖,患者的依从性更高。在健眼前的液晶眼镜的透明度可以在完全透明到完全不透明间变化。目前这类研究还不多,但有研究报道这种方法和常规遮盖的效果类似。

十、弱视复诊

复诊的目的是监查患者对治疗的反应,如有必要则调整治疗方案。确定弱视眼的视力是复诊评估的主要目标,但复诊期间的病史,患者对治疗方案的依从性,治疗的不良反应,及对侧眼的视力检查也同样重要。

对儿童进行检查常常是困难的,在复诊期维持一个协调的视觉保健团队和检查环境很有用,最好能对儿童采用相似的视力表和在舒适的环境中进行检查。双眼的视力可以是不同的,这是由于屈光不正的改变、检查的可靠性差、弱视复发和阿托品治疗眼的持续睫状肌麻痹作用所造成的。

通常,复诊应当安排在开始治疗后的2~3个月进行,但时间安排可根据治疗的强度和患儿的年龄而有所不同。根据检查的结果以及对治疗依从性的评估,治疗的方案可能需要如下调整:

1. 如果双眼的视力没有改变,可考虑增加治疗的强度,或改变治疗方案。如:现在遮盖对侧眼每天2小时,增加到每天6小时,或者改为药物压抑疗法。

2. 如果弱视眼的视力提高,对侧眼的视力稳定,继续同样的治疗方案。

3. 如果弱视眼的视力下降,对侧眼的视力稳定,再次核查屈光状态,再次检查视力,再次进行瞳孔检查排除传入性瞳孔障碍,更仔细地评估治疗的依从性。一些儿童尽管依从性好,但是视力仍然不增加,此时应当考虑其他诊断:如视神经发育不良、细微的黄斑病变或其他视路疾病。

4. 如果对侧眼的视力下降,需要考虑为可逆性弱视(reverse amblyopia)的诊断,要再次复核双眼屈光状态,再次检查视力,以及考虑是否其他诊断。如果作出可逆性弱视的诊断,应当中止治疗,在几周内进行随诊。应当再次检查视力,确定再次进行弱视治疗之前它是否回复到治疗前的水平。如果视力无法恢复,还要考虑视路病变。

5. 如果在3~6个月的治疗后,弱视眼视力不再提高且只比健眼差一行视力,可以考虑减少或停止治疗。

表9-6-3中列出了治疗期间调整遮盖剂量的共识建议。对于视力停止提高的儿童增加遮盖剂量的有效性还在研究中。遮盖加局部阿托品压抑法进行强化治疗是一种可选的治疗方案,但有研究发现每天6小时遮盖治疗加上局部用阿托品治疗的强化治疗与单纯遮盖没有差异。

表 9-6-3 在弱视中调整剂量的建议

改变的指征	治疗
治疗 3 个月后视力没有提高	维持或增加遮盖或压抑疗法,或者考虑其他方案
在遮盖治疗后发生严重的皮肤刺激	选择其他方案
遮盖后视力没有提高	考虑逐渐减少或中止治疗
治疗无效(如器质性病变)	逐渐减少或中止治疗
发生斜视和(或)复视	暂时停止治疗和进行监查
对侧眼视力下降 2 行或更多	暂时停止治疗、重做诊断和进行监查
在连续 4 个月或 2 次以上的复诊中视力稳定在正常或接近正常水平	减少遮盖或停止治疗

注:这些建议是基于专业经验和临床印象所得的共识而制定的

十一、弱视治疗的减弱、维持、停止

当确认患者已经获得最好视力的时候,治疗强度应当逐渐减弱,直至维持治疗。维持治疗的方法包括部分时间遮盖、全时间或部分时间的光学压抑疗法,应用 Bangerter 滤光镜,或部分时间应用睫状肌麻痹的压抑疗法。

如果当治疗减少时弱视眼的视力能够维持,可以停止治疗,但是仍然要进行有计划的复诊,因为大约 1/4 成功治疗的弱视儿童在停止治疗的第一年内弱视复发。

对于每天遮盖 6 小时或更长时间的儿童,研究显示当遮盖突然停止所引起的复发危险要比在完全停用之前每天减为 2 小时遮盖要大,所以停用遮盖也要渐进减量进行。

为了减少弱视复发的可能性,患儿应当继续戴框架镜或接触镜来矫正屈光不正,直至达到视觉的发育成熟,一般要持续到十多岁的年龄。

在弱视复发的病例中,遮盖和药物压抑疗法常常可以将视力恢复到以前最佳矫正的水平。

治疗的结果在很大程度上依赖于患者对治疗方案的依从性。因为患儿不喜欢遮盖、戴眼镜或滴用滴眼液,因此对治疗方案的依从性常常会受到影响。在一项 419 名 3~7 岁儿童的研究中,根据对家长的调查,显示接受阿托品治疗的程度稍高于遮盖。充分了解诊断和治疗原理的患者家长 / 监护人的依从性更好,因为加强沟通会产生较好的结果,所以书面指导对于家长 / 监护人理解、记住和强化实施计划是很有帮助的。

研究表明由弱视引起的单侧视觉损伤的儿童,较好眼由于疾病或外伤而丧失视觉的危险约为 1 : 1000。所以,一眼视觉损伤的患者,即使戴镜矫正视力不提高也应该全天配戴合适的保护眼镜。对于从事大多数球类和接触式运动时,应戴聚碳酸酯镜片的运动型护目镜,若进行更高危险性的运动,还应当保护头部和面部。

上述弱视诊疗虽然可以由合格的注册视觉治疗师(auxiliary personnel, e.g. certified orthoptist)完成,但还是应该在眼科医生的指导下进行。但出现特殊情况,或弱视治疗无效时应该及时转诊给眼科医生。

十二、小儿眼病研究者组(pediatric eye disease investigator group, PEDIG)的临床试验研究报告

略,有兴趣的读者可查阅原文。

十三、GRADE 标准的诊疗建议

按照上述小儿眼病研究者组(pediatric eye disease investigator group, PEDIG)的临床试验研究报告的结果,按 GRADE(Grading of Recommendations Assessment, Development and Evaluation,即:建议、评定、制定、评估的分级标准)标准指出了弱视诊治建议强度和证据质量的分级,主要诊疗建议如下:

1. 单独治疗屈光不正可以提高未治疗的屈光参差性和斜视性弱视儿童的视力。双眼屈光性弱视儿童的视力在单独屈光矫正后产生实质性提高(强烈的建议,高质量的证据)。

2. 大多数中度弱视的儿童对由每天至少 2 小时的遮盖或周末滴用阿托品组成的起始治疗有反应(对于弱视治疗来说是强烈的建议,高质量的证据;对于治疗的剂量(时间量)来说是自行决定的建议,高质量的证据)。

3. 在较年长和十多岁的儿童中,遮盖是有效的,特别是如果他们以前没有进行过治疗(高质量的证据)。

4. 患有弱视的儿童需要持续的监查,这是因为大约 1/4 的成功治疗弱视的儿童在停止治疗的第一年内复发(强烈的建议,高质量的证据)。

5. 当对侧眼可能受伤或被黄斑部或视神经疾病影响时,成功的弱视治疗可能对以后的生活产生很大的影响(低质量的证据)。

十四、推荐阅读材料

- Taylor and Hoyt's Pediatric Ophthalmology and Strabismus. 5th ed. Edinburgh; New York: Elsevier, 2017.
- von Noorden GK, Campos EC, eds. Binocular Vision and Ocular Motility: Theory and Management of Strabismus. 6th ed. St. Louis: CV Mosby, 2002. https://cybersight.org/portfolio/textbook-von-noorden-campos-2002/Accessed March 7, 2017. Accessed March 7, 2017.

十五、参考文献

略，有兴趣的读者可查阅原文。

十六、原文网址

https://www.aao.org/preferred-practice-pattern/amblyopia-ppp-2017

十七、小结

1. 弱视的诊断　弱视的诊断需要发现视力低下和确定其可能的原因。对于婴幼儿单眼弱视观察对单眼遮盖的反应，双眼视力相差 2 行以上。对于双眼弱视，不同年龄段的最佳矫正视力标准为：3 岁及以下儿童双眼视力低于 0.4，4 岁及以上儿童双眼最佳矫正视力低于 0.5，5 岁及以上儿童双眼最佳矫正视力低于 0.6 为弱视。

2. 弱视的病因首位因素为斜视，尤其是内斜视患者大约有 50% 在初次诊断时有弱视，其次为屈光参差。此外斜视或弱视的阳性家族史、早产、胎龄较短、发育迟缓、环境因素等都是弱视或斜视发生的危险因素。

3. 1% 环戊酮滴眼液通常可以在大于 6 个月的婴儿中应用。

4. 出生后 3 个月、30 个月以及 3 岁是弱视发生的三个关键时间点。在生后 3 个月以内明显的屈光间质混浊所发生的形觉剥夺性弱视可产生高对比度视力的明显和永久下降，通常受累眼的视力为 0.1 或更差。出生后 3 个月至 30 个月之前的相似的形觉剥夺也可以导致严重的视力下降，视力为 0.1 或更差。在 3 岁以后发生光学离焦或斜视时，发生弱视的风险就会下降。说明对于 3 岁前的婴幼儿和儿童开展视力筛查对预防和治疗弱视的重要性。

5. 弱视治疗的主要策略有 3 种　消除形觉剥夺的原因；矫正有意义的屈光不正；遮盖对侧眼（健眼）促使使用弱视眼。

6. 光学压抑、手术、针灸以及视觉疗法，因缺乏随机临床试验证据支持，或因机制不清，或因存在争论，还需要进一步研究。

7. 评估弱视眼的视力是复诊的主要目标，当确认儿童已经获得最好视力的时候，治疗强度应当逐渐减弱，直至维持治疗，停止治疗后仍然需要进行有计划的复诊以防弱视复发。

第七节　调节和非斜视性双眼视异常分类

（一）调节异常的分类

调节的目的是增加眼球的屈光度以看清近距离物体，其本身与双眼视无关，但是调节与集合是联动的，调节异常会引起集合异常，反之集合异常也会引起调节异常，所以调节也属于双眼视的范畴。调节异常的分类见表9-7-1。

表9-7-1 调节异常的分类

调节不足	调节幅度低于同年龄的正常值（Hofstetter最小调节公式：调节力=15-年龄×0.25）；如果测得的数值比同年龄最小调节幅度还低2D以上，则考虑调节不足。注意老视者调节力也下降，老视的调节下降是生理性的，不是真正的调节不足
调节过度	在需要调节放松的视觉行为时有功能障碍。调节痉挛、假性近视、睫状肌痉挛等都是同样的概念
调节灵活度不足	患者对调节刺激不断变化时的调节反应异常。调节灵活度是动态的过程，有可能调节幅度正常而灵活度不足。调节灵活度不足常常表现为看近后短时看近或看远模糊

（二）非斜视性双眼视功能异常的分类

人眼能在任何注视方向、距离上维持双眼单视，要求双眼具备准确和协调的机制，使双眼视网膜黄斑部成像对应一致。如果调节、集合功能异常或不匹配、不协调，虽然没有表现出显性斜视，但仍然会出现视疲劳症状，临床上把这种类型的异常称为非斜视性双眼视功能异常，一般分为以下几类。

1. 从看远到看近时，双眼球内转，如发生了功能障碍，内转过度了，称为集合过度；如果眼球内转不足，则称为集合不足——看远正常，看近距离出现的问题是"集合"问题。

2. 从看近到看远时，要求双眼球外转，如发生了功能障碍，眼球外转过度，称为散开过度；如果外转不足，则称为散开不足——看近正常，看远距离出现的问题是"散开"问题。

3. 如果看远看近都是外隐斜，隐斜量也等同或接近，且AC/A正常则称为单纯性外隐斜；如果看远看近都是内隐斜，隐斜量也等同或接近，且AC/A正常则称为单纯性内隐斜。

4. 打破融像时测量到的眼位是隐斜，双眼同时视物时是大脑的融像机制对隐斜"纠错"，以保持眼球运动协调一致。所以大脑的融像能力越强，对隐斜的"容错"能力也越高。所以，如果融像能力很强，即使隐斜和AC/A异常，也能通过强大的融像能力"容错、纠错"，也没有视疲劳症状。反之，如果融像能力很差，即使隐斜和AC/A都正常，也会因为对隐斜的"容错"能力差而造成视觉功能异常、临床表现视疲劳，这种情况称为融像性聚散障碍。

5. 有时调节不足会也表现为远距正常，近距高度外隐斜——很像集合不足。这是由于调节减少，调节性集合也减少造成的。通过正镜附加减少调节刺激后可以改进集合近点（NPC）。这种情况称为假性会聚不足，其本质是调节功能的异常,临床上应该注意鉴别。也有学者不把这一类归为非斜视性双眼视功能异常的类别(归为调节异常)。

上述分类总结于表 9-7-2。

表 9-7-2　非斜视性双眼视功能异常的分类

集合不足	最常见,发病率 3%～5%,近距离阅读需求与实际用眼能力间不协调,常伴调节功能障碍
集合过度	症状常常与长时间近距离工作有关,可伴调节功能异常
散开不足	症状常出现在远距,如远距复像、头痛、眼胀痛等
散开过度	比较少见,症状也常出现在远距
单纯性外隐斜	外隐斜,AC/A 正常,远隐斜等于近隐斜
单纯性内隐斜	内隐斜,AC/A 正常,远隐斜等于近隐斜
融像性聚散减低	隐斜正常,AC/A 正常,但融像范围低于正常
假性会聚不足	其实是调节异常。因为调节减少,调节性集合也减少。通过正镜附加可以改进 NPC

(三)非斜视性双眼视异常的简易判断

为方便理解,我们做了一个简易判断的示意图供大家参考(图 9-7-1)。

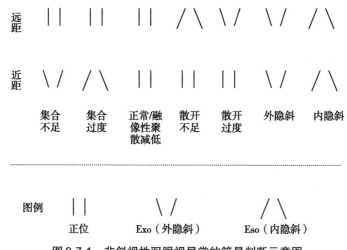

图 9-7-1　非斜视性双眼视异常的简易判断示意图

(四)非斜视性双眼视功能异常的典型症状表现

非斜视性双眼视功能异常分类复杂,症状表现也多样。一些典型的症状表现如表 9-7-3。

注意,有症状的患者才做视功能异常的诊断,没有症状的患者,即使视功能检查结果异常,也不要下诊断。

表 9-7-3　非斜视性双眼视功能异常的典型症状

症状	常见问题
视近物时有重影、复视感、模糊、聚焦困难,字体发生流动、跳动	集合不足
眼部有牵拉、紧张感,眼球酸胀、眼周围痛	
无法集中注意力,希望尽量避免近距离阅读	
看远重影、模糊、头痛,驾驶障碍等	散开不足
复视	集合过度
眼紧张感、疲劳感、牵拉感	
晚上额部疼痛	
聚焦过度感觉	
视物远近均可出现模糊	
希望尽可能避免近距离工作	
阅读时喜欢将书本放得很近	
喜欢闭眼	
复视	散开过度
广场恐怖症	
不喜欢参加群体活动	
长期抱怨视疲劳	单纯性外隐斜;单纯性内隐斜
看远看近模糊	
复视	
常见于学龄青少年、成年人、屈光不正长期未矫正者	融像性运动障碍
视远或视近模糊	
近距离工作后不适感	
症状随时间加重,晚上更明显	
长时间近距离工作后,注意力无法集中	
希望避免长时间近距离工作	
初步双眼检查不能解释与视觉有关的症状	
晚上或近距离工作后眼上方疼痛	

第八节　调节、聚散、AC/A 分析

一、先回顾一下视功能检查中的几个概念

1. AC/A　表达的是每一个单位的调节（1D）能引起多少棱镜度（^）的调节性会聚。

2. 负相对性调节（negative relative accommodation，NRA） 双眼屈光全矫正后在 40cm 处看视标加正镜到持续模糊，它反映的是双眼调节能够放松的能力。

3. 双眼调节灵活度（binocular accommodative facility，BAF） 反映人双眼调节变化快慢的能力，眼睛来回注视两个距离上的物体的能力，随年龄增加而变差。用双面镜测量，观察 1 分钟内患者双眼保持视标清晰的前提下能翻转多少周期。

4. 单眼调节灵活度（monocular accommodative facility，MAF） 反映人单眼调节变化快慢的能力，眼睛来回注视两个距离上的物体的能力，随年龄增加而变差。用双面镜来测量，观察 1 分钟内患者单眼保持视标清晰的前提下能翻转多少周期。

5. 正相对性调节（positive relative accommodation，PRA） 双眼屈光全矫正后在 40cm 处看视标加负镜到持续模糊，它反映的是双眼视时能调动的调节能力。

6. 负融像性聚散（negative fusional vergence，NFV） 测量的是在保持双眼融像的基础上，双眼能相互向外运动的最大范围，是双眼负向（散开）融像的能力。测量时在双眼前放置 BI 棱镜并逐渐增加，当负融像性聚散用尽后就需要放松调节，通过增加调节性散开（调节减少、会聚减少、散开增加）来代偿，此时因为放松了调节，会出现模糊点；而当调节放松到最大、调节性散开用尽后就无法维持融像而出现破裂点。（只有在近距离检查时才可能调用调节性散开；在远距离调节已经处于放松状态，所以不再会产生调节性散开，只有破裂点。）

7. 正融像性聚散（positive fusional vergence，PFV） 测量的是在保持双眼融像的基础上，双眼能相互向内运动的最大范围，是双眼正向（会聚）融像的能力。测量时在双眼前放置 BO 棱镜并逐渐增加，当融像性聚散用尽后就需要调用调节性会聚来代偿，此时因为使用了调节，会出现模糊点；而当调节性会聚也用尽后就无法维持融像而出现破裂点。

8. 集合近点（near point of convergence，NPC） 反映的是双眼能维持融像的集合极限，是双眼能保持集合的最近的点。

9. 调节反应（BCC） 是个体应对某调节刺激所产生的实际调节量，以调节反应大于调节刺激或低于调节刺激来说明个体对同一调节刺激所做出的反应的准确性，并以"调节超前"和"调节滞后"来表达。临床上可用融合性交叉圆柱镜或开窗式电脑验光仪或动态检影（MEM）法来测量。

10. 聚散灵活度（fusional vergence facility，FVF） 一般在近距检查，测量患者双眼保持融像的前提下，对会聚和散开刺激产生聚散的变化速度的能力。用 12BO/3BI 的棱镜块组测量，观察患者在双眼保持融像 1 分钟内能完成多少周期的棱镜变换刺激。

从定义和检查方法上看这几个指标似乎没有明显的关联，但双眼视功能一个重要的部分就是调节和集合的联动关系，所以其实这些检查结果都是互相关联、互相印证、互相影响的。因而分析数据时也要综合这些检查结果，不能孤立地看某个检查结果。举几个例子做如下说明。

二、NRA、AC/A、PFV 的关系

NRA：+1.50D——在双眼注视的情况下调节能放松 1.50D。

AC/A：6/1——每放松 1D 调节时，聚散会减少（散开）$6^\triangle$。

该患者在双眼注视的情况下，只能放松 1.50D，此时会引起的散开量是 $1.5 \times 6 = 9^\triangle$。

要维持双眼视，此时需要动用正融像性聚散来代偿因为调节放松造成的散开。

所以，该患者的正融像性聚散 PFV，BO 侧模糊点至少要大于 $9^\triangle$，否则就会因为失代偿不能维持双眼视而导致复像。

比如该患者测得的正融像性聚散 PFV，BO 侧的结果是 8/10/6（模糊点是 $8^\triangle$，小于上述计算）则可能会出现双眼视异常的症状（融像困难、视疲劳）。

如果测得的正融像性聚散 PFV，BO 侧的结果模糊点远远小于上述计算结果而又没有明显临床症状的话，需要考虑是否测量错误。

三、BAF、AC/A、PFV 的关系

AC/A：5/1——每放松 1D 调节时，聚散会减少（散开）$5^\triangle$。

用 ±2.00D 的双面镜给患者做双眼调节灵活度（binocular accommodative facility，BAF）的检查，当患者眼前是 +2.00D 的镜片时，调节放松。按 AC/A：5/1 计算，调节放松带来的散开量是 $2 \times 5 = 10^\triangle$。

在做双眼调节灵活度 BAF 过程中的隐斜变化：如果该患者原来的近距隐斜是 $4^\triangle$exo，在测量过程中用 +2.00D 的镜片时隐斜变化为 $4+10=14^\triangle$exo；用 −2.00D 的镜片时隐斜变化为 $4−10=6^\triangle$eso。

所以，患者的正融像性聚散 PFV 的 BO 侧测量的模糊点至少要大于 $14^\triangle$，才可能通过 ±2.00D 双面镜中的正镜测试。

比如该患者测得的正融像性聚散 PFV，BO 侧的结果是 8/10/6（模糊点是 $8^\triangle$，小于上述计算）则可能会出现双眼视异常的症状（融像困难、视疲劳）。

如果测得的正融像性聚散 PFV，BO 侧的结果模糊点远远小于上述计算结果而又没有明显临床症状的话，需要考虑是否测量错误。

四、NPC 与 PFV 的关系

正融像性聚散 PFV 如果太低，会影响 NPC，集合近点会变远。

五、调节反应（BCC）与 PFV 的关系

调节反应是在双眼同时打开的情况下测量的，所以也受调节和集合的共同影响。比如：BCC 发现调节超前，这可能是患者有较大外隐斜，而正融像性聚散 PFV 比较小，难以维持融像，就需要增加调节调用调节性聚散来代偿，所以常常会造成过度调节的表现。

六、PRA、AC/A、NFV 的关系

PRA：-2.00D——在双眼注视的情况下调节能增加 2.00D。

AC/A：8/1——每增加 1D 调节时，聚散会增加（会聚）$8^\triangle$。

该患者在双眼注视的情况下，调节能增加 2.00D，此时会引起的会聚量是 $2 \times 8 = 16^\triangle$。

要维持双眼视，此时需要动用负融像性聚散来代偿因为调节增加造成的会聚。

所以，该患者的负融像性聚散 NFV，BI 侧模糊点至少要大于 $16^\triangle$，否则就会因为失代偿不能维持双眼视而导致复像。

比如该患者测得的负融像性聚散 NFV，BI 侧的结果是 12/18/12（模糊点是 $12^\triangle$，小于上述计算）则可能会出现双眼视异常的症状（融像困难、视疲劳）。

如果测得的负融像性聚散 NFV，BI 侧的结果模糊点远远小于上述计算结果而又没有明显临床症状的话，需要考虑是否测量错误。

七、BAF、AC/A、PFV 的关系

AC/A：6/1——每增加 1D 调节时，聚散会增加（会聚）$6^\triangle$。

用 ±2.00D 的双面镜给患者做双眼调节灵活度（binocular accommodative facility，BAF）的检查，当患者眼前是 -2.00D 的镜片时，调节增加。按 AC/A：6/1 计算，调节增加带来的会聚量是 $2 \times 6 = 12^\triangle$。

在做双眼调节灵活度 BAF 过程中的隐斜变化：如果该患者原来的近距隐斜是 $4^\triangle$exo，在测量过程中用 +2.00D 的镜片时隐斜变化为 $4+12=16^\triangle$exo；用 -2.00D 的镜片时隐斜变化为 $4-12=8^\triangle$eso。

所以，患者的负融像性聚散 NFV 的 BI 侧测量的模糊点至少要大于 $8^\triangle$，才可能通过 ±2.00D 双面镜的负镜测试。

比如该患者测得的负融像性聚散 NFV，BI 侧的结果是 10/14/11（模糊点

是 10^{Δ}，小于上述计算）则可能会出现双眼视异常的症状（融像困难、视疲劳）。

如果测得的负融像性聚散 NFV，BI 侧的结果模糊点远远小于上述计算结果而又没有明显临床症状的话，需要考虑是否测量错误。

如果患者有双眼视异常的症状（融像困难、视疲劳），而且确认检查无误，需要做视觉训练的话，目标就是扩大负融像性聚散 NFV，使得 BI 侧的模糊点大于 12^{Δ}。

八、调节反应（BCC）与 NFV 的关系

调节反应是在双眼同时打开的情况下测量的，所以也受调节和集合的共同影响。比如：

BCC 发现调节滞后，这可能是患者有较大内隐斜，而负融像性聚散 NFV 比较少，难以维持融像，就需要放松调节调用调节性散开来代偿，所以常常会造成调节不足的表现。

BCC 发现调节超前，这可能是患者有较大外隐斜，而正融像性聚散 PFV 比较少，难以维持融像，就需要增加调节调用调节性会聚来代偿，所以常常会造成调节过度的表现。

九、小结

按 AC/A 计算在双眼视相关检查中调节变化（如 NRA、PRA、BAF）时带来的聚散变化：会聚增加时需要负融像性聚散 NFV 代偿；散开增加时需要正融像性聚散 PFV 代偿。

当相应的融像性聚散不足时可能会出现融像困难。

当发现调节异常（调节超前/过度；调节滞后/不足）时，结合隐斜检查和融像性聚散的结果一起判断，可以进一步分析病因。

注意，上述例子中的融像性聚散检查是在双眼视的条件下测量的，已经包含了隐斜的结果，所以我们说"PFV 至少要超过 9^{Δ} 时"不用再考虑隐斜。

调节与集合联动，检查时需要仔细推敲。相关的调节、聚散的检查结果都是互相关联、互相印证、互相影响的。我们分析结果时也要综合来看，不能孤立地看某个检查结果。

第九节　Sheard、1∶1、Percival 准则

Sheard、1∶1、Percival 准则可以用于回答以下几方面问题：

1. 外隐斜患者要足矫正甚至过矫正、内隐斜患者要欠矫正，但具体如何定量？

2. 如何给棱镜处方，如何定量？

3. 视觉训练的目标如何设定？

一、Sheard 准则

Sheard 准则的必要条件是，融像储备至少为需求的 2 倍，所以正融像储备为外隐斜量的 2 倍；负融像储备为内隐斜量的 2 倍。

这就像我们在学习老视知识时讲的"调节幅度一半原则"一样：当人们所使用的调节力少于所拥有的调节幅度一半时，才感觉舒适并能持久注视，即：调节幅度要大于调节需求的 2 倍才好。如果把这个概念用于聚散，就是 Sheard 准则。把调节幅度换为融像储备，把调节需求换为隐斜是不是好理解多了？

Sheard 准则的数学方式表达为：R≥2D（R 表示储备量，D 表示需求量）。

比如：40cm 处 6exo，至少要有 $12^\triangle$ 正融像性聚散才符合 Sheard 准则。即，40cm 查隐斜 $-6^\triangle$（需求量），双眼集合 BO 侧的模糊点要大于 $+12^\triangle$（储备量）才符合 S 法则。如果双眼集合 BO 侧模糊点小于 $+12^\triangle$，则不符合 S 准则，容易视疲劳。

模糊点意味着到这个位置融像性聚散储备已经用完，再往下增加聚散刺激就会调用调节性聚散来代偿，那就会增加调节量，导致视标模糊。所以模糊点是正融像性聚散储备的边界。

Sheard 准则对外隐斜特别有效。

1. 为棱镜处方定量 为了确定在某特定测量距离需要多少棱镜才符合 Sheard 准则（为棱镜处方定量），可以采用下面任何一种方法：

（1）反复调整棱镜量到 R=2D。

（2）用公式 P=(2/3)D−(1/3)R。

P 表示需要的棱镜（D 和 R 总是取正值）。

当 P 为负值或是 0 时，说明不用棱镜已经符合 Sheard 准则了。外隐斜用 BI，内隐斜用 BO。

举例：

患者为 $8^\triangle$exo 隐斜（需求 D），BO 侧模糊点 $9^\triangle$（储备量），则需要棱镜为：

P=(2/3)D−(1/3)R=(2/3)8−(1/3)9=2.33$^\triangle$。

所以，为了符合 Sheard 准则，给 $2^\triangle$BI 的棱镜处方。

2. 对欠矫正或过矫正的球镜定量 另外，还可以通过改变原处方的球镜度或视觉训练达到 Sheard 准则。

远距主觉验光的球镜度是通过公式：S=P/A 计算获得（S 表示球镜度改变量；P 表示上述公式计算出的所需的棱镜度，BO 为正、BI 为负，A 表示梯度性 AC/A）。

AC/A 高时，正镜附加最有效。

如上例梯度性 AC/A 为 4∶1 则，S=−2.33/4=−0.58D。

即可近视过矫正 0.5D 来达到符合 S 准则。

3. **确定视觉训练的目标**　在上面的例子中，要通过视觉训练把 BO 侧的模糊点推到 $8^\triangle×2=16^\triangle$，使之符合 S 准则，BO 侧的模糊点到 $16^\triangle$ 就是视觉训练的目标。

二、1∶1 规则

对内隐斜 Saladin 推荐使用 1∶1 规则。1∶1 规则表明 BI 的恢复点应该至少和内隐斜一样大。公式如下：

BO 棱镜=（内隐斜−BI 恢复值）/2。

负值或零表示不需棱镜。

1. **为棱镜处方定量**　举例：

患者 40cm $8^\triangle$eso　BI∶8/10/4

则需要的棱镜量为：BO 棱镜=(8−4)/2=$2^\triangle$

2. **确定视觉训练的目标**　通过训练把 BI 的恢复点推到 8△（训练目标）。

三、Percival 准则

Percival 准则与 Sheard 准则的不同在于不将隐斜考虑在内。Percival 准则说明在特定测试距离，需求点或正位眼点（"$0^\triangle$"位）应该落在聚散度范围的中间 1/3 处。否则需要棱镜、球镜或视觉训练。

比如：A 患者 40cm　BO 15/18/12　BI 9/12/7，如图 9-9-1 所示，"$0^\triangle$"位落在 BI 和 BO 界限的中间 1/3 内，就符合 Percival 准则。

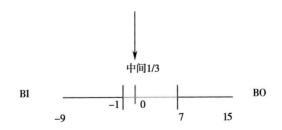

A患者40cm　　　**BO 15/18/12**　　　**BI 9/12/7——符合P法则**

图 9-9-1　符合 Percival 准则

比如：B 患者 40cm　BO 20/24/14　BI 4/7/3，如图 9-9-2 所示，"$0^\triangle$"位落在 BI 和 BO 界限的中间 1/3 外了，就不符合 Percival 准则，容易导致视疲劳。

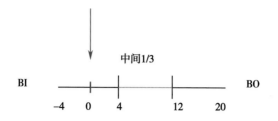

B患者40cm　　　BO 20/24/14　　　BI 4/7/3——不符合P法则

图 9-9-2　不符合 Percival 准则

Percival 准则的公式是：P=1/3G−2/3L

P 代表所需处方的棱镜，G 代表水平两侧界限宽度中大的一侧，L 代表水平两侧界限宽度中小的一侧。

P 为零或负值说明符合 Percival 准则，不需棱镜矫正。

1. 为棱镜处方定量　上述 B 患者：40cm BO 20/24/14　BI 4/7/3

则其棱镜处方为 P=1/3（20）−2/3（4）=4$^{\Delta}$BO。

2. 对欠矫正或过矫正的球镜定量　一旦获得棱镜度数可以通过 S=P/A 计算以改变球镜度数来满足 Sheard 准则。

B 患者如梯度性 AC/A 为 6∶1，则 S=4/6=0.66D（球镜定量）；即也可以通过增加 +0.66D 的球镜来使之符合 Percival 准则。

3. 确定视觉训练目标　通过视觉训练把 BI 侧模糊点推到 −10（训练目标），如图 9-9-3，以符合 Percival 准则。

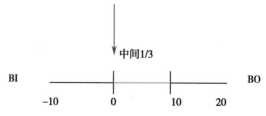

图 9-9-3　用 Percival 准则确定视觉训练的目标

四、小结

1. 为了方便学习，我把 Sheard、1∶1、Percival 准则的特点归纳为表 9-9-1。

2. 虽然棱镜处方、球镜光度调整和视觉训练都能达到符合上述准则标准的目的，但考虑到棱镜适应和改变球镜处方带来的近视进展变快等问题，临床上要求先做视觉训练，当训练效果不佳或无效时才考虑给棱镜处方和调整球镜光度的方法。

表 9-9-1 Sheard、1:1、Percival 准则的特点

	特点	需要的检查结果	公式	棱镜处方定量	球镜改变定量	视觉训练目标
Sheard 准则	对外隐斜特别有效	隐斜、双侧模糊点	R≥2D	√	√	√
1:1 准则	适用于内隐斜	隐斜、BI 恢复点	BO 棱镜 =（内隐斜 −BI 恢复值)/2	√		√
Percival 准则	不需要隐斜测量结果	双侧模糊点	P=1/3G−2/3L	√	√	√

第十节　基本的视觉训练工具

目前国内外用于非斜视性双眼视异常视觉训练的工具非常多，生产商都会提供具体的训练方法和操作步骤。本节整理一些基本的、常用的视觉训练工具的使用方法。

注意所有的视功能检查和训练都应在屈光矫正的基础上完成。

一、反转拍（图 9-10-1）

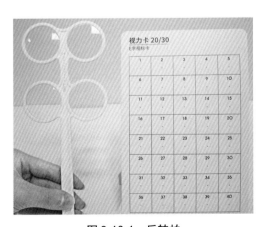

图 9-10-1　反转拍

1. 适用患者　存在调节幅度低于正常、NRA/PRA 低于正常值、调节超前、调节灵活度差等问题的患者。

2. 训练目的　使用反转拍做双眼训练时集合刺激保持不变,通过正镜阅读可减少调节,负镜可增加调节,调节的变化引起调节性集合的变化,会伴随相应的融像性聚散改变。所以,双眼反转拍训练的目的不仅是改善调节灵活度,同时也改进融像性聚散。

3. 训练器具

(1) 视力卡(20/30、20/40、20/50)。

(2) 反转拍(±0.50D、±1.00D、±1.50DD、±2.00、±2.50D)。

4. 注意事项

(1) 训练前应先做调节灵活度的检查:先使用 ±2.00D 反转拍和 20/30 视力卡检查,正常值为双眼 8cpm,单眼 11cpm;如果低于此标准,再改用 ±1.50D 反转拍;正常值为双眼 8cpm,单眼 11cpm,以此类推,可降低反转拍光度进行训练。

(2) 视力卡的选择:以近视力检查结果为参考(20/50 视力卡适用于近视力 0.3~0.4,20/40 视力卡适用于近视力 0.5~0.6,20/30 视力卡适用于近视力 0.7 及以上的患者)。

(3) 反转拍的选择:从可以通过但不能达到正常值的双面镜度数开始训练,当该梯度双面镜可达正常值后,逐步增加至 ±2.00D 及更大的双面镜度数。

5. 训练步骤

(1) 患者屈光全矫正,将视力卡放在视力卡架上(距离 40cm),一只眼用眼罩遮盖,先进行单眼训练,后进行双眼训练。

(2) 反转拍正镜片一侧贴近眼睛置于鼻梁上,按照视力卡上 1~40 号的顺序依次看清并大声读出每号方格里的视标。翻转一次反转拍读出一个方格里的视标,再翻转一次,再读出下一个方格的视标。

6. 训练终点　训练到患者年龄段对应的正常值。

不同年龄 1 分钟内的调节灵敏度正常值:

6 岁:双眼 3cpm,单眼 5.5cpm。

7 岁:双眼 3.5cpm,单眼 6.5cpm。

8~12 岁:双眼 5cpm,单眼 7cpm。

13~30 岁:双眼 8cpm,单眼 11cpm。

30~40 岁:双眼 9cpm,单眼 10cpm。

二、大小字母表(Hart 表)(图 9-10-2)

1. 适用患者　存在调节幅度低于正常、NRA/PRA 低于正常值、调节超前、调节灵活度差等问题的患者。

2. 训练目的　增进调节幅度和调节变化速度。

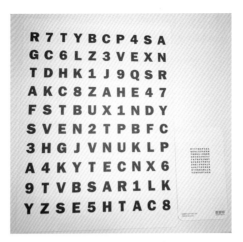

图 9-10-2　Hart 表

3. 训练步骤

（1）近距视标（小字母表），由 100 个数字或文字视标组成，分成 10 行，每行 10 个，放在 40cm 处（图 9-10-3）。

（2）远距视标（大字母表），由 100 个数字或文字视标组成，每行 10 个，共10 行，放在 3m 处（将远距视标卡放于与眼睛同一水平的墙面）。

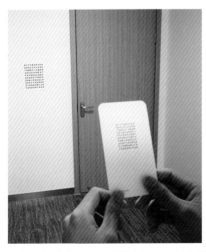

图 9-10-3　大字母表放在 3m 远的墙面，小字母表放在 40cm 处

（3）注视小字母表第一行，保持清晰，依次读出每个字母，边读边将小字母表移近，直到模糊，再移远 2.5cm，保持这个距离。

（4）交替阅读大 / 小字母表的第二行每一个字母。

（5）完成第二行后，将小字母表重新移回 40cm 处。

（6）注视小字母表第三行，保持清晰，依次读出每个字母，边读边将小字母表移近，直到模糊，再移远2.5cm，保持这个距离。

（7）交替阅读大/小字母表的第四行每一个字母，重复上述动作，直到完成10行。

4. 训练终点　交替阅读大/小字母表（阅读距离与年龄相符），保持清晰，每分钟可以交替10次。

三、聚散球（Brock线）（图9-10-4）

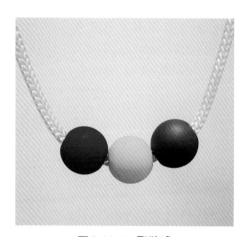

图9-10-4　聚散球

1. 适用患者　有抑制倾向的向外偏斜者，包括外隐斜、间歇性外斜视、集合功能不足、集合近点远移等类型的患者。

2. 训练目的　提高注视能力，训练生理性复视，恢复正常的集合近点，提高自主的集合运动的能力。

3. 训练方法

（1）基础训练

1）将绳子一端固定（与顾客视线在一个水平），另一端拉紧至于鼻尖部，保持绳子平直。

2）红球放在30cm处，黄球放在60cm处，绿球放在90cm处（图9-10-5）。

3）让患者注视近处的红球，用余光感受到远处的黄球和绿球为两个，绳子在红球处交叉，注视5秒。

4）5秒后，注视中间的黄球，用余光感受到近处的红球和远处的绿球为两个，绳子在黄球处相交叉，注视5秒。5秒后，注视远处的绿球，用余光感受到近处的红球和中间的黄球为两个，绳子在绿球处相交，注视5秒。

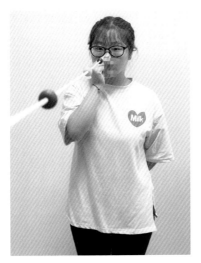

图 9-10-5　聚散球训练

5）重复 3～4 次，将红球移近 5cm，其他两个球的距离不变，上述动作重复 10 次。继续移近红球，每次移近 5cm。每一次移动后，进行 10 次聚散运动。

训练终点：患者有稳定的生理性复视，红球位于鼻尖 2.5cm，并且每个球固视时间均可保持 5 秒以上。

（2）跳跃式训练

1）将绳子一端固定（与顾客视线在一个水平），另一端拉紧至于鼻尖部，保持绳子平直。

2）红球放在集合近点处，黄球放在远处。

3）让患者交替注视近处的红球和远处的黄球。

训练终点：患者可以迅速在红球和黄球之间转换。

（3）自主性集合训练

1）将绳子一端固定（与患者视线在一个水平），另一端拉紧至于鼻尖部，保持绳子平直。

2）患者进行自主的集合和散开训练。

训练终点：患者在绳子的任意一点，不需要球引导，均能感受到生理性复视的存在。

4. 注意事项

（1）附加反转拍或镜片可以提高训练难度。

（2）改变球的位置，也可用于集合过度或者内隐斜的患者。

（3）聚散球要求双眼同时进行训练，不能单眼使用。

（4）聚散过程中，绳子的交叉处刚好在球上（如果不能，可用手触摸球帮助降低训练难度）。

（5）注视近处球时，可以提示患者需要用力"对眼"，注视远处球时，需要放松用眼。

四、集合卡（图9-10-6）

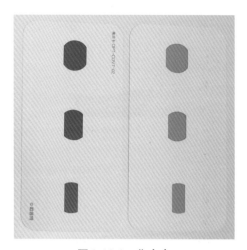

图9-10-6　集合卡

1. 适用患者　集合不足、集合近点远移的患者。

2. 训练目的　提高患者自主集合运动的能力、调节幅度及速度。

3. 训练步骤

（1）夹住卡片一端的下缘，将卡片的另一端抵在患者的鼻尖处，使卡上的小视标距离眼睛最近，且要求患者的下颌微微抬起（图9-10-7）。

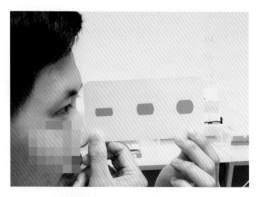

图9-10-7　集合卡训练

（2）注视卡上最远的大视标，此时患者感觉到大视标为红绿相混合，而中视标和小视标均为红绿各两个，且分布左右两边。

（3）交替注视大、中、小视标保持融合5秒，当患者注视一个视标时，其余两个均为红绿各两个。

（4）不同视标间交替注视各10次。

（5）如果患者感觉注视困难，可以尝试：①暗示患者感觉视标在接近自己；②将训练卡片稍稍远移或下移。

4. 训练中看到的影像 若集合卡放置的位置是：右边红色左边绿色，利用融合交叉视标及非交叉视标原理可以体会到注视远处视标时，看到的影像成"∧"，其他视标分别于两侧，右边绿色左边红色；注视中间视标时，看到的影像成"×"，右边远视标为红色，近视标为绿色，左边相反；注视近处视标时，看到的影像成"∨"，其他视标分别于两侧，右边红色左边绿色。

5. 训练终点 保证看到各种影像并保持融合5秒以上。

五、救生圈卡（图9-10-8）

1. 适用患者 融合障碍患者。

2. 训练目的 提高患者自主融合运动的能力。

3. 训练步骤

（1）将救生圈卡置于患者眼前40cm处，将引导棒置于训练卡片上，最后一行两个相邻的圆环之间。

（2）要求患者始终盯住引导棒，缓慢地将引导棒从训练卡片上移开，向患者眼前移动。

（3）随着引导棒的靠近，患者应该感觉到引导棒两侧的彩色圆环逐渐模糊，很可能有分裂感。引导棒进一步靠近，患者可能感到两个圆环融合，形成一个新的圆环，此圆环位于引导棒下。

（4）适当调整引导棒的前后位置，直到融合圆环清晰，忽略其他的圆环；融合圆环像是从卡片表面凸起，图案亦有部分凸起，位于引导棒下。保持5秒。

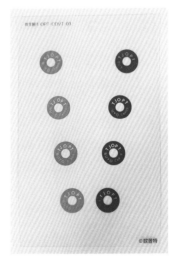

图9-10-8 救生圈卡

（5）将引导棒慢慢移走，努力保持融合圆环清晰单一。保持10秒。

（6）放松双眼，休息片刻。

（7）在没有引导棒的帮助下，得到清晰的融合圆环，如果感到困难，仍可以借助引导棒帮助。

（8）移到上一行圆环，重复上述步骤，直到完成最上一行。如果训练者感觉注视困难，可暗示训练者在看很近的物体，尽最大努力"对眼"，保持引导棒稳定，稍稍调整训练位置，以获得清晰单一的圆环。

4. 训练终点　患者完成四行训练视标，每行均可以看到凸起的融合圆环，并保持 5 秒；患者可以在没有引导棒的帮助下完成所有训练项目。

六、偏心同心圆卡（图 9-10-9）

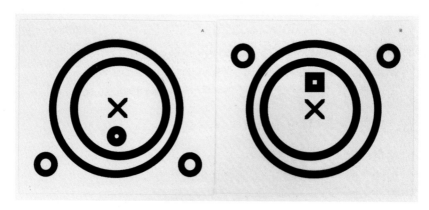

图 9-10-9　偏心同心圆卡

1. 适用患者　融像功能不足的患者。

2. 训练目的　提高正 / 负融像性集合的速度，降低正 / 负融像性集合的反应时间。

3. 训练步骤

（1）集合训练（图 9-10-10）：卡片（A 在左、B 在右）水平对齐位于眼前 40cm 处，5 秒内融合并保持 5 秒，然后将视线移开再次融合，重复 10 次。

（2）散开训练（图 9-10-11）：将橙色注释贴贴于墙上 1m 远处，与视线水平，注视卡片后的注视贴，训练方法同上。

4. 训练提示

（1）集合训练：感觉在"对眼"或将引导棒从卡片逐渐向眼前移动引导融合。将卡片分开 1cm，逐渐增加训练难度，直到卡片分开达到 12cm。

（2）散开训练：眼睛放松注视，逐渐增加训练难度，直到卡片分开达到 6cm。

5. 训练中看到的影像

（1）融合后可以看到中间有立体双圆环，两边仍然有两个模糊圆。

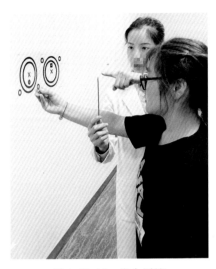

图 9-10-10　集合训练

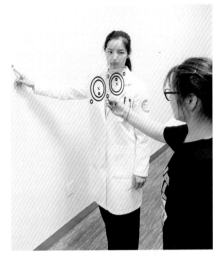

图 9-10-11　散开训练

（2）双圆环周边四个小圆，圆环有立体感（下凹或凸起），中间的□、×、○在同一垂直线上。

七、偏振立体图（图 9-10-12）

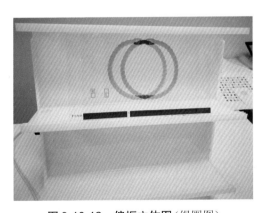

图 9-10-12　偏振立体图（绳圈图）

1. 适用患者　视疲劳、近距离阅读困难、双眼屈光参差、弱视康复后期、斜视术后、双眼视功能异常者。

2. 训练目的　改善融像，协调双眼注视能力，提高深度觉感知能力。

3. 训练步骤

（1）戴偏振镜，注视 40cm 处的绳圈图；将标记"R"放在前面，标记"L"放在后面。

（2）两张卡对齐至于图片下方刻度的"◎"位置上，让参照视标 R 和 L 垂直对齐，让图片上方的十字对齐和环形对齐。

（3）在不同的方向拉开两张卡片，询问是否观察到图片的图形出现立体感，即"小而近，大而远"现象。

当人眼观察随机点立体视觉画片时会看到 SILO（small in large out）现象。

SI：当物体变近时，同时感觉物体变小，即 small and in。

LO：当物体变远时，同时感觉物体变大，即 large and out。

4. 注意事项　拉开两张卡片时，下方的刻度显示数字的说明是训练集合、刻度显示字母的说明是训练散开。

5. 训练终点　集合训练到数字 33，散开训练到字母 P。

八、红绿固定矢量图（图 9-10-13）

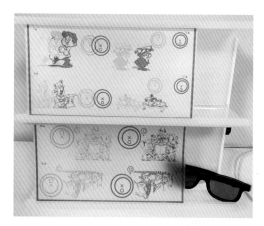

图 9-10-13　红绿固定矢量图

1. 适用患者　融合障碍，立体视觉障碍、单眼抑制患者。

2. 训练目的　提高患者自主融合运动的能力，改善立体视觉功能，脱抑制训练。

3. 训练步骤

（1）患者戴红绿眼镜，红绿固定矢量图置于 40cm 处，将可变矢量图放在带照明的训练支架（单层布鲁氏架）上保证训练的稳定性，注视固定矢量图图案。

（2）右眼通过红绿眼镜看到"R"及绿色部分图案较清晰，左眼通过红绿眼镜看到"L"及红色部分图案较清晰。

（3）5 秒内融合，并保持融合状态 10 秒，且圆环中心的"□"、"×"、"○"

在同一条垂直线上,图案会产生漂浮感。

4. 训练提示 训练难度从 $1^{\triangle}$BO 到 $30^{\triangle}$BO(矢量图旁有棱镜度标记)逐渐增大。如果患者融合困难,可以使用引导棒辅助训练。

九、红绿可变矢量图(图9-10-14)

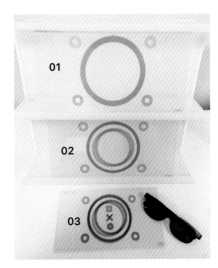

图9-10-14 红绿可变矢量图,01、02、03 组训练卡片

1. 适用患者 融合障碍,立体视觉障碍、单眼抑制患者。

2. 训练目的 提高患者自主融合运动的能力,改善立体视觉功能,脱抑制训练。

3. 训练卡片

(1) 图中 01 组卡片训练周边融像,融合后看到一个大圆和四周四个小圆。

(2) 02 组卡片训练周边融像和立体视觉,融合后看到中间两个大圆和四周四个小圆,圆环有立体感(凸起或下凹),随着注视时间增加,立体感越来越强。

(3) 03 组卡片训练周边融像、立体视觉和中心注视,融合后看到中间两个大圆和四周四个小圆,圆环有立体感(凸起或下凹),中间的"□"、"×"、"○"在同一条垂直线上,随着注视时间增加中心圆环漂浮感越来越强,感觉"×"也存在漂浮感。

(4) 集合训练时,融合后的像会越来越近,越来越小;散开训练时,融合后的像会越来越远,越来越大,即 SILO 现象。

4. 训练步骤

(1) 训练者戴红绿眼镜,置于 40cm 处,将可变矢量图放在带照明的训练支架(单层布鲁氏架)上保证训练的稳定性。

（2）图案相似的两张卡片为一组进行训练，01～03 号逐渐增加训练难度。

（3）绿色卡片刻度指针对准红色卡片的零刻度，3～5 秒内融合，保持唯一清晰的像，保持融合状态 10 秒。

（4）打破融合，向其他方向看再看回来，或者遮盖一只眼，10 秒内重新获得融合，重复 3 次。

（5）以 $2^\triangle$ 的量匀速拉动卡片，逐渐增加训练难度，重复以上步骤。

5. 训练终点　向右拉动红色卡片进行集合训练，下方刻度为集合量，向右拉动绿色卡片，上方刻度为散开量，集合达到 $30^\triangle$BO，散开达到 $15^\triangle$BI 时。

十、范围系列立体镜（图 9-10-15）

1. 适用患者　融像功能障碍、聚散灵活度不良、单眼抑制患者。

2. 训练目的　通过改变画片与目镜之间的距离或两画片间的距离获得不同的三棱镜效果，通过棱镜效应训练集合功能、散开功能及抗抑制，可以用来评估双眼稳定性，眼位以及抑制的存在及其程度，用于跳跃式融像运动训练，可以用来评估双眼融像的稳定性。

3. 使用说明　训练卡板固定在刻度尺"0"的位置，将 BO 底朝外系列训练卡片 /BI 底朝内系列训练卡片放置于卡板上，调整舒适角度额头贴紧支架。

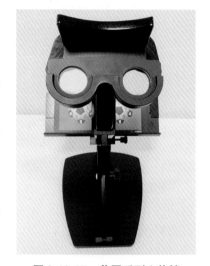

图 9-10-15　范围系列立体镜

4. 训练步骤

（1）集合训练

1）BO 底朝外系列训练卡片（图 9-10-16），遮盖左眼，右眼看到右侧 R 及图像，图像周围的数字上方有小点。遮盖右眼，左眼看到左侧 L 及图像，图像周围的数字下方有小点。

2）注视卡片上部图像，使其融合为单一且清晰的图像，保持 5～10 秒。图像融合后，能看到图像周围的数字有漂浮感，R 和 L 同在方框内，每个数字上、下均有小点。

3）注视下部的图像并融合，所观察的现象同卡片上部一样。

4）依次交替融合上、下两幅图片，每幅图融合后，保持 5～10 秒，交替融合 5～10 次，在这个过程中始终保持单一清晰的像，随着注视时间增加，漂浮感逐渐增强。

（2）散开训练：散开训练和集合训练的步骤相同，所不同的是，使用 BI 底朝内系列的训练卡片（图 9-10-17）。

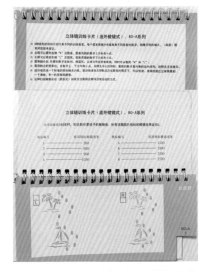

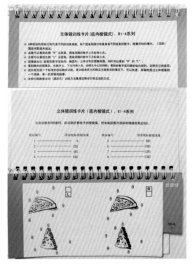

图 9-10-16　BO 底朝外系列训练卡片　　**图 9-10-17　BI 底朝内系列的训练卡片**

（3）摩根彩色融合卡（图 9-10-18）：训练卡片共 10 张，训练顺序从简到难依次为：融合准备练习、基础融合训练、注视轨迹训练、跳跃式训练、链条式训练。

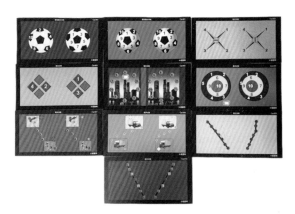

图 9-10-18　摩根彩色融合卡

1）融合准备练习为点对点的基础融像运动，图像融合后能同时观察到卡片上的数字或卡片中心圆的十字标记。

2）基础融合训练为基本跳跃式融像运动，即集合散开的跳跃过程。

5. 训练要求

（1）每幅图融合后保持 5～10 秒，交替融合 5～10 次，在这个过程中始终保持清晰单一的像。

（2）融合后的数字会有明显的漂浮感，随着注视时间增加漂浮感逐渐增强。

（3）在训练过程中要感受眼从集合到散开、从散开到集合的运动过程，借以增强集合灵敏度。

6. 注意事项

（1）BO 底朝外系列训练卡片用于集合训练，BI 底朝内系列训练卡片用于散开训练。

（2）交替融合上、下两幅图时，能够感受上、下部图像融合后的大小、距离的变化。融合后的数字上、下方分别有一个黑点，如果黑点有缺失则存在周边抑制现象。

（3）刻度尺上"0"点位置的训练为基础性融合，向数字方向移动挡板，增加散开训练的难度，减小集合训练的难度；向字母方向移动挡板，增加集合训练的难度，减小散开训练的难度。

（4）挡板放在 0 刻度完成所有训练后，可上下移动挡板，变换训练难易程度。

十一、单侧倾斜实体镜（图 9-10-19）

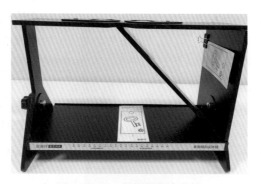

图 9-10-19　单侧倾斜实体镜

1. 适用患者　深度抑制的患者、双眼视力差别在 2 行以内的弱视患者；融合或散开不足的患者。

2. 训练目的　单侧倾斜实体镜既可以通过描绘和捕捉训练来消除抑制，又可以通过融像训练来扩大融像范围，使用时以优势眼注视平面镜反射出的置于侧板上的捕捉视标或视标图片,然后在底板上做捕捉、描画、融像等训练,达到提高视力,消除抑制建立双眼同时视及立体视觉的目的。

3. 训练步骤

（1）脱抑制描绘训练:

1）将卡片放置于实体镜靠近反光镜一侧的顶部用夹子固定,白纸置于底板上,调整到最佳舒适的角度,拧紧旋钮固定。

2）双眼紧贴目镜,一只眼通过反光镜看到卡片,另一只眼看到底板上的白纸,双眼同时注视卡片和白纸,在白纸上描绘出卡片上的图案（图9-10-20）。

3）训练右眼时,将实体反光镜隔板向左放置;训练左眼时,将实体反光镜隔板向右放置。

（2）聚散训练

1）将每组卡片中底部有竖线的一张固定在"0"刻度的位置,另一张放置于实体镜靠近反光镜一侧顶部用夹子固定,左右眼分别看到图形对称,并有抑制线索的一组图案（图9-10-21）。

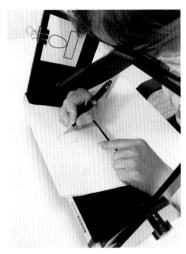

图 9-10-20　单侧倾斜实体镜做脱抑制描绘训练

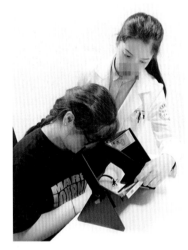

图9-10-21　单侧倾斜实体镜做聚散训练

2）双眼紧贴目镜同时注视,此时两张卡片中的图案融合成一张,逐渐清晰,圆圈部分会有漂浮感。

3）反光镜隔板向左放置时,底板上的卡片向左移动,进行集合训练,向右移动进行散开训练;反光镜隔板向右放置时,底板上的卡片向左移动,进行散开训练,向右移动进行集合训练。

4. 训练终点　集合训练达到30$^\triangle$,散开训练达到15$^\triangle$,描绘训练要求描绘的图案与原图大小基本一致。

5. 训练要求

（1）卡片的选择由简单到复杂，反复练习。

（2）患者如有单眼抑制，要求非抑制眼（优势眼）注视图案，抑制眼注视底板并描绘图形。

（3）描绘训练要求患者必须做到双眼同时视，从而消除抑制。

十二、反光实体镜（图 9-10-22）

1. 适用患者　深度抑制的患者、双眼视力差别在 2 行以内的弱视患者、集合或散开功能不足的患者、融像功能障碍的患者。

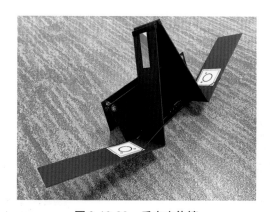

图 9-10-22　反光实体镜

2. 训练目的　在眼球运动时的注视、融合训练及脱抑制训练、手眼脑协调训练、扩大融像范围的训练。

3. 训练步骤

（1）融合训练（图 9-10-23）

1）患者将鼻靠近 w 形的中央顶点，注视镜面。将中央的平板分开，患者能直接看到镜内的图片；如果镜子内的图片不是水平匹配的，应调整图片的位置。

2）要求患者逐渐将镜面平板移近，直到图片融合（即看到清晰单一的图像）为止。需确认能看到控制标记，控制标记往往很小，通常一张上注明"R"的图片

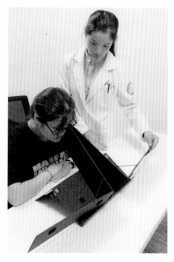

图 9-10-23　用反光实体镜做融合训练

放在右边,另一张"L"放在左边。此时,患者应能在立体镜下的融合图片中同时看到"R"和"L",并保持图像的清晰、单一。当镜面卡片靠近时,患者可以感到融合的图像会逐渐变小并向患者移近。当镜面卡片分离时,患者会看到图片逐渐变大并移远。

3)要求患者训练时,镜面卡片分离不要太快,在舒适的位置上观察一会儿,并确保控制标记始终同时存在。如果其中某个标记不明显或者消失,则说明两眼对应已不匹配。

4)每次将镜面平板逐渐向内移动一定距离,必须确保镜面平板移到最近时,患者仍能看到清晰的单个像和两个控制标记。如果镜面平板靠得最近的距离上仍然保持清晰单个像,则可插入另外一组图片,重新开始训练。

(2)散开训练:步骤与集合训练步骤基本相同,所不同的是:

1)要求患者逐渐地、尽可能地将镜面平板分开。

2)当镜面平板分开27cm,且仍能保持融合图像的清晰、单一时,则可插入另外一组训练卡片,重复上述步骤,直到能将镜面平板分开27cm。

3)在始终保持融合图像的清晰、单一的情况下,测量镜面平板分开的最大距离。

(3)融像范围训练:利用合拢和分开镜面平板的方式来改善融像范围,直到能从完全合拢到分开25~30cm的范围之内保持融合图像的清晰、单一。

(4)脱抑制训练

1)患者将鼻靠近 w 形的中央顶点,注视镜面。

2)将描绘卡片固定在一侧平板上,另一侧平板上铺上一张白纸,要求训练者用非抑制眼(或优势眼)注视描绘卡片,抑制眼注视底板上的白纸,用笔在白纸上描绘出视标卡片上的几个图形。

3)训练要求必须做到双眼同时视,从而消除抑制。

十三、裂隙尺(图9-10-24)

1. 适用患者　集合,散开融像运动功能不佳的患者。

2. 训练目的　改善融像功能、立体视觉,脱抑制,加强调节与集合的关系。

3. 准备

(1)拼接仪器。

(2)将视标本放在专用的滑板上,固定在"0"位上并翻到视标1的位置。

(3)将单孔/双孔滑板滑到相应的位置。

(4)裂隙尺一端应置于患者鼻尖处。

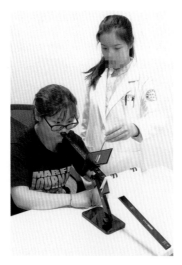

图 9-10-24　使用裂隙尺做聚散训练

4. 使用说明

（1）进行融像训练时，一般从融像需求较低的视标卡片开始训练。

（2）每张视标卡片上都有两个基本相同的视标图案，一个视标图案只有左眼才能看到，另一个视标图案只有右眼才能看到。

（3）视标卡片上还设置了检测视标，每个视标图案旁边都有一个偏心圆环作为检测视标，以确定患者是否做到三维融像。其中一个偏心圆环上有一个小十字，而另一个偏心圆环下有一个小圆点，这种标记可以监测患者是否存在抑制，也可以用于检验患者回答的准确性。

5. 训练步骤

（1）要求患者双眼同时注视视标卡片，向患者说明训练目标是获得单一清晰的图案，询问患者是否看到检测视标（小十字和小圆点是否同时看到，是否可以体会到圆圈的深度感）。

（2）要求患者保持融合数到 5，将视线从训练卡片上移开片刻，再重新注视训练卡片，尽可能快速获得融合。

（3）每张训练卡重复上述过程 5 次，更换视标卡片，根据视标卡片上的提示相应调整裂隙挡板位置，重复上述步骤。

6. 训练终点　集合功能练习到 12 号卡片，散开功能练习到 7 号卡片。

第十一节　双眼视功能异常的解决方案

双眼视功能检查的分析方法内容较多，可参考我们写的《视光医生门诊笔记》（人民卫生出版社）第五章（视功能、视觉训练与临床应用）内容。本节把双眼视功能异常的解决方案汇总整理为表 9-11-1，供参考。

表 9-11-1　双眼视功能异常的解决方案

类型	症状	检查	解决方案
非老视性调节不足	（1）视觉疲劳 （2）视远视近均模糊，以视近明显 （3）头痛，眼眶周围牵拉感 （4）眼肌紧张 （5）不能长时间视近物	（1）低调节幅度 （2）调节灵活度负片检查速度慢 （3）正相对调节低	消除疲劳症状，改进调节能力 （1）屈光矫正 （2）如果没发现任何影响调节的器质性病变因素，需要做视觉训练改进调节功能（字母表、双面镜） （3）如果调节幅度在重复测量过程中下降，需要视觉训练或者再给予正镜附加 （4）推进法测量值小于公式最小期望值，需给予正镜附加
调节灵活度不足	（1）看近物后出现短时性近距和远距视力模糊 （2）头痛　眼酸胀 （3）阅读困难 （4）疲劳，困乏 （5）学习逃避	（1）调节灵活度明显下降（单眼） （2）调节幅度正常 （3）调节无滞后也无超前 （4）NRA/PRA 可能均低	（1）屈光不正矫正 （2）视觉训练（双眼镜片摆动法、远近字母 / 数字卡法） （3）不建议给予正镜附加治疗，效果不明显
调节疲劳	阅读初期视力正常，随时间延长，视力逐渐下降，阅读变模糊	（1）持续测量调节幅度和调节灵活度下降 （2）调节滞后持续近距离工作后增加 （3）PRA 正常或偏低	（1）矫正屈光不正 （2）视觉训练或正镜附加
调节过度	（1）阅读困难 （2）出现模糊像或双重像和视疲劳 （3）头痛 （4）从视远转为视近或从视近转为视远时，聚焦困难	（1）调节幅度正常 （2）调节灵活度在正镜面时速度减慢 （3）调节超前 （4）NRA 正常或偏低，有时表现为外隐斜	（1）屈光不正矫正 （2）视觉训练（放松调节及改进负融像性聚散能力）
集合不足	（1）视近物时有重影、复视 （2）视近时视物模糊，聚焦困难 （3）书本上的字体发生流动、跳动	（1）远距隐斜正常，近距高度外隐斜 （2）集合近点（NPC）后退（大于 10～12cm） （3）近距 PRC 低 （4）低 AC/A	（1）矫正屈光不正 （2）附加正镜片用于阅读可改善同时伴有调节不足的情况 （3）视觉训练（如推进训练、聚散球） （4）患者不配合或视训练无效，给予 BI 棱镜处方

类型	症状	检查	解决方案
集合过度	(1)短时间阅读后出现眼部不适和头疼 (2)与近距工作有关的视力模糊或复像 (3)眼部紧张 (4)疲劳 (5)到晚上时眼眶上方额部疼痛	(1)远距隐斜正常,近距内隐斜 (2)负融像性聚散(NPC)低,故PRA也低 (3)计算性AC/A高(大于$6^{\triangle}/D$)	(1)矫正屈光不正 (2)远距工作使用患者的主觉验光处方,近距近附加镜片(高AC/A效果佳) (3)视觉训练以改进负融像性聚散功能
散开不足	(1)远距复像 (2)头疼 (3)眼部不适 (4)有聚焦过度感 (5)视物模糊 (6)希望尽可能避免近距离工作	(1)远距高度内隐斜,近距眼位正常 (2)AC/A低(计算性AC/A低于3:1) (3)低NRA,高PRA	(1)矫正屈光不正 (2)首选棱镜(BO棱镜仅仅用于视远时配戴) (3)视觉训练(增进负融像性聚散功能)
散开过度	(1)远距复视 (2)视觉疲劳 (3)不喜欢视远物 (4)强光下喜闭一眼	(1)远距高度外隐斜,近距隐斜在正常范围 (2)刺激性AC/A高	(1)屈光矫正 (2)视觉训练(首选) (3)应用棱镜:远距使用BI棱镜和远距球镜度数附加(双光镜) (4)球镜附加(由于AC/A高,远用负性附加镜片对于矫正远距离外隐斜效果更明显)
单纯性外隐斜	与近距工作的眼部紧张或头疼,单纯外隐斜患者还可能有与远距或近距工作有关的视力模糊或复像等	(1)远距和近距外隐斜均大于正常范围 (2)刺激性AC/A正常 (3)BO融像性聚散范围可能比正常低,加正镜至模糊的测量结果可能低	(1)视觉训练(首选) (2)BI棱镜
单纯性内隐斜	近点视疲劳 远距或近距偶尔视力模糊或复像	(1)远距和近距都有内隐斜 (2)AC/A正常 (3)BI融像性范围比正常低,加负镜至模糊测量结果低	(1)BO棱镜(首选) (2)视觉训练(改进负融像性聚散),同时远视性屈光不正需要完全矫正 (3)如果近距内隐斜明显大于远距内隐斜,可以将正镜阅读附加结合BO棱镜处方或者结合BI视觉训练,可同时治疗单纯性内隐斜和集合过度

类型	症状	检查	解决方案
融像性聚散降低	视觉疲劳（与阅读和近距工作有关）	（1）远距和近距分离性隐斜均在正常范围内 （2）AC/A 正常 （3）BI 和 BO 融像性聚散低 （4）调节幅度和调节滞后正常	（1）视觉训练（以增加融像性聚散的两方向至正常范围） （2）矫正任何伴随的屈光问题或垂直偏斜
假性集合不足	视疲劳	（1）远距隐斜正常，近距高度外隐斜 （2）正相对聚散可能低或正常 （3）调节幅度低 （4）调节滞后异常高 （5）AC/A 低	（1）近点正镜附加（处理高度调节滞后） （2）视觉训练（改进调节功能）

第十二节　框架眼镜的选择和配戴方式

一、框架眼镜的选择

框架眼镜大概分为如下几类，各有特点和使用适应证，临床上根据具体的检查结果，来选择合适的框架眼镜。

1. 单光框架眼镜　适合大部分需要屈光矫正的儿童。

2. 双光框架眼镜　适合屈光不正伴视近高 AC/A 者。

3. 渐进多焦点框架眼镜　适合以下儿童：①屈光不正伴有高 AC/A 者，可配戴渐进多焦点框架眼镜；②近视增长>0.50D/ 年且伴内隐斜者。研究表明，和框架眼镜相比，近视伴内隐斜患者配戴渐进多焦点框架眼镜后近视增长减缓 0.25D/ 年，临床意义不大。

4. 棱镜下加光框架眼镜　尤其对高 AC/A 的患者有一定的近视防控作用。

5. 减少周边远视性离焦框架眼镜　通过在框架眼镜周边减少近视光度的设计，使得周边视网膜形成近视性离焦或减少其远视性离焦状态。其原理与角膜塑形镜类似，但是由于框架眼镜不能随眼球转动而转动，所以当配戴者未平视前方时（比如读书写字时），效果就会变差。国外研究对父母是近视的儿童有效，能控制近视增长 30% 左右，我国学者研究认为，其近视控制率是

40%左右。

6. 多区正向离焦(D.I.M.S.)设计框架镜 在镜片旁中央做蜂窝状的近视性离焦区域设计,能控制儿童近视进展。这是新型设计的镜片,2018 年 8 月才引入中国市场,配戴视觉质量、舒适性和近视控制都有效性还需要进一步的临床研究验证。

二、框架眼镜的配戴方式

眼镜的配戴方式应该遵循以下两个原则:①既不诱发过多的调节,也不造成过多的调节滞后;②维持正常的眼位关系,不会加重外隐斜或内隐斜。

我们先从调节的角度看:当阅读距离(工作距离)是 40cm 时,调节刺激是 $1/0.4=2.50D$。先提一种假设:减少调节刺激,让眼球少付出些调节,就能让眼球多"休息"而不容易疲劳。如果这种假设成立,这时有三种情况:

情况一:如果正好近视度 $-2.50D$,此时远点在 40cm 处,裸眼不用调节正好可以看清楚。

情况二:如果近视度数低于 $-2.50D$,此时远点大于 40cm,裸眼使用少于 2.50D 的调节可以看清楚。

情况三:如果近视度数高于 $-2.50D$,此时远点在 40cm 以内,裸眼在 40cm 的距离是无法看清楚的,只能通过"凑得更近"的方式才能看清楚。

如果基于通过减少调节刺激,让眼球"少劳作,多休息"就可以或避免视疲劳的这种假设成立,近视眼戴眼镜的方式应该是:阅读距离 / 工作距离是 40cm 时,$-2.50D$ 以下近视,看远时戴镜而看近时不用戴镜;$-2.50D$ 以上近视,看远看近都戴镜。同理,如果阅读距离 / 工作距离是 33cm(比如年龄小、个子小、手臂短、阅读距离减少),调节刺激是 $1/0.33=3.00D$;则 $-3.00D$ 以下近视,看远时戴镜而看近时不用戴镜;$-3.00D$ 以上近视,看远看近都戴镜。

但是,仅仅减弱调节刺激就是让眼球"少劳作,多休息"吗?这样就能减少视疲劳吗?可不一定,别忘了还有集合、融像的因素要考虑。大脑要整合双眼的视觉信息,要融像,还要调动双眼的集合运动。这就有可能出现调节是"少劳作,多休息"了,但双眼集合更累,融像更不容易,视疲劳更明显了。所以,前面提到的第二条原则:维持正常的眼位关系,不会加重外隐斜或内隐斜原则同样重要。

上述近视眼配戴眼镜的方法,虽然减少了看近时的调节刺激,但没有或少调节刺激会破坏 AC/A 的平衡,而破坏眼位平衡,也有可能造成视疲劳,对视觉健康有害。上述情况二和情况三比较容易出现的是:近视眼不戴镜时看近无调节刺激,无调节性集合,集合减弱,外隐斜。也就是说,想通过戴镜方式减少看近时的调节刺激与维护正常的调节集合关系(AC/A)是有矛盾的,所以还要通过 AC/A 的检查来决定眼镜的配戴方式：

如果 AC/A 低（ACA 小于 3∶1），则近视要足矫正，而且不论近视度数，看远看近都戴镜。看近时戴镜，可以提高调节刺激，提高调节性集合，减少外隐斜。

如果 AC/A 高（ACA 大于 6∶1），则 −2.50D 度以下近视，看远戴镜，看近不戴镜。−2.50D 度以上近视，看远戴足矫镜，看近戴欠矫镜；或戴渐变镜。看近时不戴镜或戴欠矫镜是为了减少调节刺激，减少调节性集合，减少内隐斜。另外，如果看近的工作距离是 33cm，则上述的 −2.50D 换为 −3.00D。

如果 AC/A 正常（3∶1～6∶1），则不论近视度数，成人（非老视）可不强调足矫正，以满足日常生活、阅读需求为准，看远看近都戴镜；儿童为控制近视进展，足矫正，同样看远看近都戴镜。

当然这种方法也有一些不足：对视远距离有集合问题，而视近时正常的患者——散开不足和散开过度，这个规律就不适用了。因为这种情况下看近时的眼位和调节的关系正常，不需要特别处理，而问题在于看远。对于散开不足的近视患者，看远应欠矫正，看近足矫正；而对于散开过度的患者，看远看近都应足矫正随时戴镜。好在散开不足和散开过度的患者临床少见，但视光师也要注意发现和鉴别。

第十三节　干眼的初步诊断和治疗

视光临床诊疗中，尤其角膜接触镜的验配与干眼密切相关，比如角膜塑形的验配中，干眼患者更容易出现角膜上皮脱落、点染。一些主诉视疲劳的患者，视疲劳也是干眼造成的眼部症状，视光门诊中较为常见。所以干眼的初步诊断和治疗也是视光医生需要掌握的基础技能。按中华医学会眼科学分会角膜病学组的专家共识（中华医学会眼科学分会角膜病学组. 中华眼科杂志，2013 年 1 月第 49 卷第 1 期），对干眼的初步诊断和治疗方法整理如下：

干眼是由于泪液的量或质或流体动力学异常引起的泪膜不稳定和（或）眼表损害，从而导致眼不适症状及视功能障碍的一类疾病。临床出现的各种名称（如干眼症、干眼病及干眼综合征等）均统一称为干眼。目前世界范围内干眼发病率在 5.5%～33.7% 不等，其中女性高于男性，老年人高于青年人，亚洲人高于其他人种。我国流行学研究显示，我国的干眼发病率在 21%～30%。其危险因素主要有：老龄、女性、高海拔、糖尿病、翼状胬肉、空气污染、眼药水滥用、使用视屏终端、角膜屈光手术、过敏性眼病和部分全身性疾病等。

一、干眼分类

1. 干眼的分类

（1）水液缺乏型：水液性泪液生成不足和（或）质的异常而引起，如SjÖgren综合征和全身性因素引起的干眼。

（2）蒸发过强型：由于脂质层质或量的异常而引起，如睑板腺功能障碍、睑缘炎、视屏终端综合征、眼睑缺损或异常引起蒸发增加等。

（3）黏蛋白缺乏型：为眼表上皮细胞受损而引起，如药物毒性、化学伤、热烧伤对眼表的损害及角膜缘功能障碍等。

（4）泪液动力学异常型：由泪液的动力学异常引起，如瞬目异常、泪液排出延缓、结膜松弛等。

（5）混合型干眼：是临床上最常见的干眼类型，为以上两种或两种以上原因所引起的干眼。这是主要的干眼类型，即使患者是由单一因素引起的单一类型干眼，如治疗不及时或治疗效果不佳也将最后发展为混合型干眼。

2. 按严重程度分类　分为轻、中、重度，如表 9-13-1。

表 9-13-1　干眼按严重程度分类

	主观症状	裂隙灯可见眼表损害体征	治疗后体征是否消失
轻度	轻度	无	—
中度	中重度	有	消失
重度	中重度	有	不能完全消失

二、干眼检查及诊断

干眼临床检查顺序：病史询问→症状询问→裂隙灯显微镜检查→荧光素染色→BUT→泪液分泌试验→睑板腺形态和功能检查→其他所需辅助检查。

（一）干眼检查

1. 病史询问　包括患者全身与眼部疾病史、手术史、全身及眼部药物治疗史、角膜接触镜配戴情况和患者的生活工作情况、加重因素及诱因等。

2. 症状询问　干眼常见症状有眼部干涩感、烧灼感、异物感、针刺感、眼痒、畏光、眼红、视物模糊、视力波动等。

3. 临床检查

（1）裂隙灯显微镜检查：包括眼睑、睑缘及睑板腺改变、泪河高度、结膜和角膜改变等。

（2）泪河高度：泪河高度是初步判断泪液分泌量的指标。在荧光素染色后，裂隙灯显微镜下投射在角结膜表面的光带和下睑睑缘光带的交界处的泪液液平面（图 9-13-1）。

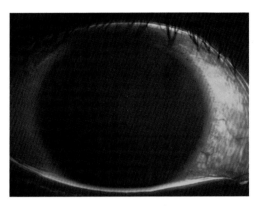

图 9-13-1　泪河高度

也可以使用干眼分析设备测量泪河高度（图 9-13-2）。正常泪河切面为凸形，高度为 0.3～0.5mm。

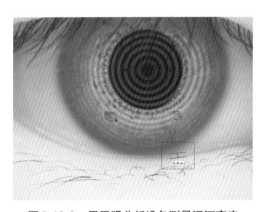

图 9-13-2　用干眼分析设备测量泪河高度

（3）泪膜破裂时间（BUT）：是指一次完全瞬目到泪膜上出现第一个干燥斑的时间，反映泪膜的稳定性。测量时在下睑结膜滴入 5～10μl 荧光素钠或使用商品化荧光素试纸条，嘱患者眨眼 3 或 4 次，自最后 1 次瞬目后自然平视睁眼至角膜出现第 1 个黑斑的时间计算，正常 BUT>10 秒。一般 BUT<5 秒不适合配戴软性接触镜、BUT<3 秒不适合配戴硬性接触镜。

（4）眼表活体细胞染色：一般用荧光素染色观察：观察患者角膜上皮是否染色，染色阳性提示角膜上皮细胞的完整性被破坏。使用荧光素试纸条，钴蓝滤光片下观察。荧光素染色评分采用 12 分法：将角膜分为 4 个象限，每个象限 0~3 分，无染色为 0 分，1~30 个点状着色为 1 分，>30 个点状着色但染色为融合为 2 分，3 分为出现角膜点状着色融合、丝状物及溃疡等。此外也有用虎红染色和丽丝胺绿染色观察的。

（5）泪液分泌试验（Schirmer's test）：分为 Schirmer Ⅰ 和 Schirmer Ⅱ 试验，可使用或不使用表面麻醉。较常采用的是不使用表面麻醉进行的 Schirmer Ⅰ 试验，检测的是反射性泪液分泌情况，使用表面麻醉时检测的则是基础泪液分泌情况。Schirmer 试验应在安静和暗光环境下进行。Schirmer Ⅰ 试验的方法为将试纸置入被测眼下结膜囊的中外 1/3 交界处，嘱患者轻轻闭眼，5 分钟后取出滤纸，测量湿长。Schirmer Ⅱ 试验方法为将试纸置入被测眼下结膜囊的中外 1/3 交界处，嘱患者轻轻闭眼，用棉棒刺激鼻黏膜 5 分钟后取出滤纸，测量湿长。使用表面麻醉时进行 Schirmer Ⅱ 试验可帮助鉴别 SjÖgren 综合征患者，其因鼻黏膜刺激引起的反射性泪液分泌显著减少。无表面麻醉的 Schirmer Ⅰ 试验正常>10mm/5min，表面麻醉的 Schirmer Ⅰ 试验正常>5mm/5min。上述内容总结于表 9-13-2。

表 9-13-2　泪液分泌试验（Schirmer's test）

	Schirmer Ⅰ		Schirmer Ⅱ
测量条件	无表面麻醉	表面麻醉	棉棒刺激鼻黏膜
测量意义	反射性泪液分泌	基础泪液分泌	鉴别 Sjögren 综合征
正常值	5 分钟大于 10mm	5 分钟大于 5mm	

4. 辅助检查　辅助检查包括泪膜镜检查、角膜地形图检查、共焦显微镜检查、泪液乳铁蛋白含量测定、泪液渗透压测定、印迹细胞学检查、睑板腺成像检查、前节 OCT 检查、泪液清除率试验、泪液蕨样变试验及血清学检查等。

（二）干眼的诊断

1. 干眼的诊断标准　我国角膜病学组提出的干眼诊断标准为：

（1）有干燥感、异物感、烧灼感、疲劳感、不适感、视力波动等主观症状之一和 BUT≤5 秒或 Schirmer Ⅰ 试验（无表面麻醉）≤5mm/5min 可诊断干眼。

（2）有干燥感、异物感、烧灼感、疲劳感、不适感、视力波动等主观症状之一和 5 秒<BUT≤10 秒或 5mm/5min<Schirmer Ⅰ 试验结果（无表面麻醉）≤10mm/5min 时，同时有角结膜荧光素染色阳性可诊断干眼。

上述诊断标准总结于图 9-13-3。

2. 干眼严重程度诊断标准　见表 9-13-1。

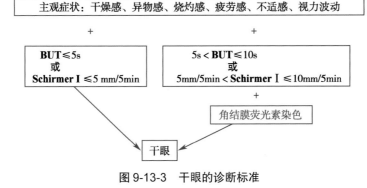

图 9-13-3　干眼的诊断标准

三、干眼治疗

干眼治疗的目标是缓解眼部不适和保护患者的视功能。轻度干眼患者主要是缓解眼部症状,严重干眼患者则主要是保护患者的视功能。

(一)治疗方法

1. 去除病因,治疗原发病　引起干眼的病因十分复杂,如全身性疾病、药物、环境污染、眼局部炎症反应、眼睑位置异常及年龄等,可由单一原因或者多种原因引起。寻找原因,针对病因进行治疗是提高干眼治疗效果的关键。对原发病进行治疗;与生活和工作环境有关者,如长期在空调环境内工作、经常使用电脑或夜间驾车等,应积极改善工作和生活环境;应及时停用长期全身或局部应用可引起干眼的药物及眼部化妆品。

2. 非药物治疗

(1)患者指导:介绍干眼的基本医药常识,告知治疗的目标,讲解如何正确使用滴眼液和眼膏,对严重者告知干眼的自然病程和慢性经过。

(2)湿房镜及硅胶眼罩:通过提供密闭环境,减少眼表面的空气流动及泪液的蒸发,达到保存泪液的目的。湿房镜适用于各种类型干眼,硅胶眼罩适用于有角膜暴露的干眼患者。

(3)软性角膜接触镜:适用于干眼伴角膜损伤者,尤其是角膜表面有丝状物时,但使用时需要保持接触镜的湿润状态。

(4)泪道栓塞:对于单纯使用人工泪液难以缓解症状或者使用次数过频(每天4次以上)的干眼患者可考虑。

(5)物理疗法:对干睑板腺功能障碍患者应进行眼睑清洁、热敷及睑板腺按摩。

(6)心理干预:对出现心理问题的干眼患者进行积极沟通疏导。

3. 药物治疗

(1)人工泪液:人工泪液为治疗干眼的一线用药,润滑眼表面是人工泪液的最主要功能,同时它可以补充缺少的泪液,稀释眼表面的可溶性炎症介质,降低泪液渗透压并减少高渗透压引起的眼表面反应,一些人工泪液中含有的特殊添加成分可有其相应疗效。对于干眼的疑似病例,可以实验性应用于辅助诊断。

人工泪液的选择:临床医师应根据干眼患者的类型、程度及经济条件等特点进行个体化选择。轻度干眼宜选择黏稠度低的人工泪液;对中重度干眼,伴蒸发过强者宜选择黏稠度高的人工泪液;对于眼表面炎症较重、泪液动力学异常患者优先选用不含防腐剂或防腐剂毒性较少的人工泪液;对于脂质层异常患者应优先选用含脂质类人工泪液;此外有些人工泪液中的某些特殊成分能促进杯状细胞数量或角膜上皮修复,或可逆转上皮细胞的鳞状化生,在选择时应综合考虑;若须长期或高频率使用(如每天 6 次以上)时,应选不含防腐剂或防腐剂毒性较少的人工泪液。

(2)润滑膏剂(眼用凝胶、膏剂):眼用凝胶、膏剂在眼表面保持时间较长,但可使视力模糊,主要应用于重度干眼患者或在夜间应用。

(3)局部抗炎及免疫抑制剂:干眼会引起眼表面上皮细胞的非感染性炎症反应。眼表面炎症反应与干眼患者症状的严重程度呈正相关。抗炎和免疫抑制治疗适用于有眼表面炎性反应的干眼患者。

(二)不同类型干眼的治疗方案

1. 水液缺乏型干眼　补充人工泪液;泪道栓塞或湿房镜;局部非甾体激素或糖皮质激素或免疫抑制剂;刺激泪液分泌药物;自体血清的应用;相关全身疾病的治疗;手术治疗。

2. 蒸发过强型干眼　眼睑物理治疗;湿房镜;局部抗生素和(或)糖皮质激素眼液及眼膏;局部人工泪液及治疗脂溢性皮炎的药物;口服多西环素(强力霉素)或四环素。

3. 黏蛋白缺乏型干眼　不含防腐剂或防腐剂毒性较少的人工泪液;泪道栓塞;促进黏蛋白分泌及杯状细胞生长药物;局部非甾体激素或糖皮质激素或免疫抑制剂;手术治疗。

4. 泪液动力学异常型干眼　不含防腐剂或防腐剂毒性较少的人工泪液;局部非甾体激素或糖皮质激素或免疫抑制剂;治疗性角膜接触镜;手术治疗。

5. 混合型干眼　人工泪液;湿房镜或泪道栓塞;局部非甾体激素或糖皮质激素或免疫抑制剂;刺激泪液分泌药物;自体血清;相关全身疾病的治疗;手术治疗。

(三)不同严重程度干眼的治疗方案

1. 轻度干眼　教育及环境饮食改善;减少或停用有不良作用的全身或局部药物;眼睑物理治疗;人工泪液。

2. 中度干眼　在轻度干眼的基础上增加:湿房镜;局部抗炎治疗;泪道栓塞。

3. 重度干眼 在中度干眼的基础上增加：全身性抗炎药；口服刺激泪液分泌药物；自体血清；治疗性角膜接触镜；手术（永久性泪小点封闭、睑缘缝合术、眼睑手术、颌下腺移植手术等）。

第十四节 光学产品配镜处方填写格式

视光学检查后，如需要开具光学产品处方，应按一定的格式规范来填写。处方应包括球镜、柱镜、轴向、处方、矫正视力、瞳距、镜片设计、折射率分类、渐变镜通道信息等参数。以下是我们使用的框架镜和软性接触镜的处方格式（表9-14-1～表9-14-4），供参考。

表9-14-1 常规框架镜的配镜处方填写格式

□远用 □近用 □非球面 □球面 □抗疲劳 □变色片 □偏光片 □高折射率

	球镜	柱镜	轴向	单眼瞳距	矫正视力	双眼矫正视力
OD						
OS						

表9-14-2 渐变镜的配镜处方填写格式

	球镜	柱镜	轴向	近附加	单眼瞳距	矫正视力	渐进通道	双眼矫正视力
OD								
OS								

表9-14-3 特殊镜片（渐变镜、非球面镜、控制周边离焦镜等）面型测量填写格式

	右眼	左眼	测量者
单眼瞳距			
单眼瞳高			
配镜十字距上镜框边缘			

表9-14-4 常规软性角膜接触镜配镜处方填写格式（散光软镜需注明已换算或未换算）

	球镜	柱镜	轴向	矫正视力	基弧	直径	品牌	备注
OD								
OS								

RGP和角膜塑形的验配比较复杂，不同的品牌、不同的设计对配镜处方的要求都不同，具体可参考《硬性角膜接触镜验配跟我学》（第2版，人民卫生出版社），本书不再赘述。

第十五节　结论与处理方案档案记录示例

以下是我们的"结论与处理方案"的档案记录页（表 9-15-1～表 9-15-4），
供参考。

表 9-15-1　眼部健康检查结论

□正常
□干眼　□白内障　□青光眼待排查　□翼状胬肉　□黄斑病变待查　□屈光不正
□其他＿＿＿＿＿＿＿＿＿＿＿＿＿＿＿＿＿＿＿＿＿＿＿＿＿＿＿＿＿＿＿
□配镜
□进一步检查
□定期复诊

表 9-15-2　屈光检查

主视眼	右眼				左眼				备注	验光师
◎右眼 ◎左眼	球镜	柱镜	轴向	视力	球镜	柱镜	轴向	视力		
睫状肌麻痹验光									◎托吡卡胺 ◎环戊酮 ◎阿托品 ◎其他	
主觉验光									◎双眼平衡 ◎ OD ◎ OS	
复光										
诊断	□远视　□近视　□散光 □弱视　□老视　□平光				□远视　□近视　□散光 □弱视　□老视　□平光				□斜视 □其他	

表 9-15-3　视功能检查

◎正常
□立体视觉异常　□色觉检查异常
◎调节过度　◎调节不足　◎调节灵活度差　◎调节超前　◎调节滞后　◎调节不持久
◎集合不足　◎集合过度　◎散开不足　◎散开过度
◎内隐斜　◎外隐斜　◎融像运动障碍

其他：＿＿＿＿＿＿＿＿＿＿＿＿＿＿＿＿＿＿＿＿＿＿＿＿＿＿＿＿＿＿＿＿＿

处理方案：＿＿＿＿＿＿＿＿＿＿＿＿＿＿＿＿＿＿＿＿＿＿＿＿＿＿＿＿＿＿＿

表 9-15-4　处理方案

儿童近视防控方案	□减少周边远视离焦镜 □反转拍 □屈光发育档案 □护眼台灯 □其他_____		□角膜塑形镜 □聚散球 □像差矫正镜片 □框架镜		□RGP □双眼视功能训练 □多焦软镜 □软镜
成人及中老年配镜	□单光 □变色片 □阅读镜 □其他_____		□渐进多焦镜片 □染色片 □太阳镜		□防疲劳片 □像差矫正镜片
框架镜	单光	◎非球面 ◎特殊棱镜		◎球面 ◎其他	◎高折射率
	功能镜片	◎渐变镜 ◎偏光片 ◎其他		◎抗疲劳 ◎减少周边离焦	◎变色片 ◎防蓝光镜片
接触镜	软镜	◎常规型 ◎美瞳片 ◎日抛 ◎半年抛		◎散光型 ◎医用美容片 ◎半月抛 ◎其他	◎多焦软镜 ◎月抛
	RGP	◎超多弧区 ◎双复曲面 ◎其他		◎双非球面 ◎圆锥角膜 RGP	◎后复曲面
	角膜塑形 VST	◎常规 VST ◎其他		◎散光 VST	
	角膜塑形 CRT	◎常规 CRT ◎其他		◎双矢高 CRT	
框架配戴方式	◎常常戴　◎需要时戴　◎看近时戴　◎交替配戴 ◎其他_____				
斜弱视治疗方案	□配镜　□眼贴/眼罩　□弱视训练 □串珠　□双眼视功能　□同视机训练　□建议手术　□其他_____				
视觉训练	□初级视力保健训练　□青少年近视防控训练　□预防调节衰退训练 □阅读障碍训练　□改善视疲劳训练　□弱视治疗　□斜视术后训练 □屈光手术后训练　□定制训练方案_____				
医师医嘱	□每天累计 2 小时户外活动　□注意用眼卫生　□均衡饮食 □干眼治疗　□其他_____ □复诊　◎1 天　◎7 天　◎14 天　◎30 天　◎60 天　◎90 天　◎180 天 □其他_____				

第 十 章

||||||||||||||||||||||

质检与取镜管理

质检与取镜管理也是视光学临床服务中的重要流程和环节。患者验配的框架眼镜或者接触镜产品都需要做质检，确认镜片的参数与验配要求的一致、确认产品的质量符合标准等。给患者取镜也需要介绍光学工具的使用、日常护理保养方法。

一、框架眼镜的质检

（一）眼镜架的加工前检测

眼镜架检测目前国际市场常常以 ISO12870 为基础标准，结合不同国家或地区的行业标准来判断眼镜架质量是否合格，我国已颁布《眼镜架》标准（GB/T 14214—2003）。

1. 镜架的使用材料　应选用与皮肤接触后无不良刺激反应的材料。

2. 外观质量　目测检查镜架外观，表面层光滑、色泽均匀、没有直径≥0.5mm 的麻点、颗粒和明显擦伤。

3. 眼镜架尺寸　检查眼镜架的尺寸是否符合设计要求，各部位尺寸偏差是否在允许公差之内等。

4. 眼镜架耐用性测试　模拟眼镜架在正常使用所承受的磨损、扭曲，以防止眼镜架加工中出现轻易变形、断裂等现象。

5. 鞍桥屈曲测试和眼镜片夹持力测试　这两个测试所需的测试设备及测试方法都基本相同，故往往一同完成。鞍桥屈曲测试主要是检测鞍桥的材质及焊接，眼镜片夹持力测试是为了观察眼镜框是否有足够的夹持力保持眼镜片不脱落。

6. 高温尺寸稳定性测试　检查眼镜架的耐高温（室温：+60℃）性能，以免因受热而轻易变形。

7. 镀层性能测试　检查眼镜架表面喷漆、镀膜的附着力，可采用多种测试方法，例如：将镜腿弯曲 120°±2°，观察是否存在镀膜破裂、脱落等现象。

8. 抗汗腐蚀测试 模拟眼镜在正常使用时因受人体汗水腐蚀而可能出现的状况。

9. 阻燃性测试 主要是检测眼镜架各部位的材质,防止其轻易燃烧,伤害使用者。

10. 镍释放测试 检查眼镜架是否含镍元素或者眼镜架中镍的释放是否过量。

以上是各个标准中经常要做的测试项目,此外还有很多测试项目,比如:铰链耐用性测试、前圈抗弯测试、鞍桥扭拧测试等。

消费者在选购眼镜架时可做一些简单的检查:观察眼镜架表面是否存在划痕、麻点、色差、瑕疵等;观察眼镜架左右两边是否对称,例如:左右镜框的大小、高低是否一致;左右焊接点是否水平等;用手轻摸眼镜架表面,看是否存在刮手的现象;用指甲轻轻刮一下眼镜架上的油漆、移印和装饰物,看是否被刮掉等常规检查。

眼镜加工中心在装配眼镜前要对眼镜架进行初检,主要检查眼镜架各个部位是否存在质量隐患。其表面镀层是否光滑;色泽是否均匀;有无直径≥0.5mm 的麻点、颗粒和明显擦伤;焊接部位是否牢固;镀层是否有脱落、划痕;螺丝是否齐全;铰链(hinge)松紧度是否合适;观察眼镜架是否左右对称,并进行初步调整。

(二)眼镜片外观加工前的检测

1. 检查内容

(1)色泽:标准上规定两片眼镜片的镜色、膜色应该均匀一致或接近;有色眼镜镜片配对不得有明显色差,一般用肉眼进行判别;对于光致变色玻璃眼镜片,标准规定:其必须基色一致,变色后色泽一致,检验是在光照前和光照后分别进行目测判别。

(2)表面质量:主要指表面的光洁度、气泡;研磨加工的质量如抛光、螺旋形瑕疵及由于抛光不良造成的表面粗糙,橘皮或点状、条状痕迹及抛光后储存不当造成的霉斑等。

(3)内在瑕疵:主要指材质内部的各种点状或条状夹杂物等。标准规定:在以基准点为中心,直径为 30mm 的区域内及对于子眼镜片尺寸小于 30mm 的全部子眼镜片的区域内,眼镜片的表面或内部都不应出现可能影响视觉的各类瑕疵。若子眼镜片的直径大于 30mm,鉴别区域仍以近用基准点为中心,直径为 30mm 区域。在此鉴别区域之外,可允许孤立微小的内在或表面缺陷。

2. 检验环境要求 检验时照明光源要有足够的亮度,一般可以使用带有灯罩的 40W 的无色白炽灯或 15W 的荧光灯,背景为一不反光的黑背景,如吸光的黑绒布等,并有一可调整的挡光板,主要是保证所测眼镜片被充分照明但又不使眼镜直接看到光源,使检验在一明亮的视场、暗背景条件下进行的。不借助光学放大装置。

3. 检验方法 检验时,眼镜片直接置于明视距离处,移动眼镜片,通过眼镜片的透射及反射,用肉眼观察眼镜片是否有瑕疵。

(三)眼镜片光学性能加工前的检测

1. 眼镜片厚度的检测 有效厚度应在眼镜片前表面的基准点上,且与该表面垂直地进行测定,测定值不应偏离标称值±0.3mm;镜片的标称厚度应由制造者加标定或由使用者与供片商双方协商决定。

2. 眼镜片顶焦度允许偏差 国家标准中标注的眼镜片顶焦度,及眼镜片顶点屈光力。顶焦度允许偏差也适用于非球面的眼镜片。球镜与柱镜眼镜片,应符合球镜顶焦度允许偏差 a 和柱镜顶焦度允许偏差 b。渐变焦镜片允许偏差详见相应的国家标准(GB 10810.2—2006)(表 10-0-1)。

表 10-0-1 眼镜片顶焦度允许偏差

顶焦度绝对值最大的子午面上的顶焦度值	每主子午面顶焦度允差 a	柱镜顶焦度允差 b			
		≥0.00 和 ≤0.75	>0.75 和 ≤4.00	>4.00 和 ≤6.00	>6.00
≥0.00 和 ≤3.00	±0.12	±0.09	±0.12	±0.18	±0.25
>3.00 和 ≤6.00		±0.12			
>6.00 和 ≤9.00			±0.18		
>9.00 和 ≤12.00	±0.18			±0.25	
>12.00 和 ≤20.00	±0.25	±0.18	±0.25		
>20.00	±0.37	±0.25		±0.37	±0.37

3. 柱镜轴位方向的允许偏差(表 10-0-2) 适用于多焦点镜片以及附有预定方位的单光眼镜片,如棱镜基底取向设定,梯度染色等眼镜片。

表 10-0-2 柱镜轴位方向允许偏差

柱镜顶焦度值 /D	≤0.50	>0.50 和 ≤0.75	>0.75 和 ≤1.50	>1.50
轴位允差 /(°)	±7	±5	±3	±2

4. 多焦点镜片的子眼镜片顶焦度的允许偏差(表 10-0-3)

表 10-0-3 多焦点镜片的附加顶焦度允许偏差

附加顶焦度值	≤4.00	>4.00
允差	±0.12	±0.18

5. 眼镜片的棱镜效应的允许偏差（表10-0-4） 具有棱镜度的眼镜片，都应由生产者指明设计基准点的位置，我们可以按照标准要求在其指定的区域内测量其棱镜度。对于单光眼镜片，测量区域是一半径为1mm的圆，对于多焦点镜片，测量区域为一上下各0.5mm，左右各为1mm的矩形。

对于无设计棱镜度的眼镜片，我们要在焦度计上打印出光学中心点，再在坐标图上找出光学中心与设计基准点之间的偏差。按照光学中心允差进行考核。

表 10-0-4 光学中心和棱镜度的允差

标称棱镜度($\triangle$)	水平棱镜允差($\triangle$)	垂直棱镜允差($\triangle$)
0.00～2.00	$\pm(0.25+0.1\times S_{max})$	$\pm(0.25+0.05\times S_{max})$
>2.00～10.00	$\pm(0.37+0.1\times S_{max})$	$\pm(0.37+0.05\times S_{max})$
>10.00	$\pm(0.50+0.1\times S_{max})$	$\pm(0.50+0.05\times S_{max})$

注：S_{max} 表示绝对值最大的子午面上的顶焦度值

6. 眼镜片规格尺寸的允差 眼镜片尺寸分为下列几类：

（1）标称尺寸（dn）：由制造厂标定的规格尺寸（以 mm 为单位）。

（2）有效尺寸（de）：眼镜片的实际规格尺寸（mm）。

（3）使用尺寸（du）：光学使用区的规格尺寸（mm）。

标明直径的镜片，尺寸的允差应符合下列要求：

（1）有效尺寸（de）：de≥dn−1mm   de≤dn+2mm。

（2）使用尺寸（du）：du≥dn−2mm。

注：

（1）使用尺寸允许偏差不适用于特殊曲面眼镜片，例如缩颈眼镜片等。

（2）作为处方配制特殊眼镜片的尺寸和厚度，由于要符合所配装眼镜架的尺寸和形状的需要，允差可以由处方者和供片商协议决定。

（四）配装眼镜的光学质量要求

核对配装眼镜参数与加工单是否符合，保证眼镜片度数、柱镜轴位、光学中心水平互差、光学中心垂直互差、瞳距等关键光学参数与验光处方单一致，并且符合国家标准。

1. 光学中心水平偏差 光学中心水平偏差是光学中心水平距离的实测值与标称值（如瞳距、光学中心距离）的差值，定配眼镜的两镜片光学中心水平距离偏差应符合表10-0-5的规定。

2. 光学中心垂直互差 光学中心垂直互差是指两镜片光学中心高度的差值，定配眼镜的光学中心垂直互差应符合表10-0-6的规定。

表 10-0-5 定配眼镜两镜片光学中心水平距离偏差

顶焦度绝对值最大的子午面上的顶焦度值（D）	0.00～0.50	0.75～1.00	1.25～2.00	2.25～4.00	≥4.25
光学中心水平距离允差	0.67△	±6.0mm	±4.0mm	±3.0mm	±2.00mm

注：定配眼镜的水平光学中心与瞳距的单侧偏差均不应大于表中光学中心水平距离允差的二分之一

表 10-0-6 定配眼镜的光学中心垂直互差

顶焦度绝对值最大的子午面上的顶焦度值（D）	0.00～0.50	0.75～1.00	1.25～2.50	>2.50
光学中心垂直互差	≤0.50(△)	≤3.0mm	≤2.0mm	≤1.0mm

3. 柱镜轴位方向偏差 是指定配眼镜实测的柱镜轴位值与标称值（配镜处方中要求值）之间的差值，定配眼镜的柱镜轴位方向偏差应符合表 10-0-7 的规定。

表 10-0-7 定配眼镜的柱镜轴位方向偏差

柱镜顶焦度值（D）	0.25～0.50	0.50～0.75	0.75～1.50	1.50～2.50	>2.50
轴位允差（°）	±9	±6	±4	±3	±2

4. 定配眼镜的处方棱镜度偏差 是将标称棱镜度按其基底取向分解为水平和垂直方向的分量，各分量实测值的偏差应符合表 10-0-8 的规定。

表 10-0-8 定配眼镜的处方棱镜度偏差

棱镜度(△)	水平棱镜允许偏差(△)	垂直棱镜允许偏差(△)
≥0.00 且≤2.00	对于顶焦度≥0.00 且≤3.25D：0.67△	对于顶焦度≥0.00 且≤5.00D：0.50△
	对于顶焦度>3.25D：偏心 2.0mm 所产生的棱镜效应	对于顶焦度>3.25D：偏心 1.0mm 所产生的棱镜效应
>2.00 且≤10.00	对于顶焦度≥0.00 且≤3.25D：1.00△	对于顶焦度≥0.00 且≤5.00D：0.75△
	对于顶焦度>3.25D：0.33△＋偏心 2.0mm 所产生的棱镜效应	对于顶焦度>5.00D：0.25△＋偏心 1.0mm 所产生的棱镜效应
>10.00	对于顶焦度≥0.00 且≤3.25D：1.25△	对于顶焦度≥0.00 且≤5.00D：0.75△
	对于顶焦度>3.25D：0.58△＋偏心 2.0mm 所产生的棱镜效应	对于顶焦度>5.00D：0.25△＋偏心 1.0mm 所产生的棱镜效应

例如：镜片的棱镜度为 3.00$^\triangle$，顶焦度为 4.00D，其棱镜度的水平方向允差为：0.33$^\triangle$＋（4.00D×0.2cm）＝1.13$^\triangle$

（五）配装眼镜的外观要求

1. 成品眼镜的眼镜片外缘与眼镜架镜圈几何形状一致、左右对称、不松动、无明显间隙。

2. 镜片边缘镶嵌入镜圈内的尖边角 110°±10°，并需倒棱处理，表面无明显砂痕迹。

3. 成品眼镜架的外观无扭曲变形、钳痕、翻边、焦损、镀层剥落及明显划痕，眼镜片无崩边、划伤、疵点气泡等明显问题。

4. 金属全框眼镜架锁接管间隙不大于 0.5mm，用塞尺或游标卡尺测量。

5. 成品眼镜框周边无割边引起的严重不均匀的应力存在，用应力仪检查。

6. 成品眼镜螺丝不允许有滑牙及缺损。

（六）配装眼镜的整形要求

1. 配装眼镜左、右镜面应保持相对平整。

2. 配装眼镜左、右鼻托托叶角度对称或按配戴者鼻形做适当调整。

3. 配装眼镜左、右两镜腿外张角 80°～95°，并左右对称。

4. 两镜腿张开平放或倒伏均保持平整，眼镜架不扭曲变形。

5. 左右身腿倾斜度互差不大于 2.5°。

注：具体整形要求根据配戴者实际情况做适当调整。

二、终检眼镜质量具体控制点

1. 保证眼镜片度数、柱镜轴位、光学中心水平互差、光学中心垂直互差、瞳距等关键光学参数与验光处方单一致，并且符合国家标准。

2. 成品眼镜架的外观无变形、钳痕、镀层脱落及明显划痕，眼镜片无崩边、划伤、疵点气泡、变形、老化等明显问题。

3. 成品眼镜的眼镜片与眼镜架几何形状基本相符、左右对称、不松动、无明显间隙。

4. 成品眼镜螺丝不允许有滑牙及缺损。

5. 两镜腿张开平放或倒放要保持平整，眼镜架不扭曲变形。

6. 两镜腿外张角 80°～95° 并左右对称。

7. 左、右鼻托托叶角度对称或按配戴者鼻形做适当调整。

8. 金属全框眼镜架锁接管间隙不大于 0.5mm。

9. 成品眼镜无割边引起的严重不均匀的应力存在。

10. 眼镜外观应无崩边、焦损、翻边、扭曲、钳痕、镀（涂）层剥落及明显擦痕。

11. 左右身腿倾斜度互差不大于 2.5°。

三、取镜管理

给患者取镜时需要向患者具体介绍产品的使用方法和注意事项,交付产品后还需要患者签字确认。以下是我们使用的关学产品取镜确认书,供参考。

(一) 框架眼镜

医技人员已经和我核对配镜处方,现场核对配镜光度。

医技人员已出示镜片原厂包装及镜架合格证,确认镜片原厂包装品名、折射率、膜层与选购产品相符;确认包装袋上标注的屈光度数与配镜处方度数相符。

医技人员已根据我的配戴感受及松紧度进行适度的调校。

医技人员已检查我的戴镜视力并记录。

医技人员已为我讲解眼镜的日常使用及保养方法。

医技人员已经告知我复查时间。

顾客签字_____

(二) 软性隐形眼镜

我已确认配戴者姓名,品牌与类型,镜片参数与处方度数一致。

医技人员已经告知我初始配戴有异物感需要时间适应及每日配戴时长。

医技人员已向我演示戴镜,摘镜,及护理流程,并告知注意事项,日常和紧急联系方式。

医技人员已交付护理产品给我并告知我使用方法。

我已确认能自行操作戴镜、摘镜及护理等操作。

医技人员已经告知我复查时间及软镜使用时长。

医技人员已经告知我以下特别注意事项:

1. 用专用隐形眼镜护理液冲洗镜片,请勿用饮水机冷水、自来水。

2. 感冒或鼻炎发作等身体不适时暂停戴镜。

3. 平时戴镜时感不适,可取下冲洗后重新带上,如仍感不适,应停止戴镜,并及时前往门诊检查处理。

4. 处于风沙、粉尘或其他污染环境时不要戴镜;游泳或洗澡时也不可戴镜。

5. 配戴镜片时,请不要用手揉擦眼睛,以防止镜片偏移或掉落。

6. 镜片必须放置在隐形眼镜专用保存盒中,以防止镜片干瘪或者被细菌污染,镜盒中注入至少三分之二的护理液。镜盒中的护理液需每日更换,不可重复使用。

7. 护理液开封后需在 3 个月内用完;每次使用后请务必盖紧瓶盖;定期

更换镜盒。

顾客签字_____

（三）硬性透气性角膜接触镜

我已确认镜片标签参数核对，配戴者姓名，品牌与类型，定片参数与订单一致。

我已确认镜片表面光滑，无划痕；镜片边缘无缺损。

医技人员已经检查戴镜视力及配适情况并记录。

医技人员已向我演示戴镜，摘镜，及护理流程，并告知注意事项，日常和紧急联系方式。

医技人员已交付护理产品给我并告知我使用方法。

我已确认能自行操作戴镜、摘镜及护理等操作。

医技人员已经告知我复查时间。

医技人员已经告知我以下特别注意事项：

1. 用生理盐水或凉开水冲洗镜片，请勿用饮水机冷水、自来水或过夜凉开水。

2. 先点润眼液，确认镜片在角膜上滑动后再摘镜。

3. 感冒或鼻炎发作等身体不适时暂停戴镜。

4. 平时戴镜时感不适，可取下冲洗后重新带上，如仍感不适，应停止戴镜，并及时前往门诊检查处理。

5. 处于风沙、粉尘或其他污染环境时不要戴镜；游泳或洗澡时也不可戴镜。

6. 配戴镜片时，请不要用手揉擦眼睛，以防止镜片偏移或掉落。

7. 镜片必须放置在硬性接触镜专用保存盒中，以防止划伤镜片，镜盒中注入至少三分之二的护理液。镜盒中的护理液需每日更换，不可重复使用。

8. 护理液开封后需在3个月内用完；每次使用后请务必盖紧瓶盖。

顾客签字_____

第十一章

| | | | | | | | | | | | | | | | | | | | |

视 光 复 诊

　　临床眼科的常规复诊包括治疗后的疗效观察，病情的追踪、随访等，视光门诊的复诊还包括患者使用、配戴了一段时间光学产品或训练后的定期复查。使用不同的光学产品或训练方案后的复诊内容不同，比如配戴常规框架眼镜、软性角膜接触镜、RGP、角膜塑形镜、视觉训练等的复诊检查项目和关注点都不同。

　　我们整理归纳了不同光学产品的复诊模板（表11-0-1～表11-0-5），标准化的检查流程能满足常规复诊情况，复诊时就不容易出现漏做检查的情况，供参考。

一、框架镜复诊模板

表 11-0-1　框架镜复诊模板

常规检查

	右眼	左眼	检查者
视力检查	裸眼：远 近	裸眼：远 近	
	戴镜：远 近	戴镜：远 近	

电脑验光

	右眼			左眼		
电脑验光	球镜	柱镜	轴向	球镜	柱镜	轴向
角膜曲率	mm	D	°	mm	D	°
	mm	D	°	mm	D	°
角膜散光						
眼压	mmHg			mmHg		
眼压测量方式	○非接触眼压 ○ Goldmann ○回弹式眼压			○非接触眼压 ○ Goldmann ○回弹式眼压		

原镜检测

		球镜	柱镜	轴向	球镜	柱镜	轴向	PD
镜度	远用							
	近用	球镜	柱镜	轴向	球镜	柱镜	轴向	ADD

镜度	验配时间： 验配机构：	配戴感受： 镜架接触舒适度：○好 ○不好 ○其他 视觉感受：○头晕 ○自然舒服 ○其他
质检情况	镜架外观：□膜层脱落　□腐蚀　□有无漏缝　□螺丝滑牙　□轻微变形 □严重变形　□焊点不牢　□其他	
	镜片外观：□轻微划伤　□崩边　□过小　□过大　□严重磨损 □膜层损坏　□膜层颜色不一致　□其他	
	处理：□无特殊　□其他	
	建议：□无特殊　□其他	

医学验光

主视眼	右眼				左眼				备注	验光师
右眼 左眼	球镜	柱镜	轴向	视力	球镜	柱镜	轴向	视力		
睫状肌 麻痹验 光									○托吡卡胺 ○环戊酮 ○阿托品 ○其他	
主觉验 光									○双眼平衡 ○ OD ○ OS	
复光										
诊断	□远视　□近视　□散光 □弱视　□老视　□正视				□远视　□近视　□散光 □弱视　□老视　□正视				□斜视 □其他	

复诊结论

□继续配戴　□更换眼镜　□（　）天复诊　□其他

处理方案

□正常　□其他

二、硬性角膜接触镜复诊模板

表 11-0-2　硬性角膜接触镜复诊模板

□戴镜后第一次复诊记录　□常规复诊记录　□简易复诊记录

复诊时间		复诊医师:	
问诊	每日戴镜时间	每日摘镜时间	每日戴镜时长
	患者主诉(戴镜舒适和眼睛情况): □正常　□重影　□异物感　□镜片难摘　　□眩光 □眼痛　□眼红　□视力不佳　□分泌物增多 □其他:		
戴镜检查	眼别	右眼	左眼
	戴镜视力		
	镜片配适　居中性	○定位居中　○上方偏位 ○下方偏位　○颞侧偏位 ○鼻侧偏位	○定位居中　○上方偏位 ○下方偏位　○颞侧偏位 ○鼻侧偏位
	镜片配适　活动度	○1.0～2.0mm ○0.5～1.0mm ○<0.5mm ○其他	○1.0～2.0mm ○0.5～1.0mm ○<0.5mm ○其他
	镜片配适　荧光素染色	○正常 ○偏松 ○偏紧	○正常 ○偏松 ○偏紧
	镜片是否黏附角膜	○是　○否	○是　○否
	角膜是否着色	○是　○否	○是　○否
	配适评估图	描述: 上传	描述: 上传
配镜镜片评估	配戴者摘镜,摘镜手法是否正确	○正确 ○不正确:说明	
	镜盒、吸棒等,是否清洁,是否需要更换,是否做日常清洁	○清洁,不需要更换 ○不清洁,需要加强日常清洁 ○需要更换	
	配戴者演示平时处理镜盒、吸棒等的操作,看是否规范	○规范,可独立操作 ○不规范,需要重新指导	
	配戴者清洗镜片操作是否规范	○规范,可独立操作 ○不规范,需要重新指导	

摘镜后检查	裸眼视力		
	主观验光		
	地形图检查	○正位　○偏上 ○偏下　○偏鼻侧 ○偏颞侧　○其他	○正位　○偏上 ○偏下　○偏鼻侧 ○偏颞侧　○其他
	地形图资料		
	裂隙灯检查	○正常 角膜点染：○1级　○2级 ○3级　○4级 角膜点染位置：○中央 ○上方　○鼻上　○颞上 ○下方　○鼻下　○颞下 ○鼻侧　○颞侧 其他：	○正常 角膜点染：○1级　○2级 ○3级　○4级 角膜点染位置：○中央 ○上方　○鼻上　○颞上 ○下方　○鼻下　○颞下 ○鼻侧　○颞侧 其他：
镜片状况检查	镜片表面情况	○正常　○划痕　○有沉淀物　○污染　○磨损	○正常　○划痕　○有沉淀物　○污染　○磨损
	镜片边缘情况	○正常　○磨损	○正常　○磨损
	镜片是否过期	○是　○否	○是　○否
	镜片处置	○正常　○除污 ○换片　○退片	○正常　○除污 ○换片　○退片
复查结论	眼表健康检查	○正常,继续配戴 ○停戴 ○其他：	○正常,继续配戴 ○停戴 ○其他：
	护理和操作	○正常 ○护理产品到期 ○护理产品使用方法需要更正,更正为： ○更换护理产品,更正为：	○正常 ○护理产品到期 ○护理产品使用方法需要更正,更正为： ○更换护理产品,更正为：

复查分析和结论

○正常,继续配戴 ○停戴（　）天,点（　）眼药（　）次/天 ○其他　（　）天复查

表 11-0-3　硬性接触镜简易复诊记录

日期		复查医师	
眼别	右眼	左眼	
视力情况	远视力 近视力	远视力 近视力	
角膜情况	○正常 角膜点染：○1 级　○2 级 　　　　　○3 级　○4 级 角膜点染位置：○中央　○上方 ○鼻上　○颞上　○下方 ○鼻下　○颞下　○鼻侧 ○颞侧 其他：	○正常 角膜点染：○1 级　○2 级 　　　　　○3 级　○4 级 角膜点染位置：○中央　○上方 ○鼻上　○颞上　○下方 ○鼻下　○颞下　○鼻侧 ○颞侧 其他：	
镜片情况	○正常 ○划痕 ○其他	○正常 ○划痕 ○其他	
医生结论与建议	○定期复诊 ○停戴 ○换片 ○其他	○定期复诊 ○停戴 ○换片 ○其他	

三、视功能训练复诊模板

表 11-0-4　视功能训练复诊模板

本周期训练方案：＿＿＿＿＿＿＿＿＿＿＿＿＿＿＿＿＿＿＿＿＿＿＿＿＿＿＿＿＿

□定制方案：＿＿＿＿＿＿＿＿＿＿＿＿＿＿＿＿＿＿＿＿＿＿＿＿＿＿＿＿＿＿＿

本次检查

	右眼	左眼
远视力（裸眼）		
远视力（戴镜）		
近视力（裸眼）		
近视力（戴镜）		
远视力（针孔视力）		

全矫验光

	球镜	柱镜	轴向	全矫矫正视力
右眼				
左眼				

调节功能检查

	右眼	左眼	双眼
负相对调节 NRA	D	D	D
调节反应 BCC	D	D	D
正相对调节 PRA	D	D	D
调节灵敏度	（　）周期 / 分 □ 正镜困难 □ 负镜困难 □ 正负镜都困难	（　）周期 / 分 □ 正镜困难 □ 负镜困难 □ 正负镜都困难	（　）周期 / 分 □ 正镜困难 □ 负镜困难 □ 正负镜都困难
调节幅度 Amp: □ 推进法 □ 负镜片法	D	D	D

双眼协调能力检查

	水平隐斜检查: 马氏杆检查法 Von Graefe 法	负融像性集合 NRV	正融像性集合 PRV
5m	外隐斜（　） 内隐斜（　）	（　）/（　）/（　）	（　）/（　）/（　）
40cm	外隐斜（　） 内隐斜（　）	（　）/（　）/（　）	（　）/（　）/（　）
40cm+1.00D	外隐斜（　） 内隐斜（　）		
集合近点检查（NPC）	破裂点: 恢复点:		
AC/A	计算性: 梯度性:		

较上次检查是否改善:□ 是　　□ 否　　　结果分析:＿＿＿＿＿＿＿＿＿＿＿＿

其他检查结果

本周期训练效果的评估

裸眼视力提高	屈光度数变化量	主观症状改善
下次复诊日期	（　）天复诊	

训练调整、注意事项和其他处理方案

验光师:

四、软镜复诊模板

表 11-0-5 软镜复诊模板

	右眼	左眼
配镜视力		
配戴舒适度	□舒适 □不舒适 □其他	□舒适 □不舒适 □其他
裂隙灯检查	□角膜完好 □角膜上皮少量点染 □其他	□角膜完好 □角膜上皮少量点染 □其他
中心定位	□非常好（完全一致） □好（偏心 0.2～0.75mm） □不能接受（>0.75mm）	□非常好（完全一致） □好（偏心 0.2～0.75mm） □不能接受（>0.75mm）
角膜覆盖度	□完全的 □部分的	□完全的 □部分的
第一眼位瞬目后镜片运动	□紧（<0.2mm） □好（偏心 0.2～1.0mm） □松（>1.0mm）	□紧（<0.2mm） □好（偏心 0.2～1.0mm） □松（>1.0mm）
上视镜片滞后	□紧（<0.2mm） □好（偏心 0.2～0.4mm） □不能接受（>0.6mm）	□紧（<0.2mm） □好（偏心 0.2～0.4mm） □不能接受（>0.6mm）
上推试验（镜片下边缘与角膜下边缘的相对距离为100%）	□好（40%～60%） □紧（<40%） □松（>60%）	□好（40%～60%） □紧（<40%） □松（>60%）
配适特征	□偏松 □偏紧 □可接受	□偏松 □偏紧 □可接受
如果配适不好的改进方案	□继续戴镜 □更换度数 □更换框架镜 □其他	□继续戴镜 □更换度数 □更换框架镜 □其他
下次复查日期	（ ）天复诊	

验光师：　　　　检查日期：

第十二章

¦¦¦¦¦¦¦¦¦¦¦¦¦¦¦¦¦

信息化系统在视光门诊日常运营管理中的应用

视光门诊的流程和服务中，除了需要视光相关的货品、财务管理以外，还有医疗服务管理和很多烦琐的日常管理。应用信息化系统能更好地梳理管理流程，标准化服务水准，提高服务质量和患者满意度。笔者理解的视光学信息化管理，应该更多地结合眼视光医学的属性，强调规范化医学流程，保证专业服务质量。

在日常临床工作中，我们自主开发了视光信息化系统，应用下来的确提高了视光门诊的服务水平和管理效率。笔者理解符合现代化视光门诊管理运营理念的信息化系统应该具备如下特点：

一、视光门诊的档案设计和服务流程

视光门诊的档案设计和流程是可以实现标准化的。比如一个做需要接触镜验配的患者，应该做哪些问诊，做哪些检查、这些检查应该按什么样的先后顺序做、检查结果提示推荐采用什么样的接触镜、哪些检查结果会提示不合适做接触镜验配、做接触镜配适评估的流程、评估的项目……这些问题都可以通过信息化系统的设计，形成标准化的流程。这种标准化设计能降低专业人才门槛，统一服务标准。按信息化流程完成基础的问诊、检查、分析，就不会遗漏检查项目，不会做错检查顺序（系统可以设置不按流程进行或漏填关键检查就无法进行）。通过标准的流程设计、档案管理体现诊所的专业化，体现视光学的医疗属性。本书前述的各类问卷、检查模板和档案示例、取镜模板等我们都设计到了信息化系统中，使用起来非常方便。问诊都采用表格式的"选择题"问卷，不仅能降低操作的技术门槛，让助理也可以完成详细的问诊，也提高了工作效率。各类检查模板和档案示例也都是"选择题"式的模板，使用起来既规范了操作和结果判断标准，又提高了诊断效率。

传统的视光学服务中，常常是眼科医生完成眼健康方面的诊疗，筛选符合各类光学产品（眼镜）验配适应证的患者，由验光师完成具体的检查和验配并给处方。这种做法很容易让患者认为视光学就是由验光师完成的，也容易让视光学与临床眼科脱节。我理解现代视光学门诊中，医生应该参与到具体的验配中来，所以我们在信息化系统里设置了配镜处方必须由医生参与确认后才有效的可选项。这种做法可以让临床眼科医生也参与到视光学服务中来，让眼科医生和视光师在工作中产生更多的交集，真正体现视光学的医学服务属性。

二、分级授权

我国的医疗体系对医生的诊断和治疗权限是有具体规定的，比如不同的职称有不同类型的手术权限，职称越高级的医生，可以有权限做越复杂的手术。同样的，视光学也可以有类似的设定，比如：验配角膜塑形、RGP、圆锥角膜 RGP、视觉训练指导等都应该有考核和授权规则，达到相应技能的视光师才可以授权做相应的临床服务。此外，在做相应的专业服务过程中，可设定"必做"项目：什么患者、什么情况下，哪些检查是必须做的，哪些是可以选做的，如果没完成"必做"项目，则流程无法进行下去。所以，我们在系统中也设置人员的分级授权和"必须项目"的可选项。

三、视光医学服务质量控制和管理

信息化系统也能实现视光医学服务质量的控制和管理。比如对于角膜塑形、RGP、渐变多焦点镜等的验配，属于专业化程度高、技术含量高的视光服务，可以通过订单审核进行质量控制。视光师把对患者做视光服务过程中的关键节点，通过详细的档案系统记录下来并形成标准化的审核单，由高年资、高级别的视光医师对这些关键节点的检查数据结果分析，尽量重现视光服务过程，并分析其处理方案，处方是否合理（订单审核）。比如角膜塑形的审核单，就会包括患者和视光师的基本信息，患者的基础检查资料（电脑验光、角膜曲率、眼压、眼轴、角膜地形图 SimK、e 值、HVID、瞳孔横径等），试戴参数，试戴后患者的视觉质量主诉，定片参数，并提供试戴时的荧光评估图和试戴后的地形图差异图等翔实的数据。有了这些翔实的记录，上级医师在审核这些资料时，相当于把这个做角膜塑形的验配过程重新做了一遍，以此来评价视光师给的处方结果是否合理。这不仅仅保证了技术服务质量，也是一个带教学和专业交流的过程。

角膜塑形、RGP 的验配过程和审核方法在《硬性角膜接触镜验配跟我学》（第 2 版）一书中有非常详细的介绍，而在《硬性角膜接触镜验配案例图解》一书中有大量的案例分析，都是我在日常工作中审核订单过程中发现的，有兴趣的同学可以在另外的这两本书中学习。

四、屈光发育档案与近视预防预测

第七章第二节"屈光发育档案建立方法与解读"介绍过儿童屈光发育档案的信息化应用。信息化系统可以实现自动完成青少年屈光趋势图的绘制（见图 7-2-3）并推送到家长微信端，直观表现近视干预后的屈光发展趋势，使家长获得及时的提醒和建议。信息化系统可以精准筛查各类目标人群，如定位高度近视眼患者，定位戴镜视力差，需要更换眼镜的患者。筛查近视进展快速的人群，如每年近视增加超过 0.50D，超过 1.00D 的人群。为教育部门提供本行政区域完整、准确的青少年视力发育信息，为近视防控提供依据，为学术研究提供翔实的基础数据。

其中电脑验光和眼球生物测量（眼轴、角膜曲率等）的关键检查结果直接由检查设备上传到患者数据库，大幅提高数据传输的精确度，有效避免人为抄写错误。

五、视光诊疗结果推送与满意度回馈

每次就诊后，由系统生成给到患者的诊疗结论和处理方案、复诊时间提醒等信息推送到患者手机微信端，同时还会形成一个就诊后的满意度调查问卷，收集患者的反馈信息（图 12-0-1）。系统后台可以收集到患者对服务人员和就诊体验满意度的评分情况（图 12-0-2），方便管理者决策和改进服务流程和质量。

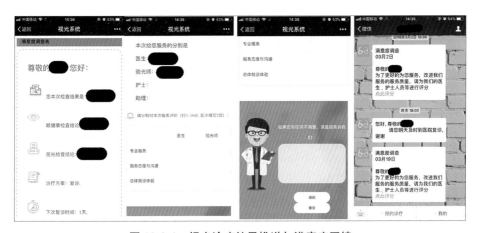

图 12-0-1　视光诊疗结果推送与满意度回馈

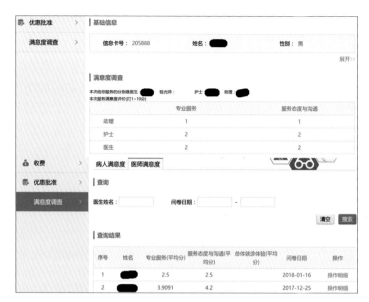

图 12-0-2　系统后台的满意度调查评分

六、预约、缴费与眼健康提醒

在微信端设置预约、缴费、查询界面（图 12-0-3），可大幅提高就诊效率，实现"无纸化"的病案管理和就诊体验，患者可以通过微信端完成就诊前的调查问卷，查看视光检查报告、特殊检查报告等；系统可以设置眼健康提醒或复诊提醒推送到手机微信端或短信，大幅简化人工操作（图 12-0-4）。

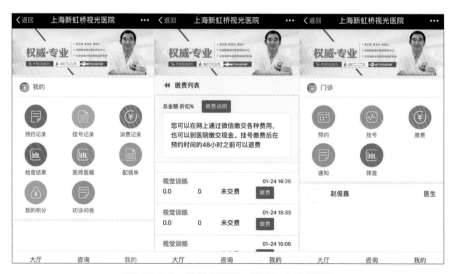

图 12-0-3　微信端预约、缴费、查询界面

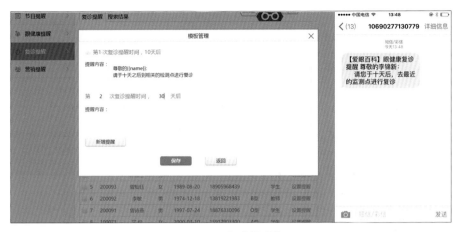

图 12-0-4　复诊提醒管理

七、日常工作量统计

在现代视光门诊的服务流程中，商品属性被弱化而强调服务属性，很多与商品销售无关的服务是提高患者体验感的重要环节，是需要被高度重视的。视光行业内部绩效管理的传统做法，常常是围绕销售额制定的。这种做法常常会使员工重视能对患者 / 顾客收费的服务环节（如产品销售），而忽略或不愿意做与销售无关的服务。比如：

框架镜取镜：向顾客 / 患者解释核对装配参数、指导框架镜的使用和日常注意事项。

接触镜：指导顾客 / 患者学习摘、戴镜、日常镜片护理和日常配戴注意事项，交代紧急情况时处理方法。

取镜记录：顾客 / 患者来取镜时要有患者签字的、可追溯的记录以表明已完成相关的患者教育。

知情同意书：角膜塑形镜、RGP 镜属于需要配戴者和家长高度关注的三类医疗器械，需要充分沟通，并请配戴者或家长签署知情同意书。

上述描述的工作都是属于非常重要，能提高患者就诊体验，提高医疗服务属性而与销售无关的日常事项。但如果不能计量这些服务环节，就很难量化员工的工作质量，很难引导服务方向。我们在设计信息化系统时就考虑到了收集员工工作量的统计列表，可以自动收集和统计各类工作量（图 12-0-5）。比如上文提到的工作，都需要患者使用签字板在系统中签名后，才确认工作量的。执行下来，视光门诊才是围绕着"服务"而不是围绕着销售商品进行的，这样才能体现视光门诊的医疗服务属性。

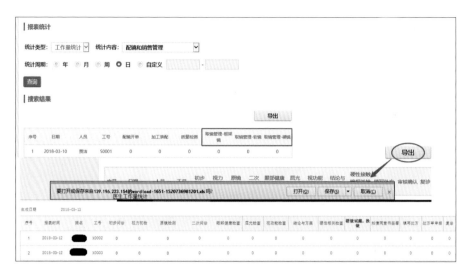

图 12-0-5　工作量统计

　　实际应用中,我们把门诊人员的分类工作量形成绩效评定的依据,员工可以随时查看日绩效和预估月度绩效,激励实时反馈,效果加强。同时也把患者满意度评分和复诊到达率作为业绩指标的加权项,管理效率提高了。

第十三章

||||||||||||||||||||||

视光门诊常用医患交流中英文对照

一、挂号

1. 您好，有什么能帮您？（您是挂号、缴费还是预约呢？）

Hello，can I help you?（Would you like to register，pay or make an appointment?）

2. 挂号：您（孩子）以前来过我们医院吗？您有网上预约吗？

Have you（your child）been to our clinic before? Have you made an online reservation?

3. 有预约：请报一下您的姓名和手机号码［请报一下您（孩子）的卡号］。我帮您查一下。

Please give me your name and phone number（Please give me your card number）. I'll check it for you.

4. 没有预约：请问您要看哪位医生？（递上介绍医生的册子。）

Which doctor would you like to make an appointment with?

5. 好的，请问您是现金缴费、刷卡，还是支付宝、微信付款？（请打开您的支付宝二维码。）

OK，would you like to pay in cash or by credit card，Alipay or Wechat?（Please show your Alipay payment code.）

6. 现金：现收取您 50 元挂号费，找您 50 元，请收好现金，拿好挂号单。

Now charge you 50 yuan for the registration. Here is your change，50 RMB. Please collect your cash and the receipt.

刷卡：请出示您的银行卡。请输入密码。已收到您的付款，请拿好挂号单。

Please show me your bank card and enter your password. Your payment has been received. Here is the receipt.

支付宝 / 微信：请将您的手机付款码放在扫码器上，收您 50 元，请注意查看，请拿好挂号单。

Please put your mobile phone bar code on the code scanner，charge you 50 RMB，please confirm it，here is your receipt.

7.感谢您的配合，已经为您挂号，您的就诊时间大概在 10：30，您可以先到等候区等待叫号。

Thank you for your time. Your appointment has been made. Your appointment time is about at 10：30am. You can wait at the waiting area and we will call your number.

8.接第 2 条没有网上预约：那我们现在记录一下您（孩子）的基本信息（请提供一下您的身份证）。

So now we need to record the basic information of your child（please provide your ID card）.

请问您（孩子）的姓名是什么？（出生日期？职业？年龄？血型？家庭住址？）

您孩子的所在学校、班级？

What is your name?（the date of birth? Occupation? age? blood type? home address?）

May I ask you which school does your child go to，which class and grade is he in?

请问您（孩子）对什么东西过敏吗？

Are you allergic to anything?

请问您（孩子）患有其他疾病吗？（高血压？糖尿病？眼科手术史？）

Do you have any diseases?（Hypertension? Diabetes? History of eye surgery?）

请您收好您的身份证，已经为您录入基本信息（重复 4～7）。

Here is your ID card and we already entered basic information for you.

9.

这边麻烦您扫码关注一下我们的 XX 爱眼百科公众号。

Please scan the bar code and follow Eye Care Encyclopedia Official account.

（关注之后）请您注册一个账号，需要与您（孩子）的身份证号绑定在一起，这样以后您所有的就诊信息都可以在这上面看到。

Please sign up an account and associate to your（child）ID number so that you can see all your medical information later.

（完成绑定）麻烦您在这上面填写一下您（孩子）的一些基本信息（操作演示）。

Please fill in some basic information about yourself（your child）.

二、预约

1. 您好，请问您是想要预约哪一位医生（视光师）？是几号几点呢？我这边帮您登记一下。

which doctor would you like to make an appointment with?

What time would you like to visit the doctor?

Let me check in for you.

2. 好的，这边已经帮您预约好，到时看诊前一天会有短信提醒，请您注意查收。祝您生活愉快。

Well，we have already made an appointment for you. There will be a message to remind you before the day your visit. Wish you have a lovely day.

三、收费

1. 您好，请问有什么能够帮您？

May I help you ？

我需要缴纳检查费。

I will pay the examination fee.

2. 好的，请您提供一下姓名或者手机号码。

Okay，Can you give me your name or a cell phone number?

3. 我这边有查询到您需要做 3 个检查，一共需要缴纳的费用是 465 元。

I have found that you need 3 examinations and you need to pay 465 RMB in total.

请问您是现金缴费，刷卡还是支付宝或者微信付款呢？

Would you like to pay in cash，by credit card，Alipay or WeChat?

4. 您好，您有什么事情需要帮忙吗？

Can I help you?

我的孩子想要试戴角膜塑形镜，在家戴一晚再过来检查，医生说让我过来缴纳押金。

My child need to try on OK lens at night，so we have to take OK lens home，then do some examinations the next day. I would like to pay a deposit for the lenses.

5. 好的，请您提供一下姓名或手机号码。

All right，please give me your name or cell phone number.

6. 收取您 3000 元，请收好您的押金单。在来院当天，由视光师确认镜片无损坏后，带着您的押金单再到这边进行押金退还，感谢您的配合。

Now charge you 3000 yuan and here is your deposit receipt. You need to present the deposit receipt when you come back and we will return your deposit after our optometrists confirm that the lenses are not damaged. Thank you.

四、满意度调查

1. 您好，您现在方便做一下就诊满意度调查吗？

Excuse me，Would you mind finish this questionnaire regarding your satisfaction with our service now?

2. 方便：这里有 1～10 分的等级，请您分别从专业、服务态度与沟通以及总体就诊体验 3 个方面为今天给您服务的医生、验光师、助理、护士打分。

If convenient：On a scale of 1 to 10，please rate the doctor，optometrist，assistant and nurse who serves you today from 3 aspects：professional，service attitude and communication ability，and overall visit experience.

3. 不方便：好的，那我们稍后会有调查表推送到您微信，您可以到时候再帮忙填写。谢谢您的理解与配合。

If not convenient：Okay，we'll have a questionnaire sent to your wechat，and please fill it out. Thank you for your time.

五、问诊

（一）主诉

1. 你今天为什么来这里做检查？

What brought you in today?

What problems are you having with your eyes?

How can I help you today?

What is the main reason for today's eye examination?

2. 你觉得看东西有什么问题吗？

Is there any problem with your vision?

Do you have any blur in your vision?

Is it blurry for you?

3. 请说说眼睛干的情况。

Tell me about the dry eyes，please?

4. 眼睛干的时候伴有其他不舒服吗？

What other symptoms associated with the dry eye?

5. 请问你的眼干在什么时候会更严重？

When did the dryness get worse?

6. 请问是多久发生一次呢？

How often does this occur?

7. 这是第一次发生还是之前已经发生过类似的情况呢？

Have you had anything similar in the past or is this the first time?

8. 请问这是什么时候发生的？

When did the problem begin?

9. 问题是发生在哪里的呢？右眼还是左眼，远距还是近距？

Where is the problem located? At distance, at near?

Which eye did this happen, right eye or left eye?

10. 请问你还有其他不舒服吗？

Do you have any other discomfort?

11. 这种症状是在你戴眼镜的时候出现的还是只有在你不戴眼镜时才会出现？

Do the symptoms occur with your glasses or only when you do not wear them?

12. 它只发生在你戴接触镜时还是在你不戴接触镜时？

Does this happen only when you wear your contact lenses or not wear?

13. 症状怎么消失的？

What you can do to make your symptoms go away?

14. 你的症状什么时候消失了？

When did your symptoms go away?

15. 在1～10的等级中，你怎么评定你症状的严重性？

On a scale of 1 to 10, how would you rate the severity of your symptoms?

（二）既往史

1. 你上一次的眼检查在什么时候？

When was your last eye examination?

2. 检查结果是什么？

What was the outcome of that examination?

3. 你戴这副眼镜多久了？这是远用、近用还是双光镜？

How long have you been wearing glasses?

Are they for distance, near, or both?

4. 你戴这副眼镜看得清楚、戴着舒服吗？

Can you see clearly and comfortably with them?

5. 你上一次换眼镜在什么时候？

When was the last time that you changed your glasses?

6. 你戴过眼镜吗？它们是用来干什么的？

Have you ever worn glasses? What were they for?

7. 你什么时候会戴眼镜？

When do you usually wear them?

8. 什么时候或为什么你不戴眼镜？

When and why did you stop wearing them?

9. 你第一次戴镜的年龄？你知道当时的屈光度吗？

When was the first time that you started to wear glasses? Do you know the prescription?

10. 多久更换一次眼镜？

What is the frequency of glasses replacement?

11. 每次更换眼镜屈光度的改变是什么情况？

Did your prescription change a lot when you changed your glasses every time?

12. 请问你之前戴隐形眼镜吗？

Have you ever worn contact lenses before?

13. 配戴隐形眼镜的品牌是什么？

What is the brand of contact lenses?

14. 镜片配戴方式是日戴、夜戴还是其他方式？隐形眼镜更换的频率呢？

How do you wear your contact lens? Daytime wear，nighttime wear，extended wear? How often did you change your contact lens ?

15. 你曾经有注意过你的眼睛的问题吗？

Did you pay attention to your eye problems?

16. 曾经有做过外科手术，受过外伤或严重感染吗？

Have you ever had any surgery，injury，or serious infection?

17. 你曾经戴过眼罩治疗吗？

Have you ever worn an eye patch for treatment?

18. 你曾经用过药物治疗眼睛吗？

Have you ever used any medication for your eyes?

19. 你曾经被告知你有斜视或弱视吗？

Have you ever been told that you have an eye turn or a lazy eye?

20. 你曾经被告知你有白内障、青光眼或者其他眼病吗？

Have you ever been told that you have cataracts，glaucoma，or any other eye disease?

Do you have cataract, glaucoma, or any other eye disease?

21．你的全身健康情况怎么样？

How is your physical health?

22．你上一次的身体检查在什么时候？

When was your last physical examination?

23．目前您是处于医生的关照之下还是有其他健康状况？

Are you currently under the care of physician? Do you have any other health condition?

24．您曾经有被告知患有糖尿病、高血压、甲状腺疾病、心脏病或传染病吗？

Have you ever been told that you have diabetes, high blood pressure, thyroid disease, heart disease, or any infectious disease?

25．你的眼睛有经历过闪光感、飞蚊症、光晕、复视、频繁或严重的头痛、眼痛、眼红、流泪，或沙砾感吗？

Have you experienced flashes of light, floaters, halos around lights, double vision, frequent or severe headaches, eye pain, redness, tearing, or sandy, gritty feeling in your eyes?

26．是否有视觉的问题或视疲劳的问题？

Is there a vision problem or eye fatigue problems?

27．是否看东西有重影？

Do you see anything with a shadow?

28．是否有眼痛？

Do you have an eye pain?

29．是否有闪光感？

Do you have flashes of light?

30．是否有头痛？

Do you have frequent or severe headaches?

31．血糖控制得怎么样？糖化血红蛋白（HbA1c）的结果？快速血糖的结果？

How about your blood sugar control? Do you know your HA1C reading and Rapid Blood Glucose reading?

32．是否有过敏？有的话，是什么？之前是如何治疗的？

Do you have any allergies? What is it?

What are your symptoms, and how are your allergies treated?

（三）家族史

1．家里是否有人视力极差或盲的情况？

Has anyone in your family had poor eyesight or blindness?

2. 家里有没有人做过眼睛手术？

Has anyone in your family had an eye operation?

3. 家里有人患青光眼吗？

Has anyone in your family had glaucoma?

4. 家族是否有白内障？

Has anyone in your family had cataracts?

5. 家里人身体状况怎么样？

How is your family health condition?

6. 家里人有高血压、糖尿病、甲状腺疾病、心脏病或传染病吗？是谁？治疗的情况如何？

Has anyone in your family had diabetes, high blood pressure, thyroid disease, heart disease, or any infectious disease?

Who? What is the treatment?

（四）社会史

1. 您平常做什么工作？

What kind of work do you do?

2. 压力大不大？

Are you under a lot of stress?

3. 您有没有什么特别的爱好？

Do you have some special hobbies?

4. 您喜欢运动吗？什么运动？

Do you like sports? Which sport?

5. 您工作之余喜欢做什么？

What do you like to do in your spare time?

6. 您平时喜欢在家做什么？

What do you like to do at home?

7. 您吸烟吗？喝酒吗？每天吸烟 / 喝酒的量是多少呢？

Do you smoke? Do you drink?

What is the daily amount of smoking / drinking every day?

8. 您用电脑吗？每天大约用多久的电脑？是工作还是娱乐？

Do you use your computer? How long will it take about on computer every day? Is it work or entertainment?

9. 您喜欢阅读吗？每天大约看多久的书或报？

Do you like reading? How long do you read books or newspapers every day?

10. 您开车吗？经常夜里开车吗？

Do you drive? Do you drive often at night？

11. 您每天上多少节课？每天做多久的作业？

How many classes do you have every day?

How long do you spend on homework?

六、验光

（一）散瞳（睫状肌麻痹）

快散（0.5%、1% 托吡卡胺，1% 盐酸环喷托酯）

Rapid cycloplegia（0.5%、1% of tropicamide，1% of cyclopentolate）

1. 你好，我接下来要给您进行散瞳，我们的散瞳药属于快速散瞳，共需滴 4 次，每次间隔五分钟。散瞳后会出现看近看不清、畏光等情况，这都是正常的，24～48 小时后就可以恢复了。散瞳后注意保护眼睛，不要见强光。

So next，you'll have an eye exam called rapid cycloplegia. I'm gonna put 1～2 eye drops into your each eye every 5 minutes and totally 4 times needed. And you may feel blurred at near work and be sensitive to strong light. They are normal symptoms which will disappear within 24 to 48 hours. Please wear sunglasses after pupil dilation.

2. 接下来需要帮您点一下眼药水，您尽量放松，请头往后仰，眼睛向上看。好了，请闭上眼睛休息。5 分钟后我会再来帮您点散瞳药水。

Now，I am gonna to put the eye drops. Please tilt your head back and look up. Please relax. Now close your eyes to have a rest. I will be back 5 minutes later.

慢散（1% 阿托品眼用凝胶）Slow cycloplegia（1% of Atropine gel）

1. 您好，这是阿托品，是慢速散瞳药，需要您带到家里自己给孩子滴用。每日 3 次，连用 3 天，一共滴 9 次，9 次之后带孩子过来检查。使用阿托品可能会出现一些全身不良反应：灼热感、面部潮红、口干、头晕、恶心、皮疹、心悸等，或者是眼部不良反应：刺激性的结膜充血、分泌物增多、过敏性结膜炎。如出现不良反应，请立即停用并且联系我们。散瞳后会出现看近看不清，畏光等情况，这些是正常的，7～10 天后就可以恢复。

This is atropine for slow cycloplegia. Take it home and use it 3 times a day for 3 days then bring your child here to check again. Atropine may cause some systemic adverse reactions such as burning sensation，flushed face，dry mouth，dizziness，nausea，rash，palpitations or eye adverse reactions like irritant conjunctival congestion，secretion increase，allergic conjunctivitis. Once you get any of these symptoms，discontinue medication immediately and contact us. When the pupil is dilated, children can not see near objects clearly and be sensitive to strong light, which are normal. Approximately 7 to 10 days these symptoms will disappear.

2．等一下我给小朋友操作第一次，您回家后就按照我的操作方式给孩子使用。

I'm going to show you how to use atropine later. Do it at home just like what I have done.

3．小朋友，不要害怕，头往后仰，眼睛向上看，放松。好，请闭上眼睛。

Don't be afraid. Tilt your head back and look up. Take is easy. All right, close your eyes now.

（二）电脑验光

Autorefraction

1．请不要紧张，双眼请保持一会儿不眨眼，看着红色的聚焦物。

Don't be nervous, keep your eyes widely open and try not blink for a while. Look at the red object.

2．现在你在路的尽头看到一幢房子，请仔细盯着房子看，不要看路，想象着房子在路的尽头。

Now you see a house at the end of the road. Please stare at the house carefully. Don't look at the road. Imagine the house is at the end of the road.

3．右眼已经检查好了，现在开始检查左眼，X 先生／小姐，您配合得很好。

The right eye has been checked. Now start checking the left eye, Mr. /Miss X Thanks for your cooperation.

（三）带状检影

Streak retinoscopy

1．您好，我需要给您进行检影验光检查。

Excuse me, I'm gonna to give you a retinoscopy test.

2．眼睛平视前方，盯住前面的某个物品，眼睛不能转动。

Look straight ahead and stare at the target. Don't turn your eyes around.

3．眼睛往前看，不要看检影镜的灯光。

Look at the target ahead other than the light.

（四）确定主导眼

Find dominant eye

1．您好，我现在要给您检查一下您的主视眼。

I'm gonna check out which eye is your dominant eye.

2．请您手持这个卡片，双手伸直拿着卡片，眼睛通过卡片的小孔看远处的视标。

Please hold this card with your arms straight and forward，look at the distant target through the hole on the card.

3．头和手都保持不动不要动，现在通过这个小孔，您能看到对面的亮点吗？

Keep your posture steady，can you still see the dot there through the hole?

4．我现在遮住您的左眼，头和手保持不动，现在还能看到对面的亮点吗？

I am gonna to cover your left eye while you keep posture. Can you still see the dot now?

5．我现在遮住您的右眼，头和手保持不动，现在还能看到对面的亮点吗？

I am gonna to cover your right eye while you keep posture. Can you still see the dot now?

6．我们再来一次，遮住您的左眼，能看到亮点吗？

Well，let's do it again. Can you still see the dot when I cover your left eye?

7．好的，谢谢您的配合。您的主视眼是右/左眼。

Thanks for your cooperation. Your dominant eye is right/left.

（五）综合验光仪验光流程

Subjective refraction step-by-step procedure

1．现在请调整一下坐姿，找一个舒适的位置。

Adjust your sitting posture to make you comfortable.

2．额头向前顶住额托，双眼从镜片中央看向视标。

Place your forehead gently against the forehead rest. Look at the chart through eye hole center.

3．雾视：现在我逐渐增加镜片，能说下第 2 行（视力 0.3）字母方向吗？能再说一下第一行（视力 0.5）字母方向吗？

Fogging test：Now，I am gonna to change the lens gradually. Can you read the second line letters? Please tell me the direction of these letters. Can you read the first line letters? Please tell me the direction of these letters.

4．初步 MPMVA：现在这一页的视标会逐渐变得清楚，第一行能看清了吗？（第二行清楚了吗？第三行呢？）

First MPMVA（maximum plus to maximum visual acuity）：

Your view will become clearer gradually. Can you see the first line clearly? （The second line? The third line? ）

5. 红绿试验：先看绿色的视标，再看红色的视标，忽略背景的亮暗，比较一下哪个背景下的视标更清楚，还是差不多清楚。

Red-green test: Please look from the green side to the red side and back to the green side. And state which side has the sharper and clearer（not better, darker, or brighter）letters or to state if the two sides are equally clear.

6. 交叉圆柱镜试验：现在我会翻转柱镜，比较是 1 面清楚还是 2 面清楚，还是差不多清楚？忽略视标的变形。

Jackson Crossed cylinder test:

I will show you two views of the line of letters and identify each view with a number. Tell me which view is sharper or less blurry or they look no difference. Just ignore differences in the shapes of the letters when comparing the views.

This is view number one. This is view number two.

Which view has clearer letters or are they equally blurry?

7. 单眼终点：现在我会增加或减少一个镜片，请比较哪一个更好？视标有变黑变小吗？

Please tell me the direction of these letters.

Tell me whether the change makes the letters clearer or the same or just smaller or darker.

8. 棱镜分离双眼平衡：现在您会看到上下两行视标，哪一个更清楚还是差不多清楚。

Use prisms to test binocular balance：

You can see 2 lines of letters，tell me which one is relatively clearer or equally blur.

9. 你好，你的验光结果是……

Sir/Miss, this is your prescription.

（六）Worth4 点灯检查

1. 您好，这项检查是评估您的眼睛在远处和近处是否存在抑制、隐斜和融合能力。

Hello，this examination is to assess whether your eyes have inhibition，phoria，and flat fusion ability at distance and at near.

2. 我们先检查远处的情况，现在您看到的这个视标就是 Worth 4 点灯，请您戴上红绿眼镜，右眼上是红色镜片，左眼上是绿色镜片。现在请您注视 Worth 4 点灯，您能看到多少个光点？以及这些光点的颜色、方向分别是什么？

Let 's the distance testing first，and now you see the Worth 4 Dot target．Please wear the red-green glasses，with the red lens over your right eye and the green lens over your left eye. Now，please look at the Worth 4 Dot target，how many spots of light can you see? And what are the colors and directions of these dots?

3．我们现在检查近处的情况，同样，请您注视 Worth 4 点灯，您能看到多少个光点？以及这些光点的颜色、方向分别是什么？

Let 's test at near，see the Worth 4 Dot target，how many spots of light can you see? And what are the colors and directions of these dots?

（七）NRA/PRA 检查

1．您好，现在我要检查您眼睛调节的情况，首先，请您注视近点卡上的视标，从上往下能看到第几行视标？

Hello，now I will check your eyes'accommodation. First，please look at the letters on the near point card，which lines of letters can you see clearly from top to down?

2．请你看着这行视标，我会在你眼前加一些镜片，如果你还能看得清楚，字母的笔画都很清晰，请你说："清楚"；如果开始变模糊，请你说"模糊"。

Please look at this line of letters，I will change lenses gradually. Tell me"blur"when letters are not as sharp and clear as they were initially.

3．"请你看着这行视标，我会再做一次，和刚才一样，如果你还能看得清楚，请你说："清楚"；如果开始变模糊，请你说"模糊"。

Let's do it again，tell me"blur"when letters are not as sharp and clear as they were initially.

（八）BCC 检查

1．您好，请您看着前面的横线和竖线，您比较一下横线清楚还是竖线清楚，还是差不多？

Hello，please look at the horizontal line and the vertical line in front of you，which direction of the lines are sharper or more distinct?

2．（假如一开始被检者觉得"横线清楚"或"横竖差不多"。）好的，当竖线较清时，请您告诉我。好的，当横线竖线一样清或者是横线清时，请您告诉我。

OK，when the vertical lines are sharper，please tell me.

OK，please tell me when the horizontal lines are as distinct as the vertical lines or the horizontal lines are sharper.

（九）调节灵敏度检查

1. 您好，现在我要检查您眼睛调节的情况，首先，请您戴上您的矫正眼镜和偏光眼镜，然后将阅读卡置于眼前 40cm 处。

Hello, now I will check your eyes'accommodation, please wear the polaroid glasses over your distance correction and, and hold the card at 40cm in front of your eyes.

2. 请你看着卡上面的字母 / 文字，可以看得清吗？我会在你眼前加一块镜片，一开始可能会有些模糊，当字体变清楚，好像现在这么清晰的时候，请你读出来。

Please look at the letter / text on the card. Can you see it clearly? I'll put a lens in front of your eyes, please report me and read it out when the print clears.

3. 当我手中的计时器开始的时候请从这面镜片开始看，当字体变清楚时，请你告诉我。我再翻转到另外一面，如此循环，用时 1 分钟。

As soon as the print clears, flip the lenses, ask patient to read out when the print clears. (record the number of full cycles that patient completes in 60 seconds.)

4. 我会遮住你的左眼，用同样的方法检查右眼；再遮盖右眼，检查左眼。

I'll cover your left eye, check your right eye in the same way; cover your right eye again, check your left eye in the same way.

（十）调节幅度测定

1. 您好，现在我要检查您眼睛调节的情况，首先，请您注视近点卡上的视标，从上往下能看到第几行视标？

Hello, now I want to check your accommodation. First of all, please look at the letters on the near point card, which line of letters can you see clearly from top to bottom?

2. 移近法：①好的，现在我要遮住您的左眼，检查您的右眼，请您注视这行视标，并保持视标清晰，我会慢慢地向您推近这个视标卡，当您发现这行视标稍有模糊时，请您马上告诉我。

OK, now I'll cover your left eye, check your right eye, please look at this line of letters and keep it clear. I will move slowly the chart closer to you. Please let me know when you find the letters are slightly blurred.

②请问您还能看清视标吗？

Can you see the letters clear now?

3. 负镜片法：①好的，现在我要遮住您的左眼，检查您的右眼，请您注视这行视标，并保持视标清晰，我会在您眼前加一些镜片，如果您还能看得清楚这行视标，请您说"清楚"；如果这行视标开始变模糊，请你说"模糊"。

OK, now I'll cover your left eye, check your right eye, please look at this line of vision and keep it clear. I'll put some lenses in front of your eyes, if you can see it clearly. Please say "clear"; If the line of view begins to blur, please say "blur".

②请问您还能看清视标吗？

Can you see the letters clear now?

（十一）Von Graefe 法测隐斜视检查

1. 放松身体，睁开双眼，此时你是否能看到两个视标，一个在右上，一个在左下？

Relax, open your eyes, and now can you see two targets: one up and to the right, one down and to the left?

2. 这两个视标是否都能看得清楚？不行的话给您换大一点的视标。

Can you see both of them clear? If not, I will give you bigger targets.

3. 请您看着左下方的视标，余光注视左上方的视标，我会将右上方的视标慢慢移到左边去，当它们一上一下对齐，一个位于另一个上方时，请您告诉我。在这个过程中始终要清晰地注视左下方的视标。

Continue to look at the lower target, but think about the other, or upper one. Next I will make the upper target move. You need to tell me when the two targets are vertically lined up, one directly above the other. And you should always see double, to keep the images clear, and to continue to look at the lower target.

4. 现在对齐的两个视标是否又分开了？我会将上面的视标移回来，您仍然看着下面的视标，当重新对齐的时候请您告诉我。

Are the two targets separate again now? I will move the upper target back, and you will still look at the lower target, please let me know when the two targets are vertically lined up.

（十二）AC/A 测量

参考 von Graefe 法测眼位的交流语言。

（十三）集合近点

在综合验光仪上检测

1. 我现在帮您进行清洁消毒，请您放心做检查。

I will help you to clean and disinfect now, please relax during examination.

2. 请您把下巴放到这儿（打手势），额头往前靠贴到这儿（打手势），放松一点，向前看。

Please put your chin here（gesture）, and place your forehead against forehead rest（gesture），be relax and look ahead.

3．验光：现在请您闭一下眼睛，我帮您调整瞳孔距离。

Refraction：Please close your eyes now. Let me set the phoropter PD to match your distance PD.

4．好，您可以睁眼了。现在您能看见几个视标呢？1个？还是2个？请您保持看这个视标好吗，我会把它一直往前推，不会碰到眼睛，别害怕。当您发现这个视标分开变成两个，请您马上告诉我。

OK，you can open your eyes now. How many targets can you see now? One? Or two? Would you please keep looking at this target? I'll push it slowly straight forward to you and won't touch your eyes. Don't be afraid. Please let me know right away when you find that this target is divided into two.

5．您做得很好，我现在将视标移远，当您发现视标由两个变回一个时请您马上告诉我。

You have done a good job. Now I will move this target away. Please let me know when you find that this target is changed from two to one.

直接使用调节尺测量器：

1．请你坐在这个椅子上，我要给您调整一下椅子的高度（如果椅子高度不合适）。

Please sit down in this chair，I will adjust the height of the chair for you.

2．请戴上您的矫正眼镜，我会将这个杆子轻轻地靠在您的额头上。请您注视近点卡上的这个视标。

Please wear your corrective glasses，I will gently lean this rod against your forehead. Please look at this target on the near point card.

3．接下来，同上一组步骤4和5。

（十四）老视附加

1．我现在要开始为您测近用眼镜的度数了，您可以闭眼休息一会再睁开。

I am gonna to determine the near prescription for you. You can close your eyes for a rest.

2．精确近附加：请您注视眼前的这个视标，我会在您眼前加一些小镜片，当您看这些视标模糊了的时候通知我。下面呢，我们需要再来一次刚刚的步骤，您继续注视眼前的这个视标，我会在您眼前加一些小镜片，当您看这些视标模糊了的时候再通知我。

Please look at the letters in front of you. I will add some lenses in front of your eyes and let me know when letters become blurred. Well，let's do it again.

3. 最后处方阶段：现在大致的度数已经确定了，为了使您戴镜更舒适，我还需要给您稍微调整度数，现在请您戴上这副眼镜，请您将阅读材料放在您的习惯近工作距离上，并且注视阅读材料，我会在您眼前加一些镜片，现在加上这个镜片看得清楚，还是去掉这个镜片看得清楚。

Now the approximate degree has been determined，in order to make it more comfortable for you，I also need to adjust your corrective diopter slightly. Now，please wear this pair of glasses and put this material at your habitual reading distance. Please keep reading and I will add some lenses in front of your eyes. Now with this lens to see clearly，or without these lenses to see clearly?

4. 现在请您试戴这副眼镜，要注意，它只可以用来看近处，看远处是看不清楚的。

Please try on this pair of glasses now，you should remember that it can only work out at near.

（十五）立体视觉的检查

1. 您好，我们现在给您检查的是立体视觉，用到的工具是立体视觉检查图。

Hello，I am gonna to measure your fine depth perception with the stereoscopic chart.

2. 请您保持这个距离，尽量保持目光与纸面垂直。

Please keep this distance and try to keep your eyes perpendicular to the chart.

3. 现在您能看到什么？再努力看一下，可以识别出来是什么图案吗？

What can you see now?

Try to see again，can you recognize what the pattern is?

4. 您的立体视功能是 60 弧秒。

Your stereopsis at near is 60 seconds of arc.

（十六）色觉检查

1. 您好，我们现在给您检查的是色觉，用到的工具是色觉检查图。

Hello，I am gonna check your color vision with the color vision inspection map.

2. 您好，请坐。请问现在这幅图中，您能看到什么数字？

Hello，please take a seat. What number can you see in this picture now?

七、特殊检查

（一）直接检眼镜

1. 您好，我现在要给您检查一下您的眼底。

Hello，I'm going to check your eyeground now.

2．请您坐好正视前方，眼睛和头尽量不要转动。这个检查不疼，等下会有灯照射您的眼睛，尽量不要躲避，检查结束后会看到一过性暂时的黑影，不要害怕，这些都是正常现象。

Please sit down and look ahead and do not turn your head and eyes as far as you can. This examination doesn't hurt. There will be a light hitting your eyes. Try not to dodge it. After the examination，there will be a temporary black shadow. Don't be afraid. It's normal.

3．现在先检查您的右眼。

Now check your right eye first.

4．请您先向上看、再向下、向左、向右看。最后请您直接注视光源。

Please look up，down，left and right respectively. Finally，look directly at the light source.

5．我们再来一次，现在检查您的左眼，操作流程跟右眼一样。

Let's do it again. Now check your left eye，the process is the same as the right eye's.

6．好的，谢谢您的配合。您的眼底情况是……

OK，thank you for your cooperation. Your eye ground condition is...

（二）泪膜检查（裂隙灯）

1．您好，我现在要给您检查一下您的泪膜。请您配合我的指示。

Hello，I'd like to check your tear film now. Please cooperate with me.

2．请您坐好正视前方，注视红色点光源。等会有光会照射到您眼上，可能会有点刺眼，若是明显感到刺眼不适请告知我。

Please sit down and look ahead. Look attentively at the red point light source. There will be a light that will hit your eyes. It might be a bit of a glare. Please let me know if there is an obvious discomfort.

3．现在检查的是您的右眼泪膜情况。请您眨一眨眼睛，然后持续睁开着眼，尽量不眨眼。

Now check your right tear film. Please blink your eyes，and then continue to open your eyes. Try not to blink at this time.

4．好的，现在检查左眼，操作流程跟右眼一样。

OK，now check the left eye，the process is the same as the right eye's.

5．好的，谢谢您的配合。可以多眨下眼睛，不要用手揉眼睛。您的泪膜情况……

OK，thank you for your cooperation. Now you can blink more.

Don't rub your eyes with your hands. Your tear film situation is...

（三）裂隙灯检查

1. 您好，我现在要给您做的是裂隙灯的检查。（如患者戴眼镜：现在我会将您的眼镜取下，检查过程中有什么不便请跟我说。）

Hello，I'm going to check your eye with the slit lamp.

（Now I'll take your glasses off. Please let me know if there is an obvious discomfort.）

2. 请您调整到舒适位坐好，然后下颌放到颌托上，额头顶到额托。

Please sit comfortably in the chair. Put your chin in the chin rest and put your forehead firmly against the forehead rest.

3. 现在正视前方，手和头不要乱动。这个检查没有伤害，也不疼痛，会有一束光照到眼睛，您只需要盯着正前方看，听医生的话就可以了。

Please sit down and look ahead and keep your hands and head still as far as you can. This check doesn't hurt. There will be light hitting your eyes. You just have to look ahead and listen to the doctor.

4. 请您现在眨几次眼睛，然后双眼努力睁大，盯着正前方看（盯着红灯看），尽量不要眨眼睛。

Please blink your eyes a few times now，and then try to open your eyes. Look attentively ahead（the red light）. Don't blink for a moment.

5. 现在检查的是您的右眼。

Now check your right eye.

6. 我们再来一次，现在检查一下您的左眼，操作流程跟右眼一样。

OK，once more，now check the left eye，the process is the same as the right eye's.

7. 好的，谢谢您的配合。

Well，thank you for your cooperation.

（四）角膜内皮计数

1. 您好，我现在要给您检查一下您的角膜内皮细胞。

Hello，I'm going to check your corneal endothelial cells now.

2. 请您坐好正视前方，手和头尽量保持不动。双眼请保持一会儿不眨眼，注视着里面的点光源。

Please sit down and look ahead. Keep your hands and heads still as much as possible. Don't blink for a moment，and look attentively at the point light source.

3. 现在检查的是您的右眼，头跟眼睛尽量保持不动，我们会移动仪器，采集角膜内皮细胞的图片。

Now check your right eye, keep your hands and heads still as much as possible. I will move the instrument to collect the pictures of the corneal endothelial cells.

4. 好的,现在来检查一下您的左眼,操作流程跟右眼一样。

OK, now check the left eye, the process is the same as the right eye.

5. 好的,谢谢您的配合。您的角膜内皮细胞情况是……

OK, thank you for your cooperation. Your corneal endothelial cells situation is...

（五）角膜地形图检查

1. 您好,我现在要给您检查一下角膜健康情况。

Hello, I'm going to check the health of the cornea for you now.

2. 请您坐好正视前方,手和头尽量保持不动。这个检查不疼,只需要盯着里面注视光源看就可以了。

Please sit down and look ahead and keep your eyes and head still as far as you can. This check doesn't hurt. You just need to look attentively at the light source inside.

3. 现在先检查的是您的右眼。

Now check your right eye.

4. 请您现在眨几次眼睛,然后双眼努力睁大,注视着光源。

Please blink your eyes a few times now, and then try to open your eyes. Look attentively at the light source.

5. 好的,现在要检查一下您的左眼,操作流程跟右眼一样。

OK, now check the left eye, the process is the same as the right eye.

6. 好的,谢谢您的配合。您的角膜情况是……

Well, thank you for your cooperation. Your corneal condition is...

（六）同视机检查

The Examination of Synoptophore

1. 请戴上您的眼镜,现在我们要做同视机的检查,下巴搁在这儿,额头向前顶住,放轻松往前看,不要紧张。

Please wear your glasses, now we will do the examination of Synoptophore. Put your chin here and make your forehead against forehead test. Look ahead and take it easy. Don't be nervous.

2. 同时视和自觉斜视角:你是否能看到两个不同的图像(确认能同时看到老虎和笼子),请握住手柄慢慢前后推动,把老虎关在笼子中央。让两个红点重合。(如果只能看到一侧图像)请先慢慢前后推动镜筒,看是否能在某个点同时看到两张图。(如果可以,继续检查;如果不能,终止同视机检查,检查抑制的深度与范围。)(如果红点上下错开,请先调整两个画片的高度对齐。)

Simultaneous perception & Conscious Angle: Can you see two different pictures?

(make sure you can see both the tiger and the cage)Please hold and push it slowly to keep the tiger in the middle of the cage, let the two red dots coincide.

(If you only can see one side of the picture)Please push it back and forth to see if you can see two pictures at a certain point.

(If you can, please go on; if you can't, terminate the examination of Synoptophore and check the depth and range of inhibition.)

(If the red dots are staggered up and down, please adjust the height of the two pictures firstly.)

3. 融合和融像范围：你现在能否看到一张完整的图片？（这只猫既有尾巴，手里还有花）（如果能）现在同时将两镜筒缓慢向你的外侧推动，至两画面分开时报告；现在再同时将两镜筒缓慢向你的内侧推动，它们会先合在一起再分开，分开时请报告。

Fusion &The Range of the Fusion: Can you see a complete picture now? (The cat has a tail and a flower in its hand)(If you can)please report when the two pictures are separated or become together.

4. 立体视觉：你现在是否能看到一个小丑在抛球，这些球有的离你近有的离你远？

Stereopsis: now, you can see a clown throwing balls. Are there some balls away from you and some close to you?

5. 九个诊断眼位斜视度检查：（正常视网膜对应）例：你现在能否看到一条横线和一条竖线？请移动一侧镜筒，使竖线纵穿过横线中央。现在请在横线横穿过竖线中央时报告。请问现在你是否能看到一个对齐的十字？

Squint Examination of 9 diagnostic eye position: (Normal retinal correspondence)For example, can you see a horizontal line and a vertical line now? Please push it to put the vertical line across the center of the horizontal line. Please report when the horizontal line crosses the center of the vertical line. Now, can you see a aligned cross?

八、硬镜护理操作

Rigid Gas Permeable Contact Lens Care and Patient Education

（一）戴镜

Lens Insertion

1. 先将护理液、润滑液、生理盐水、带有镜片的镜盒、镜子、小脸盆、毛巾等物品准备好，（如果指甲过长，为避免损坏镜片，请在护理步骤前修剪指甲）。

First, make sure that the contact lens solution, lubricating fluid, physiological saline, case with lenses, mirror, small washbasin, towel are ready (If your fingernails are too long, please trim them before nursing care to avoid damaging the lenses).

2. 再去洗手，用无屑纸巾或无棉毛巾擦干。

Then wash your hands. Then dry your hands with tissue/ lint-free towel.

3. 在桌前做好，身体尽量靠近桌面，从镜盒中取出镜片。

Sit down in front of the desk, keep your body close to the desk and take out the lens from the lens case.

4. 然后是清洗镜片，首先将镜片置于掌心，手掌微微弯曲，滴 3～5 滴护理液，用环指从镜片中心向外呈放射状搓洗，分 8 个方向，每个方向搓洗 5 遍。（硬镜护理液不可由其他液体替代，以免感染。）将镜片立起，用生理盐水冲洗。

Next step is to clean the lens. First, put the lens in the palm with your hand slightly bending. Use 3 to 5 drops of contact lens solution, then use the ring finger to rub the lens from the lens'center to the peripheral. rub the lens in 8 directions and scrub 5 times in each direction. (Contact lens solution should not be replaced by other kinds of fluid to avoid infection.) Finally, pick up the lens and rinse with normal saline.

5. 轻轻擦拭双手，将清洗完的镜片放于右手示指端，滴 1 滴润滑液在镜片上；然后眼睛看着镜子，用你左手的中指去拉开右眼上眼睑，将睫毛根部固定于眉弓处。

Gently wipe your hands, and put the lens on the right index finger, and drip 1 drop of lubricating fluid onto the lens; Then look at the mirror, and use the middle finger of your left hand to open the upper eyelid of the right eye and fix the root of the eyelashes to the brow arch.

6. 右手中指按住下睑睫毛根部（不要露出红色部分），右手示指慢慢靠近右眼，将镜片戴在右眼上，确认戴在黑眼珠上，再松开手。

Press the root of the lower eyelid with the middle finger of the right hand (don't expose the red part), and make the right index finger slowly close to the right eye to put the lens on the right eye, and confirm that it is on the cornea, then release your hand.

7. 如果镜片没有戴在角膜上，不要慌，找到镜片的位置拿吸棒小心翼翼地取出镜片即可，缓 1～2 分钟后，按上述步骤重新佩戴。

If the lens is not on the cornea, don't panic, find it and suck it out carefully with the suction wand. Wait for a while. Redo it according to steps above.

8. 左眼同上。戴完双眼后，清洗镜盒，自然晾干。

For left eye, just follow the procedure above. After wearing the lenses, you need to clean the lens case. Leave it to dry naturally.

（二）摘镜

Lens Removal

1. 同戴镜 1

Same as step 1 of wearing lens

2. 同戴镜 2

Same as step 2 of wearing lens

3. 在桌前坐好，身体尽量靠近桌面，滴 1 滴润滑液在眼内，频繁眨眼，活动镜片。

Sit down in front of the desk, keep your body close to the desk and drip 1 drop of lubricating fluid onto your eyes. Blink frequently to move the lenses.

4. 眼睛看着镜子，右手中指按住下睑睫毛根部固定住，左手中指拉住睫毛根部，借助睫毛根部推动镜片，左眼同样操作。

Looking at the mirror, use your right middle finger to hold down the eyelash root of the lower eyelid, and use your left middle finger to hold the eyelash root. Push the lens by lower eyelid. Do the same way to the left eye.

5. 取出镜片后，首先将镜片置于掌心，手掌微微弯曲，滴 3~5 滴护理液，用环指从镜片中心向外呈放射状搓洗，分 8 个方向，每个方向搓洗 5 遍（硬镜护理液不可由其他液体替代，以免感染）；将镜片立起，用生理盐水冲洗镜片，放入镜盒后倒入护理液浸泡（镜盒中的护理液每天都要更换）。

Take out the lens and put the lens in the palm with your hand slightly bending. Drip 3~5 drops of contact lens solution, then use the ring finger to scrub the lens from the lens center to the peripheral. rub the lens in 8 directions and scrub 5 times in each direction. (Contact lens solution should not be replaced by other kinds of fluid in case of infection.) Finally, pick up the lens and rinse with normal saline. Put the lens into the lens case with the contact lens solution for soaking (contact lens solution in the lens case should be replaced every day).

（三）除蛋白护理

Deproteinization care

1. 准备好美尼康 AB 液，一般配戴镜片 3 个月后开始除蛋白，2 周 1 次；使用镜片半年后变成 1 周 1 次。

Get Menicon Progent A and B solutions ready. Generally, after 3 months we should deproteinize every two weeks. Half a year later, do it once a week.

2. 清洗镜片同戴镜 4

The cleaning step is the same as the Wearing step 4.

3. 清洗完后，将镜片置于去蛋白镜盒盖中，后将 A、B 两支液体混合于去蛋白盒中，盖好后，微微摇晃均匀，镜片浸泡不超过 30 分钟（可以定个闹钟，不要超时）。

After cleaning the lens, put the lens into the case, then mix the Progent A and B with slightly shaking. Soak the lenses less than 30 minutes（You can set an alarm clock, and don't be overtime）.

4. 30 分钟时间到了之后，将去蛋白盒中的液体倒掉，将插着镜片的镜盒盖横着拿，用生理盐水大量冲洗（远离水槽）；冲洗之后将镜片取下再用护理液进行 2~3 遍清洗；清洗结束后，将镜片放于镜盒中用护理液浸泡 4 小时以上。

After 30 minutes, pour off the remaining solution. Take the box horizontally with the lens, then use a large amount of saline to rinse the lens（be away from the sink）.After rinsing, take down the lens and flush for 2~3 times with contact lens solution. After the cleaning, put the lenses in the case soaking in the solution for over 4 hours.

5. 以上烦琐的步骤都是因为 AB 液刺激性强，不能入眼。不能自行省略护理步骤。

Menicon Progent A and B solutions are heavily irritant to eye so that we have to follow these procedures strictly which you cannot skip.

九、硬性接触镜相关问题

1. 什么是角膜塑形镜？ What is orthokeratology lens?

（1）角膜塑形镜，英文 orthokeratology，以往也简称为 OK 镜。是一种特殊设计的硬性隐形眼镜，只需夜间戴镜，白天可以无需戴镜，就能获得清晰视力并可以有效控制近视发展。

Orthokeratology lens is also named OK lens. It's a specially designed hard contact lens. Patients wear it at night and will get good eyesight during the day. The OK lens also can help with Myopia control.

（2）塑形镜是目前控制青少年近视最有效的方法。

Orthokeratology lens is the best way to control Myopia process effectively at present.

2. 配戴角膜塑形镜有什么作用？ What dose orthokeratology lens do?

（1）可以作为屈光不正的常规矫正方式，白天不需戴眼镜，即可保持良好的裸眼视力。

Orthokeratology is one of the common ways to correct myopia. You don't need to wear glasses and can see clearly.

（2）对于儿童而言，可以控制近视度数加深速度。

For kids，orthokeratology lens can be helpful for myopia control.

3．它能否彻底治愈近视？戴了之后近视就会消失没有了吗？

Can it cure myopia? Will myopia disappear?

不能，目前没有任何医疗手段可以彻底治疗近视，角膜塑形镜和激光手术只是改变了角膜的曲率，从眼球的整体结构看，都无法达到从治愈近视的目的。

The answer is no. So far we don't have any medical ways to cure myopia. OK lens and laser surgery change the corneal curvature. According to the structure of eyeball，we can't cure myopia at present.

4．角膜塑形镜小孩一般要戴到什么时候？ When can the kids stop wearing OK lens?

（1）近视控制而言，建议戴到16周岁，成年后近视度数基本会稳定。

For myopia control，you'd better wear OK lens till 16 years old. Generally speaking，myopic diopter in adulthood is basically stable.

（2）角膜塑形镜也可以是一种常规的屈光矫正方式。成年人如果抵触激光手术，又不想戴镜，可以晚上睡觉配戴，白天视力良好。

Orthokeratology is one of the common ways to correct myopia. Adults who refuse laser surgery and frame glasses can choose Orthokeratology. You just wear the lens at night and can see clearly during the day.

5．配戴角膜塑形镜后会不会留下后遗症？

Will there be complication wearing OK lens?

角膜塑形镜是物理性的治疗过程，使得角膜上皮细胞重新排列分布，进而改变角膜曲率；因此并不对角膜的生理结构和性能造成实质性的改变。停戴后最长30天，角膜上皮分布、角膜曲率即会恢复原样，因此不会留下后遗症。

Wearing OK lens is a physical process changing the corneal curvature by reshaping the corneal epithelial cells. Consequently cornea's physical structure and function haven't been changed at all. Stopping wearing lens for 30 days，then corneal epithelial cells and corneal curvature will be back to normal. As a result，there will be no sequelae.

6. 角膜塑形镜是什么材料做的？是玻璃吗？

What material is OK lens made of? Is it made of glass?

角膜塑形镜均采用高透氧的高分子聚合材料制成。不同公司的不同品种可能采用不同的材料，不过均需满足高透氧性、适当的弹性、韧性及足够的表面湿润性、表面硬度等方面的理化要求。玻璃或普通的有机玻璃等材料没有透氧性，不能用来制作角膜塑形镜。

OK lens is made of oxygen permeable polymer materials. Different companies manufacturing different species may use another material but they must be oxygen permeable, resilient, flexible, wettability and durable. Glass and plexiglass are not oxygen permeable so they can't be used to manufacture OK lenses.

7. 一副角膜塑形镜能戴多长时间？

How long can we make use of a pair of OK lenses?

理论上说是 1 年，如果护理好的情况下镜片使用寿命为 1～2 年。

In theory a pair of OK lenses can be used for one or two years in good condition.

8. 是不是所有小孩都能戴角膜塑形镜？

Does every kid can wear OK lens?

不是。根据国家规定低于 8 岁的小孩是不合适验配的。另外，我们还要考虑患者眼部健康，屈光状态，角膜曲率以及外部的卫生情况等方面。

Not actually. Kids less than 8 years old are forbidden to wear contact lens according to the regulation. Besides, we need to take eye health, the status of ametropia, corneal curvature and other conditions into consideration.

9. 角膜塑形镜是家长给小孩戴还是小孩自己戴？

Do parents help kids to wear the lenses or kids wear the lenses by themselves?

这个和小孩的自理能力有关，但是家长一定要进行监督和指导，以确保配戴的安全性。我们建议 12 岁以上的小孩自己配戴，若孩子较小，尽量由家长来操作。

That depends on children's self-care ability. Meanwhile children's operation should be under parents' supervision to make sure everything is in safety. We suggest that kids over 12 years old can wear the lenses by themselves. However if your kids are too young to wear the lenses, you'd better do the job on your own.

10. 配戴角膜塑形镜有什么需要注意的吗？

What should patients need to pay attention to when wearing OK lenses?

需要有良好的个人卫生，良好的依从性和良好的用眼习惯。

Patients should develop good personal hygiene, compliance and good habit of using eyes.

11. 配戴角膜塑形镜需不需要定期过来复查？

Do patients wearing OK lenses need go back to the hospital for return visit?

一定要定期复查，我们有非常严格的复诊流程，过夜配戴第 1 天，1 周，1 个月进行复查，前半年 1 个月复查 1 次，半年后 3 个月复查 1 次。从健康角度出发，即使不配角膜塑形镜每年也应该有至少 2 次的眼科检查。

Patients must go back to the hospital regularly and we have very strict return visit processes. After wearing the lenses for one day, one week, one month, patients should have a return visit. Review once a month in the first half of the year, review once each three months after a half year. For your eye health, we suggest you should take eye examinations at least twice a year even if you have stopped wearing lenses.

12. 是不是晚上戴好睡觉必须要达到 8～10 小时？

Do patients need to wear OK lenses for 8 to 10 at night?

如果因睡觉时间少于 8 小时，而达不到较好的效果的，可以睡觉前提前戴，但是戴镜时间不能超过 12 小时。

You can wear OK lenses in advance if your sleeping time is not enough. The time of wearing OK lenses shouldn't be over 12 hours.

13. 戴上角膜塑形镜可以看书、看电视吗？

Is it fine to read books and watch TV when patients wear OK lenses?

可以，戴镜视力就是最佳的矫正视力。

Sure, wearing OK lenses'vision is the best corrective vision.

14. 镜片的护理产品是专用的吗？软镜的行不行？

Does OK lens have special contact lenses solution? What about soft lens solution?

必须使用专用的护理产品，软镜的护理液一定不能用，因为软镜和角膜塑形镜的材料不一样，护理产品成分也不一样，不能混用。

Wearers have to use special solution for OK lens. Soft lens solution can't be used for OK lenses. Because material manufacturing soft lens is different from OK lens'material and the solution contents are different too, so don't mix with other contact lens solutions.

15. 角膜塑形镜需要天天配戴吗？

Should Ok lens be worn everyday?

第一个月是治疗期，1 个月以后属于维持期，一般前 7～10 天需要天天配戴，达到理想视力后，可以根据个人情况决定配戴方式和配戴时间，如果在晚上睡觉前的裸眼视力保持在 0.8 或以上，当晚可不配戴。目前近视度数较低的顾客一周只需配戴 2~3 天，都可以维持清晰的视力。

The first month is cure period. After this period, it gets into maintenance period. Generally the first 7 to 10 days should wear OK lenses everyday. When you get the best acuity, you can choose the way and time of wearing lenses according to your situation. If your eyesight can reach 0.8 or even more before sleep time, you can choose not to wear your OK lenses tonight. At present, patients with low myopia diopter just need to wear OK lenses for 2 to 3 days and then they can have clear eyesight.

16. 如果配戴一副停戴后，会不会更加快近视的发展？

Will myopia develop after stopping wearing OK lenses?

在临床应用方面，目前还没有出现停戴角膜塑形镜后近视度数更快速增长的例子。我们也观察到戴镜期间近视度数没有明显的增长，某些原因停用以后，近视度数的加深又恢复到了使用塑形镜之前的增长水平。

In clinical application, cases of causing myopia developing further after stopping OK lens'use haven't occurred. We have also noticed that myopia diopter increased as the same speed like before when patient haven't wear OK lenses.

17. 试戴时用的镜片是一次性的还是反复使用，卫生吗？

Are the trial lenses disposable or use-repeated? Is that clean?

反复使用的，镜片每次试戴过后，都要进行全面的清洗、消毒和检测，镜片也会小心保存。每个顾客过来试戴时，能保证镜片干净，对眼睛是健康安全的。

The trial lenses are repeated use. Every time after they are used, we will have a thoroughly cleaning, disinfecting and checking process to make sure they are safe to other patients.

18. 配戴角膜塑形镜后发现不适合怎么办？

What should the patients do when they feel uncomfortable with OK lenses?

三方责任书里面明确规定，如果是产品或者验配的原因导致的，生产厂家和验配单位都会承担相应的责任。在定制镜片之前有一个很重要的试戴过程，确保了定片的合适性。

The tripartite contract of responsibility has a claim that the manufacturer and the hospital should be responsible for the fault causing by the products or the fitting process. Before ordering the lenses, we have a significant fitting process to ensure the lenses are suitable.

19. 定制角膜塑形镜需要多久？当天能取吗？

How long will it take to order a pair of OK lenses? Can I get it that day?

定制镜片一般是 3 周时间，寒暑期验配旺季还可能有少许延迟。如果时间紧迫，急需镜片，可咨询厂家，部分产品有库存片，3～4 天可以交付。

Generally speaking it takes 3 weeks to get the new lenses. During winter and summer vacation, maybe it will take longer time. If you are urgent to use the lenses you can consult the manufacturer. Some of them maybe have inventory and you can get the lenses in 3 to 4 days.

20. 镜片掉在地上会不会碎？

Will the lenses be broken while dropping on the ground?

不会，镜片材料是有一定韧性的氟硅材料做成的，只要不被踩到是不会碎的，拾取时一定要小心用吸棒吸取，以免磨损镜片。

No, it won't. The lenses are made of resilient material which contains fluorine and silicon. If you don't step on them, they won't be broken. Be careful to pick up the lenses with rubber sticker for the lenses'safety.

21. 为什么戴上镜片后眼睛会一直流泪？

Why do I tear a lot after wearing the lenses?

如果是第一次配戴，是因为初次配戴不适应造成的，刺激眼睛分泌泪水，属于正常现象，一般 15～20 分钟后眼睛会逐渐适应。

If it's your first time to wear OK lenses, it's normal to tear up because the lenses stimulate the eyes to secrete tears. You'll get used to it after 15 to 20 minutes.

22. 晚上睡觉配戴安全吗？为什么？

Is it safe to wear OK lenses at night? Why?

配戴角膜塑形镜是安全的，而它的安全性是建立在配戴者要符合适应证，且要到专业医疗机构，给有医学背景、受过专业训练的验配医师验配，后期严格按照医嘱进行护理和复查。据科学统计戴软镜角膜感染的风险为 13.3/10 000～19.5/10 000，配戴角膜塑形镜的风险是 13.9/10 000。配戴角膜塑形镜存在的风险主要和配戴者缺乏培训和教育、不正确的配戴方式、护理不当和随访不及时相关。所以只要重视、遵医嘱就能避免风险。

It's safe to wear OK lenses. The safety relies on patients'fitting characteristics, professional medical institutions, experienced and professional doctors, strict lens care system and follow up. According to the scientific statistics, the risk of soft contact lens wearers getting corneal infection is about 0.133% to 0.195%, 0.139% for OK lens wearers. Being lack of education and training on orthokeratology, with the wrong way to wear and nurse the lenses or refusing to have return visit can lead to the risk of corneal infection. Therefore only the patients understand the great importance of doctor's advice, can the risk be decreased.

23. 角膜塑形镜的预期效果怎么样？

What is the expected effect of OK lenses?

预期效果和顾客的近视度数、眼球形态息息相关，最佳视力一般为配戴框架眼镜的矫正视力。正常试戴 2 小时，近视度数平均降低 100 度左右；600 度以内近视患者配戴 8 天左右，能达到最大降幅，即裸眼视力达到理想状态；1 个月后趋于稳定。

That depends on patients' myopic degree and eyeball structure. Usually, the best visual acuity is the corrected visual acuity of wearing frame glasses. Wearing OK lenses for 2 hours will decrease about −1.0 myopia diopter. Patients with myopia less than −6.00D need wear OK lenses for about 8 days to have the best eyesight acuity and 1 month later it can be stable.

24. 镜片的价格是多少？

What's the cost?

价格是主要根据不同的外国品牌所决定的，具体看价目册。

Different brands abroad have different price. I'll show you a price catalogue.

25. 晚上配戴角膜塑形镜，第二天是否一定能达到1.0？

Can I have 1.0 eyesight after wearing OK lenses for 1 night?

不一定。一般情况下，300 度以下的患者需配戴 3～5 天，视力可达到 1.0；300～500 度的患者大概需要一个礼拜的时间能达到 1.0；500～600 度的患者大概需要 8 天的时间能达到较理想的效果。

It depends. Normally patients with less than −3.00D need wear OK lenses for 3 to 5 days to see clearly, patients with myopia between −3.00D to −5.00D need about 1 week, and patients with myopia between −5.00D to −6.00D need 8 days.

26. 镜片的异物感怎么消除？

How to get rid of foreign body sensation ?

前期配戴期间，辅助点舒润液，可以起到润滑作用，减轻异物感；戴镜后闭上眼睛朝下看，异物感减轻。待眼睛适应了，异物感就会消失了（对镜片的适应能力也是因人而异的，最长时间一般不会超过 1 周）。

During the earlier stage you can use lubricating fluid to reduce foreign body sensation. Closing your eyes and looking down may help too. When you are used to the lenses, you won't feel uncomfortable（The levels of adaptability vary greatly from individual to individual. However the adjustment period won't be longer than 1 week）.

27. 配戴角膜塑形镜麻烦吗？

Is it complicated to wear OK lenses?

在配戴的前期，会有些麻烦，因为戴镜不适应，操作不熟练。随着戴镜时间增加，逐渐熟练和适应了，一般3～5分钟便可操作结束。

In the earlier stage it is a little troublesome because you haven't adapt to lenses and you are not familiar with the operation process. As time goes on, you become more proficient so that you can only spend 3～5 minutes wearing the lenses.

28. 配戴角膜塑形镜后，眼睛出现红是怎么回事？

Why are my eyes red after wearing OK lenses?

初期配戴，眼睛不适应，受到刺激作用会出现眼红；配戴镜片时揉眼也会出现眼红；当配片配戴偏位时，刺激球结膜会出现眼红；当身体抵抗力下降，感冒生病时配戴也容易出现眼红现象。

In the earlier stage, your eyes haven't adapted to OK lenses resulting in irritant reaction. And rubbing your eyes also may lead to red eyes when you wear OK lenses. Other stuff such as the lenses are not on the center of pupil or you are not feeling well and get flu, these are all the reasons for red eyes.

29. 如果眼镜取不下来，你应该怎么办？

What will you do if the lenses are sticking on your eyes?

首先要确定镜片在"黑眼球"上，然后点一滴舒润液，轻轻眨眼睛或者转动眼球，待镜片有一定的活动时，用吸棒吸附在镜片边缘，取下。如果还是取不下来，请与我们联系。

First of all, make sure the lenses are on the cornea, then drop some lubricating fluid and blink or move your eyeball. Wait until the lenses can move and use rubber sticker sucking the edge of lenses to get them out. If you still can't take them out, please contact us.

30. 配戴角膜塑形镜需要做的检查有哪些？

What examinations do the patients need to do for wearing OK lenses?

眼部健康情况检查 - 裂隙灯 Examine your eyes under the slit lamp for eye health.

角膜的形态（角膜情况）corneal status

验光 - 视力检查 optometry and eyesight examine

角膜地形图检查 corneal topography

其他 others

31. 感冒生病了，还能戴镜片吗？

Can I wear the OK lenses when I catch a cold?

感冒生病了，建议停戴镜片，因为身体抵抗力下降，易于造成角膜炎症。

People catching a cold are less resistant and have more possibilities to get corneal infection so we suggest stopping using OK lenses.

32. 小孩子住宿在学校，可以验配吗？

Is it ok that my kid is a boarder?

12 岁以下最好在家长监护下使用，12 岁以上在操作熟练以后可以在校单独使用。

Children younger than 12 years and wearing OK lenses should be under parental supervision. Children who are older 12 and experienced can wear OK lenses alone at school.

33. 戴镜会感染吗，感染后，眼睛会瞎掉吗？

Will wearing OK lenses cause infection? Will that result in blindness?

如果戴镜期间由于清洁卫生或者体质等问题，引起眼表炎症，发生眼红、眼痛、怕光、流泪等不适症状，首先停戴，与我们联系后第一时间前来复查，上述并发症与个人卫生和个人体质有关，通过停戴、用药消炎即可继续戴镜，目前为止我还没有遇到过你所说的严重情况。

If you have these symptoms such as eye inflammation, the occurrence of red eyes, eye pain, fear of light, tears and other uncomfortable symptoms, you should stop wearing the lenses and contact us for reexamination. Complications above are related to sanitization and individual constitution and these complications will disappear by stopping wearing OK lenses and using medicine. Till now, we haven't met serious cases as you said.

34. 镜片戴偏了怎么办？

What can we do if the lenses are not on the center of the cornea?

首先确认镜片在哪里，通过转动眼球使镜片暴露出来，然后使用吸棒取出。

First, move your eyeball to expose the lenses and confirm where the lenses are. Then use rubber sticker to get them out.

35. 镜盒需要多久更换？

How long should the contact lenses case be changed?

3 个月更换 1 次，1 周开水消毒 1 次。

You should replace the case for about 3 months. Use boiled water for disinfection once a week.

十、销售

（一）推荐

1. 我可以帮助你吗？

Can I help you? /What can I do for you?

2. 你见过视光师了吗？

Have you seen an optometrist? /Have you been examined by the optometrist?

3. 见过：我会根据处方给您配一副眼镜。

Fine，we can fill your prescription for you. /we can fit glasses for you according to your prescription.

4. 你喜欢哪种眼镜架呢？

What kind of frame would you prefer?

5. 我暂时还未决定。

I'm not sure.

例句一：我认为圆形的眼镜架会更配合你的脸型。

I think the round frame would suit your face nicely.

例句二：你配戴椭圆形的眼镜架也会十分好看。

The oval shape frame would look good on you，too.

（二）价格

顾客：这款式看来不错，这个多少钱？

This style looks good.How much is it?

店员：一千五百元。

One thousand and five hundred yuan.

顾客：镜片是否另计？

Do the lenses cost extra?

店员：是，配有度数的镜片售价是一千元。

Yes，prescription lenses cost a thousand yuan.

顾客：哗，它们太贵了。

Gee，they are too expensive.

（三）镜架款式

顾客：我想看一些太阳眼镜。

I'd like to see some sunglasses.

店员：这些是最新款式。您可以试戴看看。你戴起来十分好看。

These are new arrivals. You can try to wear them. It looks good on you.

顾客：是啊，似乎很衬我的面型。

Yes，it seems to suit my face.

（四）镜片颜色

店员：至于镜片颜色，我们有玫瑰红色、黄色和灰色三种，每种颜色有三个不同深浅程度，所以你可以选择不同深浅色的镜片。

Now, for the lens color, we have three tints: rose, yellow, and gray. Each has three depths of color to choose. So you can decide how dark you want it to be.

顾客：它们的价钱有没有分别？

Are they different in price?

店员：没有，它们的售价完全一样。

No, they all cost the same.

顾客：好吧，我喜欢中灰色。

OK. I think I like medium gray.

（五）防紫外线

店员：您可以考虑在太阳眼镜片上加一层防紫外线膜，这会防止有害光线伤害你的眼睛，价格会比普通镜片偏高一些，但是物有所值。

Can I also recommend UV coating on your lenses? This will protect your eyes from harmful rays. It costs a little extra, but it's worth it.

顾客：好吧，我要那个镀膜的。

OK, I'll have that as well.

（六）隐形眼镜

协助顾客

顾客：你好，我想问有关隐形眼镜的问题。

Hi, I want to ask about contact lenses.

店员：没问题，请坐，有什么我能帮到您的您请说？

Sure, please take a seat. what I can do for you?

顾客：我的视力度数可否配隐形眼镜？

Can I get them for my prescription? Can I wear contact lenses according to my prescription?

店员：我可以先看一下您的度数吗？从您的情况来看您是可以配隐形眼镜的。

May I see your diopter first? From your point of view, depending on your prescription you can get contact lenses.

（七）隐形眼镜种类

顾客：市面上有哪种隐形眼镜呢？

What types are available?

店员：基本上分硬镜、软镜和抛弃镜三种。

Well, there are basically three types: hard, soft and disposable.

顾客：抛弃镜什么意思？

What do you mean by disposable?

店员:（抛弃镜就是）设计上它们只可以戴一次,然后便要弃置,这样能把镜片磨损程度降至最低,而且它们可以消毒,把感染可能性降低。

They are designed to be worn only once and thrown away. So, it minimizes wear and tear to the lens. They also stay sterilized, and it minimizes the risk of infection.

顾客:很有趣,但我相信它们比较昂贵。

Interesting, but I bet they cost more.

店员:没错。价格的确会偏高一些,因为您需要经常更换。

Yes. The price is a bit higher, because you must replace them regularly.

顾客:其他类型的隐形眼镜如何保持清洁呢?

What about keeping the other types clean?

店员:我们售卖一种专门的清洁消毒药水,可以把隐形眼镜浸过夜清洁。

We sell special cleaning and disinfecting solution for soaking overnight.

十一、问卷调查

(一) 初步问诊 (表 13-0-1)

表 13-0-1　初步问诊表

Preliminary inquiry

检查眼睛的原因 Reason for this eye examination	定期检查　眼睛不舒服　视物不清　配眼镜　配隐形眼镜　视力普查不合格　其他 Routine examination, uncomfortable, blurred vision, for glasses, for contact lens, failed visual acuity, other 上次检查眼睛的日期: Date of last eye examination 首次发现视力下降的年龄: Initial age for reduced visual acuity
戴镜史 Corrective lenses history	戴镜史:从未戴镜　经常戴　需要时戴镜 Corrective lenses history: never, often, when need 戴镜类型:框架眼镜　隐形眼镜　框架和隐形交替使用　其他: Different choices in eye correction: frame glasses, contact lens, alternate use of frame glasses and contact lens, other 每年度数改变:小于100度　大于100度(含) Annual diopter-change: less than 1.00D, more than 1.00D 更换眼镜周期:每年　每两年　两年以上 Glasses-change period: annual, every two years, more than two years

用眼习惯 Eye-use habit	您外出时是否戴太阳镜或变色镜：经常戴　偶尔戴　不戴 Wearing sun glasses or transition（photochromic）lens outdoor: usually, occasionally, never 日常视野需求：无特殊　远距大视野　近距小视野 Daily visual field need: no special, distance and wide, near and tunnel 每天近距离用眼的时间　小时　其中阅读/写字　小时，眼睛到书本的距离是　　cm Daily eye-use at near distance totally____hours,____hours for reading, distance between the eyes to the book is____cm 每天使用电脑____小时，眼睛到屏幕的距离是____cm Daily computer-use totally　　hours,　　distance between the eyes to the screen 电脑屏幕的高度是：比眼高　与眼平行　比眼低 Height of the computer: higher than eyes, parallel with eyes, lower than eyes 您爱好哪些户外活动： Enjoyed outdoor activities:
眼部病史 Ocular history	现阶段您是否吸烟：是　否 Smoking now: yes, no 现阶段您是否怀孕：是　否 Pregnant now: yes, no 是否有：无高血压　糖尿病　甲亢等全身疾病 Having systemic diseases such as high blood pressure, diabetes and hyperthyroidism: yes, no 是否有手术史：无　有 Surgery history: yes, no 您是否有一些眼部疾病或与视力相关的疾病：无　斜视　弱视上睑下垂 Having eye disease related to eyesight: no, strabismus, amblyopia, ptosis 您是否有一些眼部疾病或与视力相关的疾病： Do you have any eye diseases or diseases related to vision?

（二）18 岁以下问诊记录

Inquiry under 18 years old

是否早产：是　否　出生体重　克

Premature birth: yes, no　Birth weight:　grams

妈妈妊娠时是否生病：是　否

Getting sick when mother's pregnancy: yes, no

父亲是否近视：是　否　母亲是否近视：是　否

Is your father having myopia: yes, no　Is your mother having myopia: yes, no

父亲如有近视，属于：低度近视（小于 300 度）　中度近视（300～600 度）高度近视（高于 600 度）

Father's myopia: mild myopia（less than −3.00D），moderate myopia（between−3.00D to −6.00D），high myopia（more than −6.00D）

母亲如有近视，属于：低度近视（小于 300 度）　中度近视（300～600 度）高度近视（高于 600 度）

Mother's myopia: mild myopia（less than 3.00D），moderate myopia（between 3.00D to 6.00D），high myopia（more than 6.00D）

握笔姿势：拇指与示指不相碰　拇指与示指相碰　拇指与示指交叉

Holding pen's posture: the thumb touches the forefinger, the thumb does not touch the forefinger, the thumb crosses with the forefinger

每天积累户外活动时间　小时　晚上睡眠时间　小时

Daily outdoor activities totally　hours，　hours sleep a night

（三）角膜接触镜配戴者问诊记录

Inquiry record for contact lens wearer

曾戴接触镜种类及更换周期：

Used types of contact lens and changing period：

软镜　彩片　透明　医用美容镜片　其他　年戴型　半年更换型　季度更换型　月更换型　日抛　其他

Soft contacts lens, color lens, transparent lens, medical cosmetic cens, other

Annual replacement, half a year replacement, quarterly replacement, monthly replacement, daily disposable, other

累积配戴时间：硬性：角膜塑形　/年　RGP　/年

Accumulate wear time: hard contact lens__orthokeratology__years, RGP years

配戴方式：经常配戴　偶尔配戴　DW（日戴）　小时 / 天　FW（弹性配戴，即偶尔过夜戴）　EW（长戴，即过夜连续戴）　/天

Wearing ways: usual, occasional　day wear__hours/day　flexible wear__days

您是否会定期做眼睛检查及护理：偶尔　是　否

Regularly eye examination and care: occasional, regular, no

停戴时间及原因：

Time and reason for stopping

（四）视觉行为与视觉品质评估问卷（表 13-0-2）

表 13-0-2　视觉行为与视觉品质评估问卷

Visual behavior and visual quality assessment questionnaire
日常是否有眼睛疲劳症状：偶尔　经常　否
Daily visual fatigue symptoms：occasional，often，never

从不 0 分 Never 0 score		有时 1 分 Occasional 1score	
经常 2 分 Often 2 scores		频繁 3 分 Frequent 3 scores	

阅读或近距离工作时你是否觉得眼部疲劳或不适 Do you feel visual fatigue or uncomfortable when working or reading at near	0 分	1 分	2 分	3 分
阅读或近距离工作时您是否有头痛 Do you have headache when working or reading at near	0 分	1 分	2 分	3 分
阅读或近距离工作时您是否觉得易困乏 Do you easily feel tired when working or reading at near	0 分	1 分	2 分	3 分
阅读或近距离工作时，您的注意力是否不集中 Could you focus when working or reading at near	0 分	1 分	2 分	3 分
您是否对记住读过的东西感到困难 Do you feel difficult to remember something been read	0 分	1 分	2 分	3 分
阅读或近距离工作是否会出现双影 Do you have double vision when working or reading at near	0 分	1 分	2 分	3 分
阅读或近距离工作是您是否觉得文字移动、跳动、游动或在纸面上漂浮 Do you feel the words moving, beating, swimming, or floating on paper when working or reading at near	0 分	1 分	2 分	3 分
你是否觉得你的阅读速度慢 Do you read slowly	0 分	1 分	2 分	3 分
阅读或近距离工作时你是否觉得眼痛、眼酸 Do you feel eye pain or eye soreness when working or reading at near	0 分	1 分	2 分	3 分
阅读或近距离工作时你是否有一种眼球牵拉感 Do you feel eyeball traction when working or reading at near	0 分	1 分	2 分	3 分
阅读或近距离工作时你是否会出现视物模糊或聚焦不准确 Do you feel blurred when working or reading at near	0 分	1 分	2 分	3 分
阅读或近距离工作时你是否会"串行" Do you skip or miss a line when working or reading at near	0 分	1 分	2 分	3 分
阅读或近距离工作时你是否不得不重复读同一行 Do you have to repeat reading the same line when working or reading at near	0 分	1 分	2 分	3 分

续表

你是否回避阅读或近距离工作 Do you avoid reading or working at near	0分	1分	2分	3分
您是否从视远转到视近转到视远聚焦困难 Do you feel a little blurred when a sudden shift from a distance to a near sight or adversely	0分	1分	2分	3分

问卷评分：★评分在16分以上需要通过相关的视功能检查发现问题

The questionnaire score of 16 or more needs to be identified through visual function examination.

参考文献

1. 李凤鸣. 眼科全书. 北京：人民卫生出版社, 1996.

2. 吕帆. 斜弱视和双眼视处理技术. 北京：高等教育出版社, 2014.

3. 瞿佳. 眼镜技术. 第2版. 北京：高等教育出版社, 2015.

4. 梅颖, 唐志萍. 硬性角膜接触镜验配案例图解. 北京：人民卫生出版社, 2015.

5. 郭金兰. 中职教接触镜验配技术. 北京：人民卫生出版社, 2016.

6. 颜少明. 立体视觉检查图. 第3版. 北京：人民卫生出版社, 2016.

7. 俞自萍, 曹愈, 曹凯. 色盲检查图. 北京：人民卫生出版社, 2017.

8. 刁红星, 林智. 眼健康管理. 北京：人民卫生出版社, 2017.

9. 梅颖, 唐志萍. 视光医生门诊笔记. 北京：人民卫生出版社, 2017.

10. 梅颖, 唐志萍. 硬性角膜接触镜验配跟我学. 第2版. 北京：人民卫生出版社, 2018.

11. Demayo AP, Reidenberg MM. Grand mal seizure in a child 30 minutes after Cyclogyl（cyclopentolate hydrochloride）and 10% Neo-Synephrine（phenylephrine hydrochlofide）eye drops were instilled. Pediatrics, 2004, 113（4）: 499-500.

12. 国家质量监督检验检疫总局. 中国国家标准化管理委员会. 中华人民共和国国家标准. 眼镜镜片. GB 10810.1—2005.

13. 国家质量监督检验检疫总局. 中国国家标准化管理委员会. 中华人民共和国国家标准. 眼镜镜片第二部分渐变焦镜片. GB 10810.2—2006.

14. 国家质量监督检验检疫总局. 中国国家标准化管理委员会. 中华人民共和国国家标准. 眼镜镜片及相关眼镜产品. GB 10810.3—2006.

15. Khurana AK, Ahluwalia BK, Rajan C. Status of cyclopentolate as a cycloplegicin children: a comparison with atropine and homatropine. Acta Ophthalmol（Copenh）, 1988, 66（6）: 721-724.

16. Celebi S, Aykan U. The comparison of cyclopentolate and atropine inpatients with refractive accommodative esotropia by means of retinoscopy, autorefractometry and biometric lens thickness. AActa Ophthalmol Scand, 1999, 77（4）: 426-429.

17. Twelker JD, Mutti Do. Retinoscopy in infants using a near noncycloplegic technique,

cycloplegia with tropicamide 1%，and cycloplegia with cyclopentolate 1%．Optom Vis Sci，2001，78（4）：215-222．

18. Nancy B. Carlson，Daniel Kurtz，Clinical Procedures for Ocular Examination. fourth edition.2016.

19. William J. Benjamin. BORISH'S CLINICAL REFRACTION，SECOND EDITION. London：Butteruorth-Heinemann，2006.

20. 刘念，陈少芳，李赛群．国产盐酸环喷托酯滴眼液和托吡卡胺对眼睫状肌麻痹效果的比较研究．国际眼科杂志，2007，12（7）：1595-1597．

21. Liao B，Lu W. Application of Mydrin-P and Atropine in refraction for amblyopia children. Int J ophthalmol，2007，7（3）：868-869．

22. Calisaneller T，Ozdemir 0，Somez E，et al. Acute progressive midbrain hemorrhage after topical ocular cyclopentolate administration. Neuml India，2008，56（1）：88-89．

23. 陈翔，林智，赖欣婕．托品酰胺滴眼液对眼睫状肌麻痹效果的客观观察．眼视光学杂志，2008，10（2）：135-138．

24. 董凌燕，亢晓丽，王亚夫．环喷托酯、复方托吡卡胺与阿托品睫状肌麻痹作用的比较．上海交通大学学报，2011，31（10）：1432-1435．

25. 刘新婷，张芳，吕帆．环戊通与阿托品睫状肌麻痹效果的差异性评价．中华实验眼科杂志，2012，4：353-357．

26. Edward S. Bennett，Vinita Allee Henry. Clinical Manual of Contact Lenses. FOURTH EDITION Lippincott Williams &：Wilkins. Philadelphia，2014.

27. Random dot stereo butterfly. stereo optical company，INC，，2015.

28. 中华医学会眼科学分会角膜病学组．干眼临床诊疗专家共识（2013）．中华眼科杂志，2013，49（1）：73-75．

29. 石一宁．中国儿童青少年近视形成机制以及预测与防控．西安：陕西科学技术出版社，2015．

30. 中华医学会眼科学分会眼视光学组．儿童屈光矫正专家共识（2017）．中华眼视光学与视觉科学杂志，2017，19（12）：705-710．

31. 中华医学会眼科学分会眼视光学组．重视高度近视防控的专家共识（2017）．中华眼视光学与视觉科学杂志，2017，19（7）：385-389．

32. Amblyopia preferred practice pattern，American academy of ophthalmology. http://dx.doi.org/10.1016/j.ophtha.2017.10.008. Accessed July 7，2018.

33. Schaeffel F，Glasser A，Howland HC. Accommodation，refractive error and eye growth in chickens. Vision Res，1988，28：639-657．

34. Hung L-F，Crawford MLJ，Smith III EL. Spectacle lenses alter eye growth and the refractive status of young monkeys. Nature Med，1995，1：761-765．

35. Wildsoet C, Wallman J. Choroidal and scleral mechanisms of compensation for spectacle lenses in chicks. Vision Res, 1995, 35: 1175-1194.

36. Smith III EL, Hung L-F. The role of optical defocus in regulating refractive development in infant monkeys. Vision Res, 1999, 39: 1415-1435.

37. Shaikh AW, Siegwart JT, Norton TT. Effect of interrupted lens wear on compensation for a minus lens in tree shrews.Optom Vis Sci, 1999, 76: 308-315.

38. Whatham A, Judge S. Compensatory changes in eye growth and refraction induced by daily wear of soft contact lenses in young marmosets. Vision Res, 2001, 41: 267-273.

39. Leonard B. nelson, scott E. Olistsky. Harley's pediatric ophthalmology.5th edition. Lippincott Williams & wilkins, 2005.

40. William J. Benjamin. Borishs clinical refraction.2nd edition.Butterworth-Heinemann, 2006.

41. Howlett MH, McFadden SA. Spectacle lens compensation in the pigmented guinea pig. Vision Res, 2009, 49: 219-227.

42. W. Neil Charman, Hema Radhakrishnan. Peripheral refraction and the development of refractive error: a review. Ophthal. Physiol. Opt, 2010, 30: 321-338.

43. EL Smith III, L-F Hung, B Arumugam. Visual regulation of refractive development: insights from animal studies. Eye, 2014, 28: 180-188.